# 口腔科疾病诊疗与护理

主编 赵文华 梁晓棠 曲千里
张丽伟 周建华

四川科学技术出版社

**图书在版编目(CIP)数据**

口腔科疾病诊疗与护理/赵文华等主编. 一成都：
四川科学技术出版社, 2021.8
ISBN 978 - 7 - 5727 - 0241 - 9

Ⅰ. ①口… Ⅱ. ①赵… Ⅲ. ①口腔疾病—诊疗②口腔
疾病—护理 Ⅳ. ①R78②R473.78

中国版本图书馆 CIP 数据核字(2021)第 173377 号

口腔科疾病诊疗与护理
**KOUQIANGKE JIBING ZHENLIAO YU HULI**

| | |
|---|---|
| 主　　编 | 赵文华　梁晓棠　曲千里　张丽伟　周建华 |
| 出品人 | 程佳月 |
| 责任编辑 | 李迎军 |
| 封面设计 | 刘　蕊 |
| 责任出版 | 欧晓春 |
| 出版发行 | 四川科学技术出版社 |
| | 成都市槐树街2号　邮政编码610031 |
| | 官方微博:http://e.weibo.com/sckjcbs |
| | 官方微信公众号：sckjcbs |
| | 传真：028 - 87734039 |
| 成品尺寸 | 185mm×260mm |
| 印　　张 | 14.5　字数 340 千 |
| 印　　刷 | 四川机投印务有限公司 |
| 版　　次 | 2021 年 8 月第 1 版 |
| 印　　次 | 2021 年 8 月第 1 次印刷 |
| 定　　价 | 68.00 元 |

ISBN 978 - 7 - 5727 - 0241 - 9

# 本书编委会

**主　编**　赵文华　梁晓棠　曲千里　张丽伟　周建华
**副主编**　王新华
**编　委**　（排名不分先后）
　　　　　王新华　解放军总医院京中医疗区黄寺门诊部
　　　　　曲千里　滨州医学院烟台附属医院
　　　　　张丽伟　滨州医学院烟台附属医院
　　　　　周建华　潍坊市奎文颢美口腔门诊部
　　　　　赵文华　泰安市中医二院
　　　　　梁晓棠　山东省第二人民医院、山东省耳鼻喉医院

# 前　言

　　口腔医学是一门以研究口腔及口腔颌面部疾病的病因、病理、诊断、治疗及预防与护理为主要内容的学科。口腔作为人体的一个组成部分，发生在口腔的许多疾病与全身疾病关系密切。口腔疾病中的常见病和多发病（如龋病、牙周病）如果没有及时发现和治疗与护理，可使牙齿不断地被破坏，最终导致牙齿的丧失，破坏了咀嚼器官的完整性，直接影响食物的消化吸收，进而影响全身健康。近年来随着科学技术的飞速发展，口腔卫生工作的医护人员队伍也逐步扩大。为此，笔者在广泛参考国内外最新文献资料的基础上，结合自己的经验和业务专长编写了本书，供从事口腔科的医护工作者和与此有关的医务人员学习、参考。

　　本书共分十三章，内容包括口腔科常见疾病的病因和发病机制、诊断、治疗及护理措施，还突出介绍了近年来一些新观念、新理论、新技术、新经验在临床上的应用。其内容丰富，文字简练，实用性强。希望该书的出版对国内口腔科医学的发展起到推动作用。

　　本书编写过程中，得到了多位专家的大力支持和帮助，在此表示衷心感谢。由于笔者水平所限，加之时间仓促，书中难免有不妥之处，敬请各位读者批评指正。

编　者<br>2021 年 3 月

# 目  录

# 第一章  口腔颌面部检查

## 第一节  口腔颌面部常规检查

### 一、检查前准备

（一）消毒  口腔诊室应定期使用0.5%过氧乙酸喷洒或紫外线照射消毒，有菌与无菌的器械、敷料要分开放置，机头要做到一人一消毒。检查前医生、护士应穿戴好合格的工作服、工作帽和口罩。检查前及检查后医生和护士要使用肥皂和流动水刷洗双手，尽量戴手套进行操作。

（二）检查体位  随着口腔综合治疗椅的不断发展与改进，综合治疗设备的操作与控制变得非常方便；同时四手操作的规范化，使医生坐在工作椅位上即可完成其诊疗工作。因此，目前常规的口腔内检查方法是检查者取坐位，并位于患者头部右侧或右后侧；患者仰卧于口腔综合治疗椅上；护士或助手位于患者头部的左侧位。开始检查前，应根据具体情况调节综合治疗椅的位置，使患者既感到舒适，又便于医生操作。

（三）检查光源  检查中，光源必须充足。现代综合治疗椅均配备了良好的适合于口腔内检查的光源，它能真实地反映牙冠、牙龈和口腔黏膜的色泽。但由于综合治疗椅的光源系统可能发生老化而使其亮度不足，可能影响检查效果，因此，应及时更换新的灯光，以保证良好的检查光源。

### 二、常用检查器械

（一）口镜  用于牵引唇、颊或推压舌体等软组织；镜面可反映检查者视线不能直达部位的影像以便观察；反射并聚光于被检查部位以增强照明；镜柄可作牙叩诊之用。

（二）镊子  镊子用以夹持敷料、药物；夹除腐败组织和异物；夹持牙以检查其松动度；柄端同样可作牙叩诊之用。

（三）牙科探针  探针两端形状弯曲不同，都具有锐利的尖端，使用时应有支点，避免探针滑动而刺伤软组织。探针可以用来探查牙面的窝、沟、点、隙是否存在龋坏、牙齿有无裂纹及发现邻面的隐匿性龋洞，探查牙齿感觉过敏点；检查充填体有无悬突及人造冠的密合程度；检查皮肤或黏膜的感觉功能。另外还有一种探针（牙周探针），尖端圆钝并有 1 mm 间隔的刻度，主要用于探测牙周袋的位置和深度。

（四）其他器械　除上述 3 种最基本器械外，挖匙也是在口腔、牙检查中常用的器械。口腔用的挖匙较小，两端呈弯角，头部呈匙状，用以挖除龋洞内异物及腐质，以便观察龋洞的深浅。

### 三、检查方法

（一）牙体和牙周检查

1. 问诊　检查前，应先通过问诊以了解患者疾病的发生、发展、检查治疗经过，过去健康状况以及家庭成员健康状况等。问诊的目的在于弄清患者的主诉、现病史、既往史和家族史。

2. 视诊　口腔内观察包括牙齿、牙龈、舌、口腔黏膜及涎腺等组织器官。

观察牙齿应注意其排列及咬合关系；数目、形态、颜色是否正常；有无龋病、残冠、残根及牙石等。

观察牙龈应注意其形态、颜色、质地的变化，包括有无肿胀、增生、萎缩、点彩消失及脓肿形成等；是否有出血、溢脓。

观察口腔黏膜应注意其色泽是否正常，上皮覆盖是否完整，有无疱疹、丘疹、糜烂、溃疡、过度角化、瘢痕、肿块及色素沉着等。

观察舌应注意其舌苔、颜色、表面有无沟裂或溃疡，舌乳头有无肿胀或消失，运动和感觉有无异常，舌体有无肿胀或畸形。

3. 探诊　应探明龋洞或缺损的部位、深浅、大小，有无探痛及牙髓是否暴露。当有充填物时，应探查密合程度及有无继发龋，还可探查牙周袋深度、龈下结石情况、瘘管方向等。

4. 叩诊　一般使用金属口镜柄或其他平头金属器械对牙齿进行叩诊，根据叩诊音和患者的感觉了解患牙根周组织是否存在异常反应。垂直叩诊用于检查根尖周牙周膜的反应，侧向叩诊用于了解牙根侧面牙周膜的反应。叩诊时，一般先叩正常的邻牙或对𬌗牙作对照，然后再叩可疑患牙。正常牙叩音清脆，无叩痛；病患牙一般叩音浊，有不同程度叩痛反应。

5. 扪诊　用手指或用镊子夹持棉球按压牙龈，观察龈沟有无溢脓、牙龈肿物有无压痛及波动感。

检查牙齿松动度多用牙科镊子操作，前牙用镊子夹持牙冠的切端；后牙将镊尖合拢置于𬌗面中央，按摇镊子观察牙齿松动情况，可分：

Ⅰ度松动　牙齿颊（唇）舌向松动幅度 <1.0 mm。

Ⅱ度松动　颊（唇）舌向松动幅度 1.0~2.0 mm，伴近远中方向活动。

Ⅲ度松动　松动幅度 >2.0 mm，不仅伴有各方向松动，且可上下垂直活动。

6. 嗅诊　借助医师嗅觉以助诊断。如坏疽的牙髓组织特殊的腐臭味，而坏死性龈炎则有更特殊的腐败腥臭味。某些全身性疾病，如糖尿病患者，其口内常有丙酮样或"烂苹果"气味。

7. 咬诊　有空咬法和咬实物法两种方法：前者嘱患者直接咬紧上下牙并做各种咬合运动，观察患者有无疼痛，牙有无松动移位。后者嘱患者咬棉卷或棉签，如有疼痛，则表示牙周组织或根尖周组织存在病变。如有牙本质过敏，咬实物时，亦可出现酸痛。通过咬诊，可了解患者咬合时牙有无疼痛，发现早接触的牙和查明早接触点在牙上的具体部位及范围。为查清牙的早接触部位，可让患者咬蜡片或蓝纸，然后从蜡片上的咬印或牙面上的蓝点来确定。

8. 牙髓活力检查　常用牙髓对温度或电流的不同反应来协助诊断牙髓活力是否存在。

（二）口腔颌面部其他组织检查　口腔颌面部其他组织的检查包括问、视、扪诊等基本检查法，必要时进行辅助检查。

1. 颌骨检查　检查左右是否对称，有无突起肿物及其软硬程度；上、下颌骨各部位扪诊，检查有无压痛及异常活动，咬合、开闭口运动情况及髁状突动度。

2. 颈部检查

（1）一般检查：观察外形、皮肤色泽是否异常，有无肿胀、畸形、瘘管。如有肿块应进一步确定其性质，明确是炎症还是肿瘤，以及肿块与重要神经、血管的关系。护士应根据医师检查部位，随时调节口腔治疗椅。

（2）淋巴结检查：检查颌下、颏下、颈部淋巴结有无肿大，并注意其大小、数目、活动度、硬度、压痛、局部有无红肿等，这对诊断淋巴结炎或肿瘤淋巴转移有重要意义。

3. 唾液腺检查　唾液腺的检查重点是三对大唾液腺的检查，但是对某些疾病而言，亦不能忽视小唾液腺的检查。

（1）面部对称性：首先应注意两侧面部是否对称，然后观察各腺体所处部位的解剖标志是否存在。对腮腺损伤或恶性肿瘤患者，应观察其面神经各支功能有无障碍；对舌下腺、下颌下腺恶性肿瘤患者，则应注意舌体运动，如伸舌时偏向一侧或患侧舌肌震颤，表明该侧舌下神经已瘫痪。

（2）唾液分泌：应注意导管口有无红肿溢脓现象，按摩挤压腺体时，唾液分泌是否通畅，唾液本身是否清亮、黏稠或脓性。

（3）腮腺肿瘤患者尚应观察咽侧及软腭有无膨隆，如有，则可能为腮腺深叶肿瘤所致。

（4）腺体的触诊应注意有无肿块，如有，则应注意其部位、大小、质地、活动度，以及与周围组织的关系。

（5）唾液腺导管的触诊应注意有无结石存在，还应注意导管的粗细及质地。检查时应从近心端向导管口方向滑行触压，以免将结石推向深部。

（6）唾液腺触诊的方法：腮腺触诊一般以示、中、环三指平触为宜，忌用手指提拉触摸腺体；下颌下腺、舌下腺及腮腺深叶的触诊则应用双手合诊法进行检查。

4. 其他　检查腭部有无糜烂、溃疡、肿块、畸形。观察舌黏膜、舌乳头、舌苔、舌运动以及舌系带情况等。

（赵文华）

# 第二节　口腔颌面部特殊检查

## 一、牙髓活力测验

正常牙髓对外界刺激有一定的耐受量，正常牙髓对 20～50 ℃的温度一般无不适感。当牙髓出现病损时，刺激阈值发生改变，牙髓对外界刺激的反应表现为敏感或迟钝。牙髓活力测验是利用温度或电流刺激检查牙髓的反应，帮助诊断牙髓组织的生活状态。牙髓活力测验是定性而非定量的检查手段，个体对刺激感受的差异较大，测验时要求做自体对比测试，对照牙首选同颌同名的健康牙，其次为异颌同名的健康牙，再次为同期发育的其他健康牙齿，以患者自身健康牙测得的结果为标准进行对比。

（一）温度测验

1. 冷诊法　用冷水喷注或用小棉球蘸酒精、乙醚、氯乙烷，置于受检牙的颈部、窝洞底部，观察患者的疼痛反应。冷水喷注时，应由低位牙开始，缓慢向高位牙喷注。有条件最好用冰块测试，较为准确。

2. 热诊法　用热水或烤热的牙胶（温度为 50～60 ℃），置于事先已拭干受检牙的牙面上，观察患者的疼痛反应。

（二）电流测验　利用微弱电流通过牙体硬组织，传导至牙髓神经，引起兴奋，产生知觉，来判断牙髓的活力，一般要与邻近的正常牙或正常同名牙作反应对照。不要在充填物、龋洞或过度磨耗牙面测验。当全身患有某种慢性疾病或在月经期、妊娠期及精神紧张等，可使牙髓的敏感性增强。儿童牙髓的敏感程度较高，但随着年龄增长，牙髓敏感程度逐渐降低。

## 二、局部麻醉检查

对于放射性疼痛又难以区别上下颌牙的情况下，可以使用局部麻醉来区别疼痛发生的部位。如怀疑为下颌牙痛，可用下齿槽神经传导麻醉。如能阻断疼痛，即可确定患牙在下颌；反之，则在上颌。此外，对三叉神经痛患者，也可用局部麻醉以明确是哪一支引起疼痛。

## 三、实验室检查

口腔常用的实验室检查包括血常规、血小板计数、出血及凝血时间、细菌涂片及培养、脱落细胞检查、组织病理学检查等。病情需要时可选择有关项目进行检查。

（一）血液检查　凡口腔急性炎症伴有全身反应，或特殊性牙龈肿胀或坏疽，均需检查白细胞总数和分类，以便了解炎症程度，并排除白血病和粒细胞减少症。黏膜和牙龈苍白，牙龈出血和黏膜瘀斑等，应做血常规、出血及凝血时间、血小板计数等检查，以排除其他血液疾病。

（二）细菌涂片及培养　当口腔黏膜出现糜烂、溃疡、假膜、坏死或溃烂时，如怀疑为特殊细菌感染，最好先做涂片检查，观察有无特殊细菌。也可做细菌培养，并做抗生素敏感试验，以便选用有效抗菌药物，提高疗效。

（三）肿瘤脱落细胞检查　肿瘤脱落细胞检查对检查口腔上皮癌有参考价值。

（四）组织病理学检查　组织病理学检查即活体组织检查，可用于：①口腔各种肿瘤的诊断；②难以确诊的黏膜疾病；③白斑和慢性溃疡，怀疑可能有癌前病变者；④确定结核、梅毒、麻风等特殊感染；⑤手术切除后的增生物或组织块。

（赵文华）

# 第二章　口腔科临床感染的管理

医院内感染及其管理是当前医院管理中的一个重要内容。通过管理措施，使医院内感染的管理按照预防医学的规律实行职能，控制医院内感染因素的侵袭和影响，以保证患者、职工和社会人群的健康。

## 第一节　医院感染概念及内涵

### 一、医院感染广义概念

任何人员在医院活动期间遭受病原体侵袭而引起的诊断明确的感染或疾病，均称为医院感染。

### 二、医院感染狭义概念

凡是住院患者在入院时不存在某种疾病（或感染），也非处于疾病的潜伏期，而是在住院期间遭受病原体侵袭引起的任何诊断明确的感染或疾病，无论受感染者在住院期间或是出院以后出现症状，均称为医院感染。

### 三、医院感染内涵

（一）医院感染的对象　前述两个医院感染的概念实质上是从医院感染对象的角度来区分的。

从广义上讲，是指在医院范围内所获得的任何疾病，其对象涵盖医院特定范围内和特定时间内所有人员，包括：住院患者、门诊患者、探视者、陪护人员、医院各类工作人员等，这些人员在医院内所获得的感染都称为"医院感染"。但是，由于门诊患者、探视者、陪护人员的流动性原因，其感染常常难于确定是否来源于医院内。为此，医院感染的对象往往主要为住院患者和医院工作人员。而医院工作人员的流动性原因，有时也很难排除医院外感染。因此，医院感染在统计时，往往只限于住院患者，而且住院患者也仅限于有临床和亚临床症状的感染类型，至于病原携带状态和感染后遗症不包括在医院感染中，因此有了狭义概念。

（二）医院感染时间界限　医院感染是患者在医院内获得的感染，包括在住院期间发生的感染和在医院内获得而出院后发生的感染；但不包括入院前已开始或入院时已存在的感染。患者在住院期间和出院后不久即发生的感染（手术患者术后感染时间可在 1 个月以内，有植入物者界定时间可达 1 年），不包括在入院前已发生或入院时处于潜伏期的感染。没有明确潜伏期的疾病，入院后 48 小时后发生的感染即确定为医院感染。

（梁晓棠）

# 第二节　医院感染分类

## 一、按病原体来源分类

按病原体来源，可分为内源性医院感染和外源性医院感染两大类。

（一）内源性医院感染　内源性感染，亦称自身感染，病原体来自本身，主要是患者的正常菌群，该类菌群正常情况不致病，当人体的免疫功能受损、健康状况不佳或抵抗力下降时，其正常平衡被打破，成为条件致病菌，而造成内源性感染。这类感染即使在医务人员与患者的不懈努力下仍不可能完全消灭。

1. 寄居部位的改变。例如，大肠埃希菌离开肠道进入泌尿道，或手术时通过切口进入腹腔、血流等。

2. 宿主的局部或全身免疫力下降。局部如行扁桃体摘除术后，寄居的甲型链球菌可经血流使原有心瓣膜畸形者引起亚急性细菌性心内膜炎。全身如应用大剂量肾上腺皮质激素、抗肿瘤药物及放射性治疗等，可造成全身性免疫功能下降，一些正常菌群可导致自身感染而出现各种疾病，有的甚至导致败血症而死亡。

3. 菌群失调。机体某个部位正常菌群细菌间的比例发生较大幅度变化，超出正常范围的现象，由此导致的一系列临床表现称为菌群失调症。

4. 二重感染又称重复感染，即在长期使用广谱抗生素治疗过程中产生的一种新的感染。长期应用广谱抗生素后，可使敏感菌群受到抑制，而一些不敏感菌（如真菌等）乘机生长繁殖致病，产生新的感染现象。引起二重感染的细菌以金黄色葡萄球菌、革兰氏阴性杆菌和白色念珠菌等为多见，临床表现为消化道感染（鹅口疮、肠炎等）、泌尿系感染、肺炎或败血症等。发生二重感染，除立即停用原来使用的抗生素外，还应立即进行标本送检，进行药敏试验，根据药敏试验的结果选用合适的抗生素。同时，应积极采取扶植正常菌群的措施。

（二）外源性医院感染　外源性感染又称交叉感染，是指各种原因引起的患者在医院内遭受非自身固有的病原体侵袭而发生的感染。病原体来自患者身体以外的个体、环境等。包括从患者到患者、从患者到医务人员和从医务人员到患者的直接感染。

1. 该类感染的患者大部分是通过人与人之间的传播。患者在疾病的潜伏期一直到病后一段恢复期内，都有可能将病原体传播给周围的人。对患者及早诊断并进行干预措施，是消灭传染源的一项根本措施。

2. 带菌者。有些健康人可携带某种病原菌，但不产生任何临床症状，也有某些传染病患者恢复后，在一定时间内仍可继续排菌。这些健康带菌者和恢复期带菌者是很重要的传染源，因其不出现临床症状，不易被人察觉，故危害性较大。脑膜炎球菌、白喉杆菌等可出现在健康带菌者体内，痢疾杆菌、伤寒杆菌等可出现在恢复期带菌者体内。

## 二、按感染部位分类

根据医院感染发生的部位分类，如呼吸道感染、泌尿道感染、胃肠道感染、切口感染等。

（梁晓棠）

# 第三节　医院感染诊断步骤和原则

## 一、诊断

1. 医护人员依靠临床资料、系列辅助检查结果（实验室、影像等）及专业诊断指标来完成诊断。

2. 根据医院感染诊断标准判定。

## 二、诊断原则

1. 对有明显潜伏期的感染性疾病，自入院第一天起，超过平均潜伏期后发生的感染为医院感染；潜伏期不明确者，一般认为入院超过 48 小时发生的感染可初步判定；本次住院与上次住院有直接关系的，也为医院感染。

2. 一般的慢性感染性疾病，在医院内急性发作，但未发现新的病原体，虽可诊断为感染，但不能判断为医院感染。当患者身体其他部位发生感染时，在排除慢性迁延性疾病的前提下，才能判断为医院感染。

3. 由损伤产生的炎性反应或物理性、化学性刺激导致的炎症不能诊断为医院感染；在皮肤、黏膜的开放性伤口或分泌物中培养出少量细菌，但无任何临床症状和体征者，只能认为有细菌定植，而不能确定为医院感染；若分泌物中检出细菌数超过 $10^5/ml$（g）时，可判定为医院感染。

4. 如患者入院时已发生感染性疾病，在住院期间从原发病损或继发病灶中检出与前不同的病原体，则可判定为医院感染。

5. 在免疫力低下的患者中发生医院感染，其临床表现不典型，甚至体温也不升高，此时体温变化不能作为判定医院感染的指标。

6. 先天性感染不属于医院感染，如胎儿在子宫内通过胎盘感染者不属于医院感染；新生儿经产道获得的或发生在分娩 48 小时后的感染应判定为医院感染。

7. 在免疫力低下的患者中可先后发生多部位或多系统的医院感染，在计算感染例次时，应分别计算。

（梁晓棠）

# 第四节 医院感染监测

医院感染病例监测是指长期地、系统地、有计划地、连续不断地观察一定人群中医院感染发生和分布以及影响医院感染的各种因素，并对收集的资料定期进行整理和分析，确定其分布动态和变化趋势，然后将得到的信息及时反馈，并制订或改进防控措施，达到控制和降低医院感染的目的。医院感染监测种类包括综合性监测和目标性监测。

（一）综合性监测 综合性监测包括：感染性病例的监测、环境卫生学监测等。

感染性病例的监测：该项监测包括医院感染病例的数量、病种与部位。其指标有：医院感染发病率、例次发病率、患病率等。

具体调查方法采取回顾性调查。首先确定某一时间段（月或季度），对该时间段的病例进行全面调查，对发生医院感染的情况进行登记，再与临床报表核对。以全面调查监测的数量与临床报告数量比对。临床缺报的数量即为漏报病例，漏报病例数与实际感染病例数比值即为漏报率；总感染发病例数与总出院病例数量比值即为医院感染发病率。在医院感染病例监测中，常常由于日常漏报情况发生而导致实际监测率低于实际发生率。

环境卫生学监测：内容包括科室空气、医务人员的手、物体表面、无菌物品、应用中消毒液监测。

1. 空气采样监测方法（平皿沉降度监测）

（1）Ⅰ类环境（层流洁净手术室）采样监测方法：手术室层流洁净设施启动30分钟以上，采用直径9 cm普通营养琼脂平板，测点布置在距地面0.8 m高的平面上，在手术区检测时应无手术台。当手术台已固定时，测点高度在台面之上0.25 m，暴露时间30分钟（表2-1）。

表2-1 洁净手术室监测点数及位置

| 区 域 | 最少监测点数 | 手术区图示 |
|---|---|---|
| Ⅰ级洁净手术室手术区 | 5点 | 双对角线布点 |
| Ⅰ级周边区 | 8点 | 每边内2点 |

（2）Ⅱ、Ⅲ类环境的空气监测方法：室内空气在消毒处理后、医疗活动之前，采用直径9 cm普通营养琼脂平板，平板的数量根据房间的大小选择：室内面积≤30 m²，设一对角线取3点，即中心一点，两端距墙1 m处各取一点；室内面积>30 m²，设房间周边4点和中央5点，周边四点分别距墙1 m。采样点应距地面80~150 cm处，暴露时间5分钟。

2. 物体表面采样监测方法

（1）采样时间：选择消毒处理后4小时内的物体表面进行采样监测。

（2）采样的面积：被采表面 < 100 cm²，取全部表面；被采表面 ≥ 100 cm²，取 100 cm²。

（3）采样方法：物体表面在消毒后采样，用浸有含相应中和剂的无菌洗脱液棉拭子，选取物体表面采样范围，用 5 cm×5 cm 规格板，横竖往返涂搽 5 次，连续采样 1 ~ 4 个同样规格面积，无菌剪取棉拭子部分于 10 ml 无菌洗脱液试管内，送实验室培养。

3. 医务人员手采样监测方法

（1）采样时间：在接触患者、从事医疗活动前进行。

（2）采样的面积及方法：被检人五指并拢，将浸有无菌生理盐水采样液的棉拭子在双手指曲面从指根到指尖往返涂搽 2 次（一只手涂搽面积 30 cm²），并随之转动采样棉拭子，无菌剪取棉拭子部分于 10 ml 无菌洗脱液试管内送检。

4. 无菌物品采样监测方法

（1）采样时间：在消毒或灭菌处理后，于存放有效期内采样。

（2）采样量及方法：可用破坏性的方法取样的医疗用品，如无菌纱布、敷料、输液（血）器等，用无菌剪刀或镊子取无菌物品部分，置于盛培养液的试管内直接送检；对不能用破坏性方法取样的医疗用品，可用浸有无菌生理盐水的采样液的棉拭子在被检物体表面涂抹采样，采样面积同物体表面。

5. 应用中消毒液采样监测方法

（1）采样时间：更换前使用中的消毒剂。

（2）采样量及方法：无菌条件下，用无菌吸管吸取 1 ml 被检样液，加入 9 ml 稀释液中混匀后送检。

（二）目标性监测　目标性监测包括针对重点环节和重点人群开展的监测（包括切口管理监测、耐药菌监测等）。

（梁晓棠）

# 第五节　医院感染病原学预防与控制

## 一、医院感染流行病学

医院感染是由病原微生物经一定的传播途径进入易感宿主体内而引起的感染。感染源、传播途径、易感宿主 3 个成分组成感染链。在医院某一病区内，当这个成分同时存在，且具有互相关联的因素，才能形成感染。防控医院感染的对策应从控制感染源、切断传播途径、增强患者的抵抗力三方面入手。内源性感染或自身感染不同，它的感染链是感染源（自身）、易位途径或易感生态环境。

（一）医院感染的病原微生物　医院感染的病原微生物可以是细菌、真菌、病毒或寄生虫。以细菌为主，占90%以上，其中需氧菌居多，厌氧菌占少数（<2%）；其次为真菌，约占5%；其他为病毒类或寄生虫等。病原微生物从临床角度分为两大类。

1. 传染性病原体，主要为某些呼吸道和急性肠道病原体，其致病性强，传染性大，无特异性免疫力者易受入侵，并非医院所特有，易通过医院交叉感染导致传播。

2. 条件致病菌，其为各种医院感染症的病原微生物，主要为革兰氏阴性杆菌（大肠埃希菌、铜绿假单胞菌等）、革兰氏阳性球菌（金黄色葡萄球菌、溶血性链球菌等）及某些真菌（曲霉菌、念珠菌等）。这一类微生物在健康人群中一般不会引起疾病或仅引起轻微症状，当机体抵抗力降低或免疫功能缺损时引起疾病。

（二）感染源　感染源是病原微生物自然生存、繁殖并排出的场所或宿主（人或动物）。其包括：已感染的患者、带菌者、环境储源（其环境为病原兼腐生特性的微生物生存、繁殖场所）、动物感染源。

（三）传播途径　病原体从传染源排出体外，经过一定的传播方式，到达与侵入新的易感者的过程，称为传播途径。大多数病原体传播非经某种方式直接侵入新的宿主体内，而是要依赖外界环境中某些媒介物（生物性、非生物性）的携带或传递到达某一部位，引起定植或感染。

大多数病原菌的感染，其传播途径常不止一种。在医院这一特定环境内，各种感染菌的传播途径可分为接触传播、空气传播、共同媒介物传播及生物媒介传播4种类型。

1. 接触传播是医院内病原微生物从一个人传递给其他人的最常见方式，这种传播往往发生于感染源的周围，其间通过某种接触方式达到传播。其可分为直接接触传播、间接接触传播及飞沫传播3种。

2. 空气传播是以空气为媒介，空气中的病原微生物粒子随气流流动达到传播的目的。其包括：空气中尘埃（尘菌）传播感染、感染源排出的飞沫核传播感染（粒径较大，传播距离 < 2 m）、医源性气溶胶感染3种方式。

3. 共同媒介物传播是通过医院内的水、食物、血液及血液制品、药物及相关制剂、医疗设备等导致。该类感染，常可导致短期内感染暴发，是感染防控的重要部分。

4. 生物媒介传播是通过某种生物及其病原体达到传播作用。我国常见的媒介是昆虫，如蚊：传播疟原虫、乙型脑炎病毒、登革热病毒等；跳蚤：传播鼠疫杆菌、地方性斑疹伤寒等；螨：传播流行性出血热病毒；蝇：传播肠道病毒等。

（四）易感人群　病原体传播到宿主后，并非都能引起感染，感染与否取决于致病因素及宿主的一些因素。致病因素主要包括毒力的强度和集聚量。宿主因素主要包括宿主的防御能力和病原体的定植部位。

**二、感染的预防与控制**

感染的预防与控制涵盖多途径、多种方式、多环节，医院感染预防与控制到位需要医务工作者掌握医院感染的流行病学知识，掌握医院内的病原微生物种类，一旦出现感染情况，应及时加强医院感染的管理，做到立即控制传染源、切断传播途径、保护易感人群。同时，日常工作中医务人员应严格做好以下工作。

1. 开展医院感染的监测，做好综合性和目标性监测工作，及时发现感染源。

2. 加强感染源的管理，严格实行探视与陪护制度；对易感人群实行保护性隔离；保护患者和免疫力低下者；做好消毒、隔离及灭菌工作，有效控制感染源。

3. 日常工作中，医务人员应严格落实手卫生措施，强化职业防护，防止交叉感染的发生。

4. 加强医源性传播因素的监测与管理，严格管理临床使用一次性无菌医疗用品，保证"三证"齐全，质量达标、有效期内应用。

5. 加强医院消毒灭菌的监督管理，严格无菌技术操作规范的落实。

6. 加强重点部门、重点环节、高危人群与主要感染部位的医院感染管理。

7. 加强日常工作的监督、检查，反馈临床上产生的病原体及其对抗生素的敏感性资料，发现问题及时沟通、整改、总结。

8. 加强医务人员培训，提高应知应会知识水平，给予临床指导。

9. 加强临床抗生素的管理，合理应用抗生素。

10. 开展医院感染的宣传教育，提高就诊者及社区居民的防护意识。

11. 制定完善的工作制度，加强制度落实。

（梁晓棠）

# 第六节　口腔正常菌群与感染的关系

## 一、口腔菌系的获得

一般认为，生活在子宫中的正常胎儿是无菌的，出生时通过产道污染，出生后食物、水、灰尘、空气中的细菌不断进入口腔，在口腔的一个部位或几个部位定居。

婴儿口腔中早期建立的菌种是需氧菌和兼性厌氧菌。

随着牙齿的萌出，厌氧菌比例增加。当种种原因牙齿全部丧失后口腔菌系又恢复为以需氧、兼性需氧型为主的状态。佩戴义齿后厌氧菌又再次出现。口腔卫生不良及有口腔疾患者多分离出厌氧型和蛋白溶解型细菌，口腔卫生良好者其口腔菌系主要是产酸型的需氧菌及兼性厌氧菌。

成年人口腔中寄居有大量细菌，其数量之大，种属之多，均属全身各部位之首，每毫升未经刺激的唾液中细菌数达 $1.5 \times 10^8$ 个，在牙面或龈沟中集聚的牙菌斑，每克湿重所含细菌数超过 $10^{11}$ 个。

## 二、细菌在口腔定居情况

正常人口腔中细菌为需氧、微需氧、兼性厌氧和厌氧菌的混合存在，前三种菌中以链球菌、棒状杆菌最多见，占 70% 以上；厌氧菌以类杆菌属为主，尚有韦荣球菌等，占 70% 以上。这些细菌附着在口腔软组织表面和硬组织（光滑牙面）上，附着在口腔硬组织的细菌主要生活在牙菌斑这一特殊的生态环境中。

唾液菌系是由口腔各部位脱落的微生物构成，主要来源于舌。在唾液中唾液链球菌占兼性厌氧菌的 47%，舌部为 21%~25%，颊部为 10%，菌斑和龈沟低于 1%。

## 三、口腔细菌定居环境要求

口腔细菌定居与周围环境、细菌自身代谢活动及黏附能力、口腔的特殊结构有一定关系。

1. 周围环境因素

（1）物理化学条件：口腔温度为 35～37 ℃，是口腔细菌生长的最佳温度；唾液 pH 值接近中性，对细菌生长有利；舌、唾液和附着龈具有相当高的氧化还原电位，由 60～310 mV 不等，适合于需氧菌寄居。牙菌斑的氧化还原电位为 −200 mV，龈沟部位更低，因此适合厌氧菌生存。

（2）周围环境：附着龈邻近牙齿，有利于细菌利用糖类，因此细菌容易在此处生长；龈沟、牙周袋的解剖特征使其免受口腔清洁活动的影响，形成相对稳定的环境，而且该部位氧气稀少，营养物质丰富，非常有利于厌氧菌生长。正常龈沟细菌很少，患病时细菌数量及比例均发生变化。

2. 细菌自身代谢活动　当菌系组成发生变化，会改变其所处的化学和物理环境，如菌斑微生物糖代谢所形成的终末产物会使牙面脱矿。菌斑中通常是以链球菌为代表的产酸型微生物为主，当 pH 值下降时，耐酸微生物嗜乳酸杆菌可取而代之。酸本身也可作为微生物的碳和能量来源。

3. 细菌本身必须具有黏附至口腔表面的能力及口腔表面接受黏附的可能性，如舌面上有大量的针对唾液链球菌的接收器。只有这两个条件适宜时，细菌才能定居。

4. 口腔中的特殊结构　一是有矿化组织牙齿，二是黏膜组织，如唇、颊、腭、龈、舌表面所形成的特殊环境，为各种微生物定居提供了条件。

（梁晓棠）

# 第七节　口腔科临床感染管理

由于口腔疾患的各种治疗均在口腔内进行，口腔器械和医务人员的手随时可被带有大量病原微生物的唾液、血液等污染，如果处理不当，就会造成医源性交叉感染。因此，口腔科临床交叉感染的管理就显得尤为突出和重要。为了防止污染器械在清洗过程中的再污染，结合临床实验，特制定以下制度，要求口腔医务人员严格遵守：

1. 严格执行《消毒隔离技术规范》有关规定。

2. 保持室内清洁，每天操作结束后对治疗台及配套设施进行清洁、消毒，遇污染及时清洁、消毒。

3. 对每位患者操作前、后必须洗手或手消毒；戴手套操作时，每治疗一个患者更换一副手套并洗手或手消毒。操作时必须戴口罩、帽子，必要时戴防护镜。

4. 进入患者口腔内的所有诊疗器械，必须达到"一人一用一消毒或灭菌"。

5. 凡接触患者伤口、血液、破损黏膜或进入人体无菌组织的各类口腔诊疗器械（如牙科手机、车针、根管治疗器械、拔牙器械、手术治疗器械、牙周治疗器械、敷料等）使用前必须灭菌；接触患者完整黏膜、皮肤的口腔诊疗器械（如口镜、探针、牙科镊子、印模托盘、漱口杯等）使用前必须消毒。

6. 凡接触患者体液、血液的修复、正畸模型等物品，送技工室操作前必须消毒。

7. 器械清洗、消毒灭菌应按照"去污染—清洗—酶洗—精洗—消毒或灭菌"的程序进行。

8. 器械清洗后根据消毒与灭菌的不同方式进行包装，并在包装外注明消毒（或灭菌）日期、有效期；采用快速压力蒸汽灭菌器灭菌，可不封袋包装，裸露灭菌后存放于无菌容器中，一经打开使用，有效期不得超过4小时。

9. 采用包装方式进行压力蒸汽灭菌的，应进行工艺监测、化学监测和生物监测；采用裸露方式进行压力蒸汽灭菌的，应当对每次灭菌进行工艺监测、化学监测，每月进行生物监测。

10. 口腔诊疗过程中产生的医疗废物按《医疗废物管理制度》的有关规定进行处理。

11. 每月做好化学消毒剂、灭菌剂及环境卫生学监测，保存检测记录。

12. 污染、清洁、无菌物品分开存放，严禁一次性物品重复使用。

（梁晓棠）

# 第八节　口腔医院内感染及预防

常见医院内感染涉及面较广，这里重点讨论与口腔临床关系密切的颌面部术后伤口感染、呼吸道感染、乙型病毒性肝炎感染和近年发现对人健康威胁较大的艾滋病感染。现分述如下：

## 一、口腔颌面部术后伤口感染及预防

据国内研究资料表明，颌面部手术后伤口感染其致病菌为需氧、微需氧、兼性厌氧及厌氧菌的混合感染。感染的首要原因多是术间口咽部分泌物对创口的污染，少部分由交叉感染引起，如器械和手的污染以及气管切开患者由于护理不当而致铜绿假单胞菌感染等。为防止感染的发生，应做到以下几点。

1. 护理人员在护理手术伤口前后，均应严格按规定洗手。

2. 采用无菌技术　污染伤口敷料集中焚烧，器械均应以高效消毒液浸泡消毒后再行清洗消毒备用（最好专用）。

3. 严格执行气管切开护理常规　坚持每吸一次痰更换一根吸痰管；负压引流导管定期清洗、消毒。

4. 保持病房内空气新鲜、流通　采用湿式扫床。更换被单时，不能在病房和走廊内清点或抖落单子，以避免被单上的微生物、皮屑及其他污物等在空气中扩散。

5. 雾化吸入口罩，应每次应用后更换消毒备用。

## 二、呼吸道感染及预防

医院内呼吸道感染以感染性肺炎为多见，占医院内感染的15%～20%，主要由需氧性革兰氏阴性杆菌引起，依次为大肠埃希菌和铜绿假单胞菌，其次为金黄色葡萄球菌和肺炎球菌。主要诱因为鼻咽腔填塞、插管、气管切开术后造成的气道改变,防御功能失常及机体抵抗力降低,造成肺部感染和向全身播散。

预防措施除按口腔颌面部伤口感染护理要求外,尚应注意保持呼吸道通畅,对呼吸治疗器械(雾化器、湿化器、输氧管、雾化吸入螺管)应定时消毒更换。

### 三、乙型病毒性肝炎感染及预防

病毒性肝炎呈世界性分布,在我国已属于常见病和多发病。病毒性肝炎分为甲、乙、丙、丁、戊型。我国是乙型病毒性肝炎的高发地区,乙型病毒性肝炎表面抗原(HBsAg)携带者占人口总数的 5% ~ 10%,据专家估计,在我国乙型病毒性肝炎对医院工作人员感染的危险性比一般人群高 5 ~ 10 倍。日常工作中,不可能对每一位来门诊就医的口腔病患者均做血清学检查判断是否为乙肝患者或乙肝病毒携带者,因此,必须采取严格的预防措施。

1. 严格认真洗手 口腔科医护人员的双手,在治疗及护理操作过程中接触唾液和血液的机会相当多,而手被乙肝病毒污染的可能性随时存在。为了避免医源性传染,在每次治疗操作后,或给另一患者治疗操作之前,都必须按规定用消毒液浸泡和用肥皂、流动水充分清洗双手。

近年来,有些科室的医护人员,采用戴手套进行治疗及护理操作的方法,对医护人员的自身保护起到一定作用。但需注意,在每治疗或护理完一位患者后,应脱去手套,并应认真洗手,方可进行其他工作,如调和材料、病历记录、书写处方、打电话、开门、拧水龙头等,切忌戴着手套到处乱摸,以免造成交叉感染的机会。最好制定做一般治疗及护理、戴手套的要求,使每位医护人员自觉遵守,达到既保护自己又保护他人的双向保护的目的,防止医院内交叉感染的发生。

2. 口腔器械采用高效消毒剂灭菌 高压蒸汽灭菌快速而有效,可适用于一切耐热的口腔科器械。对于不耐热的器械,可采用化学方法消毒,主要采用对乙肝病毒有杀灭作用的高效消毒剂,如含氯消毒剂浸泡,或 2% 戊二醛浸泡,或用甲醛、环氧乙烷气体熏蒸法消毒。

3. 使用一次性医疗器械物品 近几年来我国不少大中城市医院采用了一次性使用的医疗器械物品,对控制医院内感染起到很大作用,收到良好效果。包括一次性口腔检查盘、口镜、无菌静脉输液输血装置、注射器、塑料柄手术刀、漱口杯等。在使用这些物品时应注意:

(1)使用的输液管必须有检验合格证方可使用。

(2)注意灭菌日期,过期者严禁使用。

(3)袋装物品如塑料袋有破损者禁止使用,配件脱落不得使用。

(4)小包装一经拆封即行使用,不可放置过久。

(5)使用过的物品按规定消毒后回收,不得任意丢弃和重复使用。

4. 加强对 HBsAg 携带者的管理 HBsAg 携带者虽可照常参加工作和学习,但要实行随访,并要注意个人和行业卫生。防止自身的唾液、血液和其他分泌物污染周围环境及他人,造成交叉感染。

### 四、艾滋病感染及预防

艾滋病（AIDS）又称获得性免疫缺陷综合征，是由人类免疫缺陷病毒（HIV）感染所致，主要经性接触和经血液、唾液、龈沟液、排泄物传播及经母婴传播的一种传染病。由于传播快、病死率高以及缺乏有效的治疗措施，已成为目前最令人担忧和恐慌的传染病。此类患者也可因治疗口腔科疾患而造成交叉感染。

预防措施：由于乙肝病毒（HBV）在外界存活时间长，而 HIV 在外界环境中存活时间较短，但 AIDS 和肝炎在口腔科的传播方式很相似，因此，阻断 AIDS 在口腔科的传播方法和乙肝的方法大同小异，主要从器械的灭菌、设备和空气的消毒、个人防护、对已知传染病患者和废物的处理原则等方面入手。

1. 消毒灭菌　所有对 HBV 有效的消毒方法对 HIV 均有效，而煮沸消毒 56℃ 条件下 30 分钟即可灭活。

2. 一切被 AIDS 患者的血液、唾液、龈沟液、排泄物、喷雾污染的器械，如涡轮机、手机、钻针、刮治器、拔牙钳、模型托盘等，或经患者接触的物品如桌面、设备、墙壁等，均应进行严格消毒处理；敷料等能焚烧的物品应焚烧；器械类需经高效高浓度消毒液浸泡消毒后刷洗，再分别行高压灭菌、煮沸灭菌或化学消毒剂灭菌；室内进行空气消毒。

3. 严格戴手套制度，凡接触患者前后均应认真洗手，防止交叉感染。

4. 患者标本要标明记号，废品塑料口袋密封焚烧。

（梁晓棠）

# 第九节　口腔科门诊护士职责

护理人员岗位职责是加强医院科学管理的重要环节之一，是执行各项规章制度的保证，这要求护理人员要做到事事有人管、人人有专责、办事有标准、工作有检查，以提高工作效率和护理质量，同时为医院分级管理打下良好基础。鉴于专科口腔医院和综合医院口腔科及地区医院口腔科情况不同，本节只对共性的护理人员职责综合叙述。

### 一、护士长职责

1. 在护理部的领导下，负责门诊护理管理，做好护理人员的合理分工。

2. 认真填写护士长手册，结合本科特点做到有年护理工作计划和年总结，季计划及季总结，月计划、周安排和日重点工作，制定具体落实措施。经常督促检查，发现问题要及时解决。

3. 认真完成护理部安排的各项工作。经常深入各护理小组，督促和检查护理人员执行各项规章制度和无菌技术操作的情况。严防差错事故，认真执行差错事故登记制度。出现差错及时向护理部汇报，并认真总结经验教训。

4. 经常巡视并观察候诊患者的病情变化，对老弱病残幼等患者应安排提前诊治，遇有病情突然变化的患者立即送急诊科处理。

5. 亲自参加复杂的护理技术和危重患者的抢救工作，或指定有经验的护士操作，或指导护士配合医师进行抢救。

6. 负责制订全科护士的培训计划和组织业务技术学习。合理安排护校学生、进修护士的教学和实习工作。定期进行理论考试和技术考核，开展新业务、新技术和护理科研，不断提高临床护理质量和教学质量。

7. 经常了解和解决护理人员的思想情况，教育和启发护理人员加强责任心，改善服务态度，检查和指导卫生宣教和开诊前的准备工作。

8. 负责药品、器械、仪器等各种物品的预算、请领、保管和维修工作。

9. 督促、检查各级人员做好消毒隔离工作和疫情报告工作，防止交叉感染。

10. 定期检查医疗、护理登记统计工作，及时上报。

11. 随时听取和收集患者对门诊工作的意见和建议，并加以改进，必要时向上级汇报。

12. 督促和检查卫生员工作，保持环境的清洁、整齐和安静。

## 二、护士职责

（一）分诊台护士职责

1. 服装、鞋帽整洁，提前 10 分钟做好开诊前的准备工作。

（1）备好用物：呼唤器、显示器、体温计、血压表、治疗单、化验单和借片单等。

（2）负责整理初诊、复诊和预约病历，分别按顺序呼请患者就诊。

（3）对转诊、会诊及疑难病例适当安排高年资医师诊治。

（4）矫形科和正畸科准备好当天复诊患者的修复体和矫正器，并妥善保管。

2. 协助医师做好分诊工作，方便患者，缩短候诊时间。

（1）高热、外伤、出血、急诊、拆线和老弱病残幼等患者可酌情提前就诊。

（2）为急诊和高热等患者测量体温，将结果记录于病历上，供医师参考。

（3）为做血常规检查的患者开化验单到检验科化验，然后将化验单粘贴在病历上备用。

（4）对传染病患者，及时作隔离消毒处理。

（5）负责取 X 线片。

（6）负责询问病情，填写初诊病历的首页和检查单。

3. 维持候诊室秩序，保持整洁、安静。

4. 态度和蔼，耐心解答患者提出的问题。

5. 掌握儿童的心理特点，争取家长的合作，做好儿童的思想准备工作。

6. 对于一般就诊患者不允许家属陪伴进诊室，重病患者可允许陪伴一人进诊室。

7. 结合本科常见病，采用黑板报、墙报、玻璃橱窗、录音、录像和口腔医学科普小册子等多种形式，进行疾病防治和口腔卫生保健知识的宣传。

8. 设立便民措施。负责管理意见本，认真听取患者和家属的意见和要求，给予恰当的处理。

9. 预约

（1）口腔颌面外科和牙周黏膜科预约手术。向患者介绍术前准备和注意事项，认真填写手术通知单送门诊手术室或通知术者手术时间。

（2）正畸、矫形科预约试戴矫正器和修复体。正畸科负责通知初诊患者来院就诊。

（3）若出现不合格的模型，及时通知患者来院重新取印膜，填写返工卡片，预约复诊时间。

（4）患者未按预约时间就诊，将病历及修复体等保管好。

10. 诊后处理

（1）回收病历放固定地点，由病案室收回。收集 X 线片送回放射科。

（2）补充各种治疗检查单、化验单等。

（3）关闭呼唤器、显示器，进行安全检查。

（4）认真统计、填写各项报表。

（二）诊室配合护士职责

1. 提前进诊室，穿戴好工作服、口罩、帽子和软底鞋。

2. 保持室内整洁、安静，空气流通和光线充足，使患者感到轻松、愉快和舒适。

3. 做好开诊前的准备工作。

（1）用消毒液擦拭工作台。

（2）检查医疗设备、综合治疗椅、涡轮机、电机、照明灯、机头、痰盂等是否完备，设备有无故障，发现问题及时协同有关部门排除。

（3）检查补充药品、充填材料、器械、敷料及各种检查单等物品。

（4）坚持诊室内药品、器械、仪器等三定制度，即定人管理、定点存放、定时整理补充。药品要摆放整齐，标签明显，字迹清楚。

4. 熟练掌握本科常用器械，药物的作用、用法及常见病的诊断、治疗和护理。

5. 热情接待患者，指导其舒适就座，调好椅位、灯光，系好胸巾，准备漱口杯及检查器械。

6. 核对患者姓名，核对其修复体及矫正器。主动看病历，问病情，准备所需的物品和器械，做到计划护理。认真执行技术操作常规，及时递送调好的材料和药品。

1）治疗小儿牙病时要做到了解病情，备齐所需器械及药物。动作要轻柔、快而准确，以缩短诊治时间。

2）门诊小手术的配合

（1）掌握本科手术适应证，耐心做解释工作。备齐手术所需物品和药品。

（2）多巡回，勤观察，随时增添敷料，患者术中出血较多或发生昏厥，应及时遵医嘱进行紧急处理，待患者恢复后方可让其离开医院。重者要留院观察。

（3）术后为患者擦净面部血迹，向其说明注意事项和复诊、拆线的日期。

（4）负责手术标本的保管和送检。

7. 经常整理治疗台上的药品，将用过的器械送消毒室用高效消毒剂浸泡后清洗、消毒备用。

8. 严格遵守消毒隔离制度，配合前后认真洗手，及时更换胸巾，椅套定期更换。

9. 下班前将机头送消毒室清洗，以40%甲醛液熏蒸或放置臭氧—紫外线复合灭菌器或环氧乙烷灭菌器中灭菌备用。将治疗椅回位，关好门窗，检查水龙头及电闸等。

10. 每月诊室空气消毒并记录。

（三）消毒室护士职责

1. 进消毒室要衣帽整洁，无菌操作时要洗手、戴口罩，严格遵守无菌操作规程。

2. 保持室内整洁，每日紫外线照射消毒1小时并记录。每月空气培养并将报告单妥善保管、登记。定期监测紫外线灯管的消毒有效期，及时更换过期灯管，保证消毒效果。

3. 每周定期将布类、麻药壶等大消毒。

4. 掌握消毒液作用、浓度、配制方法及更换时间。

5. 患者用过的各种器械、检查盘等物品用高效消毒剂浸泡，洗净后，根据不同的器械分别用甲醛熏蒸、电烤箱或高压蒸汽灭菌器等方法消毒备用。

6. 有菌物品和无菌物品分开放置并有标记。严格掌握无菌物品有效期为夏天1周，冬天2周的规定。每日检查无菌物品的有效期，有过期物品及时拿出送消毒。无菌柜内要经常保持清洁、干燥。

7. 保证门诊消毒器械、敷料、手术包及手套等的供应。送供应室的物品要认真清点，及时取回，并注明消毒日期。

8. 每周清点、维修、保养器械，及时补充和报损。借用物品须履行借物手续。

9. 肝炎患者用过的器械、布类等物品按常规进行消毒处理。诊椅用消毒液擦拭。

10. 负责清理托盘上的印膜材料，清洗、消毒备用。

11. 下班前关好门窗、水龙头及电闸等。

（梁晓棠）

# 第三章 牙体牙髓病

## 第一节 龋 病

龋病，又称龋齿，俗称"虫牙"，是指在以细菌为主要病原体的多种因素影响下，牙齿硬组织发生的一种慢性、进行性、破坏性疾病。

### 一、病因

龋病是一种多因素复合作用下所产生的疾病，其中细菌是必要的病原刺激物，同时还受到食物、宿主、细菌、作用时间等方面的影响。

（一）细菌因素

1. 细菌是龋病发生的主要因素（即无菌则无龋）。口腔内主要致病菌有变形链球菌、放线菌和乳酸杆菌。

变形链球菌和放线菌：二者对牙面有特殊的亲和力，产酸力强，产酸速度快，且很耐酸；变形链球菌能致光滑面、沟裂及颈根部龋，而放线菌能致颈根部和沟裂龋。

乳酸杆菌：不易在牙面上定居，对龋病的发生发展起推动作用。

2. 牙菌斑为寄居在牙面或软组织上，以细菌为主体，以糖蛋白为支架的一个生态环境，致龋菌在其中生长繁殖。其代谢产物及细菌死亡的降解产物在适宜条件下使牙体脱钙，发生龋坏。因此，细菌只有在形成了牙菌斑后才能起到致龋作用。

（二）饮食 食物对牙齿的生长发育具有重要的影响，也关系到对龋病抵抗力的高低，当牙齿萌出后，食物对牙齿的局部作用尤其重要，其中蔗糖则是口腔细菌致龋最适宜的基质，由于细菌不仅把糖作为自身的能量来源，而且作为构成细胞壁的物质，也作为菌斑基质的构成部分。当进食糖质时，变形链球菌利用扩散到菌斑中的糖进行新陈代谢，糖酵解后形成葡萄糖和果糖，放出大量的能量，之后在糖基转移酶作用下转化成葡聚糖和果聚糖，其能量的最终代谢产物即有机酸，使牙齿脱矿，导致龋洞的形成。

（三）宿主 宿主因素中的牙齿是致龋菌攻击的靶子，形态复杂、排列拥挤的牙齿因易使细菌滞留而易发病；唾液的理化性质、分泌量与龋病的发生之间关系也很密切，口干症患者、头颈部放射治疗后的患者，由于涎腺发生病理性破坏而致唾液分泌量减少，全口牙齿在短时间内可发生猖獗性龋坏，称为猖獗龋、猛性龋。

1. 牙齿

（1）牙齿形态和牙面形态：牙齿的形态是导致龋病发生的一个重要因素。牙齿的窝沟是临床上龋齿较常好发的部分，由于这个部位易使菌斑、食物堆集停滞，深的窝沟与龋病的发生关系尤其密切。牙弓的形态不规则，牙齿排列紊乱、拥挤、重叠均利于龋齿的发生。

（2）牙齿的结构：牙齿在萌出前和萌出后常有不同的物质代谢。牙齿在生长发育过程中的营养状况，可影响牙齿萌出后对龋齿的易感性。维生素 A 可维护成釉细胞的完整性，形成正常的釉质。钙、磷缺乏或显著不平衡多影响牙齿的正常矿化，萌出后的牙齿，牙面与口腔环境如唾液、牙菌斑之间进行着不断的物质交换。萌出不久的牙齿釉质表面易受物理、化学变化的影响，多随年龄增加。牙釉质氮和氟的成分增加，牙齿对龋齿的易感性亦逐渐下降。

2. 唾液　正常成人每日分泌唾液 1 ~ 1.5L。唾液的比重为 1.002 ~ 1.008，pH 值为 5.6 ~ 7.6（平均 6.8），含水分（99% ~ 99.5%）、有机物（0.3% ~ 0.5%）、无机物（0.2%）等。唾液各种成分的浓度因刺激因素和类型而异，其组成受咀嚼、味觉和神经刺激等因素的影响。唾液具有机械清洁、润滑和直接保护、缓冲和抑菌等作用，故具有抗龋能力。唾液的量决定其冲洗作用。唾液中与龋病有关的重要蛋白质为富脯蛋白（对细菌黏附有促进作用）、黏蛋白（参与获得性膜的形成，在口腔表面形成渗透性屏障，维持完整性，润滑，调节口腔菌群）、富组蛋白（参与获得性膜的形成）、富酪蛋白（参与获得性膜的形成）和淀粉酶等。唾液中还含有硫氰酸盐、溶菌酶、乳铁质、免疫球蛋白（主要是 SIgA）及缓冲体系（如碳酸氢盐），与抑菌、防龋有关。

3. 机体状态　宿主的全身健康与龋病的发生有一定的关系，而全身健康又受到营养、内分泌、遗传等因素的影响。上述因素使牙齿在结构、形态和排列等缺陷时，造成牙齿对患龋的敏感性增高。患有慢性病（包括传染病、代谢病、内分泌病）者，如患肺结核、地方性甲状腺肿、糖尿病，因机体抵抗力低，也易患龋病。

（四）时间　龋病是一种慢性疾病，其发生需要经历数周、数月或数年，形成龋洞的时间，即从初期龋到临床可以探查出龋洞，平均在一年半左右。

## 二、病理

（一）釉质层　釉质因脱矿引起折光率的变化，并有色素沉着而呈乳白色或黑色。釉柱结构消失，柱间质界限不清，龋损沿釉柱及釉板方向进展。

釉质层病变的出现，是一种动态发展过程。这一过程可分为以下 6 期。

1. 龋齿脱矿最早的表现是表层下透明带发生，此时临床和 X 线均不能发现。

2. 透明带的扩大，部分区域有再矿化现象，其中心部出现暗带。

3. 随着脱钙病变的发展，暗带中心出现病损体部，病损体部相对透明，芮氏线、釉柱横纹明显。临床上表现为龋白斑。

4. 病损体部被食物、烟和细胞产物等外源性色素着色，临床上表现为棕色龋斑。

5. 龋病进展到釉牙本质界时，病势呈侧向扩展，发生潜行性龋，临床上表现为蓝白色。侧向扩展与釉牙本质界有机成分多、含氟量低有关。

6. 牙表面的龋坏、龋洞形成，它可出现在上述第 5 期之前。

（二）牙本质层　龋蚀发展到釉牙本质时，向侧面发展，使牙本质病染面扩大，大量牙本质小管受损，细菌进入牙本质小管内，大量生长繁殖并产酸，导致矿物质和有机质分解，小管肿胀呈串珠状，随即互相融合，有机质坏死崩解。此外，龋蚀使造牙本质细胞的童氏纤维受刺激后，引起纤维发生脂肪球沉积而变性，牙本质小管逐渐被钙化。位于牙髓端牙本质小管被钙化物封闭，逐渐形成继发性牙本质。整个病损牙本质可从浅至深层依次为腐败层、细菌感染层、脱矿层、透明层、脂肪变性层等。

（三）牙骨质　牙骨质的龋损过程与牙本质龋相同。临床上牙骨质龋呈浅碟形，常发生在牙龈严重退缩、根面自洁作用较差的部位。初期牙骨质龋的显微放射照相表明，在牙骨质中也发生表面下脱矿，伴有致密的矿化表面。表明这种再矿化过程类似于硬化牙本质的再矿化过程。实际上，在临床中常无法检测到单纯的牙骨质龋。在接近釉牙骨质界处，牙骨质厚度通常仅为 20～50 μm，若发生龋损很快便会波及牙本质，因此称为根部龋。根部龋可同时发生于牙骨质和牙本质，在根部所见的牙本质组织病理变化与缓慢进展的冠部龋类似，随着牙本质小管的闭塞形成硬化层，其下方可能出现修复性牙本质。在初期损害时，通过光学显微镜和显微放射摄影可看到牙骨质中出现裂缝，微生物偶尔可穿过脱矿的裂缝，导致牙骨质的分段破坏。此后损害沿着牙骨质前沿广泛扩散，有时表现为"分层损害"。损害可能沿穿通纤维的走向进展，与牙根面垂直。显微放射摄影表明，由于矿物质分布的区域性差异，在 X 线片上表现为透射和阻射影像交替出现，因此在龋损的牙骨质区域可能呈刷状外观。混浊的外表面层覆盖着下方脱矿的牙骨质。约有 1/3 根部龋标本表现为牙本质小管反应，出现死区，形成透明牙本质。超微结构观察表现为羟磷灰石晶体呈板状，某些区域的晶体明显空虚，有的小区无晶体，在牙骨质表面或表面下腔隙中有细菌入侵的痕迹。

在根部牙本质发生进行性损害时，牙本质小管被细菌感染，其主管和侧支均被累及，与冠部牙本质龋一样，可能有硬化性反应，矿物质晶体部分或全部封闭牙本质小管。

## 三、诊断

（一）临床表现　根据龋病的临床表现，可按其进展速度、解剖部位及病变程度进行分类。

1. 按进展速度分类

（1）急性龋（或称湿性龋）：多见于儿童和青年人。其特点为病变进展较快，色浅，质软，湿润，易去除，坏死区多，修复性牙本质区少，牙髓易受感染而产生牙髓病变。

（2）慢性龋（或称干性龋）：多见于成人。其特点为病变进展较慢，色深，质软，干燥，难去除，坏死区少，修复性牙本质区多。

（3）猖獗龋（或称猛性龋）：常见于鼻咽癌患者经头颈部放疗后，唾液腺萎缩、破坏，口腔唾液分泌少的患者，也见于舍格伦综合征患者。

（4）静止性龋：在邻牙拔除后，患牙邻面龋坏因自洁作用增强而静止。

（5）继发龋：龋病治疗后，由于充填物边缘或窝洞周围牙体组织破裂，形成菌斑滞留区；或修复材料与牙体组织不密合，形成微渗漏，都可能产生龋病，称继发龋。继发龋也可因治疗时未除净病变组织发展而成。

2. 按解剖部位分类

（1）殆面窝沟龋和平滑面龋：窝沟龋指发生于磨牙或前磨牙咬合面、磨牙颊面沟、上前牙舌面的龋损。窝沟龋损呈锥形，底部朝牙本质，尖向釉质表面。有些龋损的釉质表面无明显破坏，具有这类临床特征的龋损又称潜行性龋。

平滑面龋可分为两个亚类：发生于牙近、远中面的损害称邻面龋；发生于颊面或舌面，靠近釉牙骨质界处为颈部龋，釉质平滑面龋损呈三角形，其底部朝釉质表面，尖向牙本质。当龋损到达釉牙本质界时，可沿釉牙本质界向侧方扩散，在正常的釉质下方发生潜掘性破坏。

（2）根面龋：多见于牙龈退缩、根面外露的老年人牙齿。

（3）线形釉质龋：发生于上颌前牙唇面的新生线（新生带）处。

3. 按病变程度分类　根据病变程度分为浅龋、中龋、深龋。这一分类法在临床上最为适用。

4. 按病理学分类　可分为牙釉质龋、牙本质龋、牙骨质龋。

（二）龋病的诊断　早期发现、早期诊断龋齿，应当掌握龋齿的好发部位和好发牙齿。

1. 龋齿的好发牙齿　恒牙列依次为 36、46，16、26、37、47，17、27，前磨牙，第三磨牙和上颌前牙，下颌前牙最低；乳牙列依次为 75、85，55、65，第一乳磨牙，乳上前牙，乳下前牙。

2. 龋齿的好发部位　殆面 > 邻面 > 颊面 > 舌面。

3. 龋病的诊断技术　龋病诊断主要包括以下几方面：

（1）问诊：询问患者有无激发痛。激发痛是指牙齿在受到各种刺激后发生的疼痛，刺激去除，疼痛立即消失，为一过性激发痛；刺激去除，疼痛长时间才消失，为长时间激发痛。龋病患者如有激发痛，常为一过性。刺激包括化学（甜、酸、辣）、机械（钝、硬）、温度（冷、热、电）与渗透压的改变等。

（2）视诊：观察患牙的颜色、光泽和形态改变。

（3）探诊：要使用不同型号、大小的探针进行检查，尤其要注意点隙窝沟和邻面龋的检查，老年人要注意根面的探查。

（4）X 线片检查：对于上述检查不能确定的龋损或需进一步确定其龋坏范围的，可以进行 X 线检查。

（5）光学检查：主要采用投射光（光固化灯的光源）或荧光检查获取局部图像，有助于发现早期邻面龋，但灵敏度存在一定局限。

（三）鉴别诊断　诊断龋病时还应注意与下列疾病相鉴别：

1. 釉质发育不全　由牙齿发育过程中成釉器发育障碍所致，在釉质表面形成深浅、大小各不相同的带状或窝状凹陷缺损，凹陷处光滑且质地坚硬，亦可有色渍附着，釉质发育不全常对称性地出现在同时期形成与萌出的牙齿上，如患者出生至 1 岁期间有营养障碍，则上下第一磨牙与上、下前牙常出现釉质发育不全。

2. 斑釉（又称氟斑牙） 是由牙齿发育形成期中长期饮用含氟量较高的水所致的一种地域性牙齿病变。表现为牙冠表面出现白垩或黄褐色斑块，重者釉质表面可出现凹陷缺损，甚至有骨骼系统的病变，但牙面坚硬无软化。

3. 四环素色素沉着 婴幼儿时期服用四环素族药物，四环素就可能在牙本质沉积，而使牙齿变色，颜色由黄变成暗棕或灰色，牙变色的深浅与牙本质生长时期给药的早晚、服药时间长短有关。

4. 楔状缺损 是发生在牙体的唇颊侧牙颈部的"V"形缺损。牙体颈部釉牙本质界处结构较为薄弱，加之长期横行刷牙造成光滑的缺损，牙弓转弯处的尖牙、双尖牙的颈部多见，对温度与酸甜刺激敏感，缺损部位质地坚硬而无软化。

5. 磨损 常见于牙殆面，因长期咀嚼粗、硬食物致釉质过度磨耗，淡黄色的牙本质暴露，也可由夜间磨牙等非咀嚼因素造成。重症者牙殆表面可磨成深凹，对冷、热、酸、甜与探诊都很敏感，但表面坚硬。

## 四、治疗

龋病过程的特殊性决定了该病的治疗特点。首先，由于龋病发生在矿化程度很高的牙体硬组织，因此该病发展缓慢。开始时，龋病在釉质中进行，而釉质中无神经分布，故在开始相当长的时间内患者可无自觉症状，因此难于早期发现而贻误治疗。第二，龋病是一进行性疾病，不经治疗难以停止其破坏过程，治疗不彻底也可再次发生。第三，由于牙体硬组织的新陈代谢很弱，釉质内无细胞和体液循环，没有任何基于细胞活动的修复功能，一旦遭到破坏，不能通过细胞再生来恢复其缺损的组织，必须用人工材料来修复。第四，从对外界刺激的应答反应来看，牙本质与牙髓可以说是一个整体，对牙本质的任何刺激都可引起牙髓的相应反应。从解剖关系来看，牙体组织与牙髓十分密切，如龋病早期未得到及时治疗，病变向纵深发展，可引起牙髓和根尖周组织的感染。所以，一旦发现龋齿，应尽早治疗，且在治疗过程中必须尽量减少对牙髓的刺激。

龋病治疗的目的在于阻止病变过程，保护牙髓，恢复牙的形态、功能及美观，并维持与邻近软硬组织的正常生理解剖关系。其治疗原则是针对不同程度的龋损，采用不同的治疗方法。一般来说，早期釉质龋可采用保守治疗，有组织缺损时，则应采用修复性方法治疗，这也是龋病治疗中最常用的方法。深龋近髓时，应先采取保护牙髓的措施，再进行修复。

近年来，随着龋病预防研究的深入及修复材料和技术的发展，龋病的治疗也在不断地改进和更新。牙体修复更趋于保守，尽量保存更多的牙体结构，且扩大了治疗的适应证。

（一）保守治疗 保守治疗是采用药物或再矿化法治疗龋损。

1. 药物治疗 药物治疗的适应证是恒牙早期釉质龋，尚未形成龋洞者；乳前牙邻面浅龋及乳磨牙殆面广泛性浅龋，1年内将被恒牙替换者；静止龋和根面浅龋。

采用75%氟化钠甘油糊剂、8%氟化亚锡溶液、酸性磷酸氟化钠（APF溶液）、含氟凝胶（如1.5% APF凝胶）及含氟涂料等多种氟化物。氟化物对软组织无腐蚀性，不使牙变色,安全有效,前后牙均可使用。有形成氟磷灰石,增强釉质抗酸能力,促进早期龋损的再矿化及阻止细菌生长,抑制细菌代谢产酸等作用。其用法是清洁牙面后直接涂搽。

目前多采用 38% 氟化胺银溶液局部牙面涂搽,此溶液不引起牙体硬组织钙、磷的丢失。以前采用的氟化钠局部牙面涂搽,可引起牙体硬组织磷的丢失。而采用硝酸银局部牙面涂搽,可引起牙体硬组织钙的丢失。

2. 再矿化疗法 用人工的方法使已脱矿、变软的釉质再矿化,恢复釉质的硬度,使早期釉质龋终止或消除的方法称再矿化治疗。

其适应证是位于牙齿平滑面上的白垩或黄褐斑釉质龋,以及龋易感者防龋时采用。

采用药物为再矿化液,其配方中主含不同比例的钙、磷和氟。有报道认为,钙磷之比为 1.63 时再矿化效果较好。低浓度(不得低于 1 mmol/L)的钙离子可渗透到龋深层,高浓度的钙离子则影响其深层渗透。矿化液中加氟可明显促进脱矿釉质再矿化,加适量氯化钠可使矿化液稳定。再矿化液的 pH 值一般调至 7.0。酸性环境可减弱矿化液的作用。

再矿化液可配制成含漱剂,每日含漱。也可局部涂搽釉质的白斑区。方法是在清洁、干燥牙面后,用蘸有药物的小棉球置患处涂搽,每次数分钟,反复 3~4 次。

3. 窝沟封闭 窝沟封闭是窝沟龋的有效预防方法。封闭剂作为一屏障,可使窝沟与口腔环境隔绝,以阻止细菌、食物残渣及其酸性产物等致龋因子进入窝沟。含氟封闭剂有屏障和持续释放氟促进再矿化的双重作用。临床研究表明,封闭剂下方微生物的存活力是相当低的,同时封闭剂阻止了发酵底物进入窝沟,使其致龋活性减弱甚至停止。

1)适应证

(1)主要用于窝沟可疑龋。

(2)殆面与充填窝洞相邻的无龋深沟裂,不需做预防性扩展,仅用封闭剂处理即可者。

2)封闭剂:窝沟封闭剂主要由树脂、稀释剂、引发剂及一些辅助成分,如填料、氟化物、染料等组成。树脂是封闭剂的主体材料,双酚 A 甲基丙烯酸缩水甘油酯(Bis-GMA)是目前常用的、性能较好的树脂。

3)应用方法:临床操作步骤一般包括清洁牙面、隔湿、酸蚀、涂布及固化封闭剂。具体方法参考复合树脂修复部分。

(二)充填法 将腐败牙体组织除净后,制备成一定固位洞形,选择合适材料填塞缺损部位,以恢复牙齿外观形态和功能叫作充填疗法,是治疗龋齿的最常用而有效方法,包括以下几方面。

1. 窝洞预备 用牙体外科手术的方法将龋坏组织去净,并按要求备成一定形状的洞形,以容纳和支持修复材料,这一步骤叫窝洞预备,简称备洞。所备成的洞叫窝洞。

1)窝洞的分类:方法较多,常用有以下几种。

(1)G. V. Black 分类:1908 年 Black 根据龋洞发生的部位将龋洞分为五类,为目前国际上普遍采用的窝洞分类法。

Ⅰ类洞:指发生在所有牙面发育点隙裂沟的龋损所备成的窝洞。包括磨牙和前磨牙的殆面洞、上前牙腭面洞、下磨牙颊面殆 2/3 的颊面洞和颊殆面沿、上磨牙腭面殆 2/3 的腭面洞和腭殆面洞。

Ⅱ类洞：指发生于后牙邻面的龋损所备的窝洞。包括磨牙和有磨牙的邻面洞、邻殆面洞、邻颊面洞、邻舌面洞和邻殆邻洞。

Ⅲ类洞：为前牙邻面未累及切角的龋损所备成的窝洞。包括切牙和尖牙的邻面洞、邻舌面洞和邻唇面洞。

Ⅳ类洞：为前牙邻面累及切角的龋损所备成的窝洞。包括切牙和尖牙的邻切洞。

Ⅴ类洞：所有牙的颊（唇）舌面颈 1/3 处的龋损所备成的窝洞。包括前牙和后牙颊舌面的颈 1/3 洞。

由于 Black 分类法不能把临床上所有的龋损包括在内，又有人提出了Ⅵ类洞。

Ⅵ类洞：发生在前牙切嵴和后牙牙尖等自洁区的龋损所备成的窝洞。

（2）按窝洞涉及的牙面数分类：可分为单面洞、双面洞和复杂洞。

2）窝洞的命名：窝洞的名称以其所在牙面命名。如位于殆面的洞叫殆面洞，颊面的叫颊面洞。

3）窝洞的结构：由若干洞壁、洞角和洞缘组成。

4）窝洞预备的基本原则：备洞必须遵守以下基本原则。

（1）去净龋坏组织。

（2）保护牙髓组织。

（3）尽量保留健康牙体组织。

（4）预备抗力形和固位形。

窝洞的主要抗力形有：①洞深。窝洞须要有一定深度，才使修复体有足够厚度，从而具有一定强度。②盒状洞形。底平、壁直、线角清楚，不留无基的悬空釉质。③阶梯的预备。双面洞的殆面洞底与邻面洞的轴壁应形成阶梯。④窝洞的外形。外形线呈圆缓曲线，避开承受咬合力的尖、嵴；圆缓的外形有分散应力的作用，尖锐的转角可使传向牙体组织的应力集中而致牙折裂。⑤去除无基釉和避免形成无基釉。无基釉缺乏牙本质支持，在承受咬合力时易折裂。⑥薄壁弱尖的处理。应酌情降低高度，减少殆力负担。

窝洞的基本固位形有：①侧壁固位。窝洞有足够深度，不低于 2 mm，呈盒状。②倒凹固位。窝洞较浅，侧壁难以使充填体固位时，用倒锥车针在洞壁上做倒凹，使洞形成外口小，底部大，以增强固位作用。③鸠尾固位。复面洞大多需要在殆面或舌面作鸠尾状洞形固位，防止咀嚼产生的力使侧面的充填体移位和脱落。④梯形固位。此种固位也用于双面洞。邻殆洞邻面预备成龈方大于殆方的梯形，防止修复体从与梯形底边呈垂直方向的脱位。

5）窝洞预备的一般步骤

（1）开扩洞口：为视野清楚，查清病变的范围和程度，正确设计窝洞外形，便于操作，首先应开扩洞口。殆面龋常表现为潜行性损害，龋洞口小底大，需先去除洞口的无基釉，扩大洞口；邻面龋开扩方式不同，后牙邻面龋接触点已破坏时，应磨除殆面相应边缘嵴，从殆面进入龋洞。如尚未累及接触点，仅局限于牙颈部，可从颊或舌侧进入。前牙邻面洞，多从舌侧进入，可保持唇面的完整和美观。如龋近唇面，可采用有牙色材料修复，也可从唇面进入。

（2）去除龋坏：龋坏多着色，且较软，用挖器很易挖除。去龋时应从洞的边缘向中央，这样着力点不在洞底，可减小对牙髓的刺激和防穿髓。对已龋坏软化的牙本质原则上应彻底去净，避免继发龋。侧壁、髓壁和轴壁的中龋应全部去净，形成健康的平直侧壁和洞底。深龋的去龋见深龋治疗。

牙本质龋的去除，以硬度为准，龋脱矿后有色素进入，经再矿化，软化牙本质又变硬，应保留。前牙为美观，应将所有着色龋除净。

（3）制备外形：窝洞的洞缘构成了洞外形。外形的建立，应最大限度地保存牙体组织和减少继发龋的发生。其原则为避让牙尖和边缘嵴，沿点、隙、裂沟扩展，并作适当预防性扩展，外形曲线圆缓，以减少应力集中，邻面洞的外形线应达自洁区。

（4）制备抗力形和固位形：在做洞外形基本形成侧壁和洞底后，经修整，制备具抗力形和固位形的盒形洞，并用球钻或裂钻制备清晰圆钝的线角和洞底的倒凹。

（5）修整和清洁窝洞：将洞清洗干净，用锐探针探查有无残存感染牙本质、无基釉和意外穿髓。

制洞的步骤常合并完成，并可变更和省略。如唇颊面龋就不需要寻入口，扩大洞口；浅、中龋在制备外形时，去龋，并可同时完成抗力形和固位形。因此，制备洞形应根据备洞原则进行，而备洞步骤可灵活掌握。

6）减轻疼痛的方法：在预备窝洞时，切割牙本质往往使患者产生难以忍受的酸痛。为减轻磨牙时的疼痛，可选用下列方法。

（1）使用锋利器械和正确手法：用锋利器械高速、间断切割牙本质，轻柔而准确的操作可减少对牙髓的刺激，使疼痛时间短，且程度轻。

（2）脱敏药物处理：选用脱敏药物处理洞壁，此法作用表浅，需反复使用。

（3）针刺麻醉：针刺合谷和与治疗牙相关的穴位，可使痛阈升高，以便降低备洞时的敏感性。

（4）局部麻醉：对于上述方法无效和一些紧张的患者可行根尖区骨膜下浸润麻醉或外周齿槽神经阻滞麻醉，必要时可做牙周膜内注射。局部麻醉的效果较好。

（5）化学机械去龋：用特殊的化学药剂，如单氯甘氨酸溶液，使软化牙本质中的胶原解体而容易被去除。常经由压缩泵、手机和喷头组成的特殊给药装置，将药液喷入洞内，通过机械冲洗和化学作用选择性地去除软化牙本质。此法有不产热、对牙髓刺激小、安全、无痛等优点，但操作时间长，对质地坚硬的慢性龋去龋效果较差。

2. 充填材料　应选择在口腔环境中性能稳定，膨胀系数接近牙体，有足够的硬度，便于调塑，为不良导体，色泽与牙齿协调特性者，常用于后牙的是银汞合金，用于前牙的有复合树脂、自凝塑胶等，也可用于后牙。

3. 垫底材料　由于目前使用的充填材料大都对牙髓有刺激，银汞合金又是温度和电的良导体，所以需用能隔绝物理和化学刺激的材料垫底，以保护牙髓。另外，因咬𬌗时能产生很大的咬𬌗力，垫底材料能缓解咬𬌗力的传导。常用垫底材料有：磷酸锌黏固粉，聚羧酸锌黏固粉，氧化锌丁香油黏固粉，氢氧化钙等，分别由粉剂和液体按适当比例调和而成。

4. 垫底 牙本质层中等深度窝洞用探针探及洞底时，无明显症状者，用磷酸锌黏固粉或聚羧酸锌黏固粉垫底即可，叫作单层垫底。因磷酸锌黏固粉可产生游离酸，对牙髓有一定的刺激作用，所以窝洞较深，探诊症状明显者，应先用氧化锌丁香油黏固粉垫底后，上面再垫一层磷酸锌黏固粉，称为双层垫底。其操作方法是：备洞完成后，常规隔湿，用樟脑酚消毒并干燥窝洞后，用黏固粉充填顺将其向下推压平铺于洞底，需做双层垫底时，如法垫第二层，待硬固后用倒锥车针去净洞壁上的黏固粉，并磨平洞底。垫底厚度以能有充填料足够厚度为宜。

5. 充填 选用适当的修复材料，填入预备好的窝洞，恢复牙的外形和功能。这是牙体修复的最后一步。

1）充填材料的性能要求

（1）生物学性能：对人体无生物学毒性，对牙髓无刺激性，对患者无致癌、致畸、致突变性。

（2）化学性能：化学性稳定，在口腔内不溶解、不腐蚀、不变色，固化收缩小，具化学黏结性，可塑性好，操作方便。

（3）物理和机械性能：机械强度和耐磨性好，弹性模量大，受力后变形小，体积变化稳定，热膨胀系数接近牙齿（$11 \times 10^{-6}$ mm/℃），绝缘性好，色泽与牙接近，抛光性好，对 X 线阻射。

2）充填材料的选择：由于充填材料品种较多，方法各异，在此仅介绍常用的银汞合金与复合树脂光固化充填。

（1）银汞合金充填：银汞合金是历史最悠久的充填材料，在现存的充填材料中，银汞合金具有最大抗压强度、硬度和耐磨性。银汞合金由银合金粉与汞按3∶1的比例混合研调而成，是至今使用最广泛的充填材料，但由于色泽不理想，仅适用于后牙充填。充填时将患牙隔湿，消毒，干燥窝洞，复面洞先装置成形片，用银汞合金输送器将研调好的银汞合金逐次送入窝洞，用银汞充填器用力逐层填压，尤其是洞壁边缘及龈壁等处不能遗漏，使其与洞壁密合，直至充填物略高于洞口边缘，最后进行雕刻修整。首先修整雕刻殆面，恢复其生理形态和咀嚼功能，嘱患者咬牙后无早接触点即可；其次修整龈缘壁，去除龈缘壁外的银汞，切忌有悬突存在；最后嘱患者2小时内不用该牙咀嚼。如有条件者24小时对充填体进行磨光。

（2）复合树脂光固化充填：这种充填材料有一定的硬度，色泽较齐全，可用调色板选择与牙齿颜色协调的型号，是用于前牙较理想的充填材料。方法是：先用细石英粉和水调为糊剂，涂于牙面，用橡皮杯或毛刷安装在手机上进行打磨以除去牙面污垢，再用常规方法除净龋坏腐质，进行隔湿、樟脑酚消毒，待其干燥后，用氢氧化钙或聚羧酸锌黏固粉遮盖牙本质，在周围釉质上涂布酸蚀剂（切勿涂及裸露牙本质）停留3分钟，使其脱矿后用水枪冲洗3分钟，吹干水分见酸蚀部釉质呈均匀的白色改变，失去光泽，有粗糙感，如无上述改变可再进行一次脱矿。常规隔湿干燥患牙后，将粘接剂均匀地涂布在窝洞及酸蚀部牙面，取适量与牙齿色泽协调的树脂填入洞内和覆盖酸蚀部牙面，用充填器扁平端利用力加压磨均匀，并进行雕塑成形，恢复牙天然形态，再用卤素灯光（光敏灯）照射30秒即固化，用磨光针车及磨光砂片磨光。最后，用橡皮杯蘸75%氟化钠糊剂打磨脱敏。

6. **牙体修复法**　主要用于牙体组织缺损而用充填法治疗不易固定的龋齿。

7. **拔牙**　对龋坏严重,完全丧失其功能,并用各种方法均不能治疗的患牙应给予拔除,以免成为其他系统疾病的病灶。

（三）并发症及处理　充填术是治疗龋病的有效方法,在治疗过程中,按照正规程序进行处理,一般情况下,是不会出现问题的。如诊断不正确,或操作不当则可造成治疗失败。

1. **意外穿髓**　备洞中操作不当而露髓称意外穿髓。穿髓给患者带来痛苦,使治疗复杂。常见原因有:

（1）对髓腔解剖不熟悉:髓腔大小、髓角高低、龋病类型和患者年龄有关。乳牙和年轻恒牙的髓腔大、髓角高、急性龋软化牙本质多、修复性牙本质少,术者应熟悉有关的牙体解剖知识,做到心中有数。

（2）髓角变异:第一磨牙的近颊髓角较高,易穿髓,术前可拍 X 线片,有助了解髓腔情况。

（3）操作粗疏:预防措施为医生加强责任心;对质软、大片状的急性龋,宜用挖器,并仔细逐层去除;对慢性龋,最好采用大号球钻慢速提磨,切忌用高速涡轮机去除深龋;深洞制备不应将洞底磨平而应垫平。

处理:意外穿髓应视患者年龄、患牙部位和穿髓孔大小而选择不同的牙髓治疗方法。

2. **充填后疼痛**　根据引起疼痛的原因和疼痛性质的不同可分为牙髓性疼痛和牙周性疼痛。

1）牙髓性疼痛

（1）激发痛:充填后出现冷、热刺激痛,但无明显延缓痛或仅有短暂的延缓痛。常见原因有:

① 备洞过程中对牙髓的物理刺激:过冷的水冲洗窝洞、连续钻磨产热及钻牙的负压均可激惹牙髓,致牙髓充血。

②未垫底或垫底材料选择不当:中、深龋未垫底直接采用汞合金充填可传导冷、热刺激。复合树脂直接充填或深龋直接用磷酸锌黏固粉垫底可造成对牙髓的化学刺激而激惹牙髓。

处理:症状轻者,可进行观察,如症状逐渐缓解可不予处理,如症状未缓解,甚至加重者则应去除充填物,经安抚治疗后再重新充填。

（2）与对颌牙接触时痛:用汞合金充填的牙,在与对颌牙接触时出现短暂的疼痛,脱离接触或反复咬合多次后疼痛消失。这种情况多见于对颌相对的牙有不同金属的修复体,当上下牙接触时,唾液作为导电介质将两种具有不同电位的金属连在一起,形成电位差,产生电流而引起。

处理:去除汞合金充填物,用非导体类材料,如复合树脂充填,或改作同类金属的嵌体修复。

（3）自发痛:充填后出现阵发性、自发性疼痛,不能定位,温度刺激可诱发或加重疼痛，此种情况应考虑有牙髓炎的可能。

近期出现的原因是：

①对牙髓状况判断错误。

②上述引起激发痛的各种因素严重或持续时间长。

③小的穿髓孔未被发现。

远期出现的原因是：

①充填材料对牙髓的慢性刺激，使牙髓逐渐发炎，甚至坏死。

②洞底留有较多的龋坏组织，致病变继续发展，累及牙髓。

处理：首先去除充填物，开髓引流，待症状缓解后根据患者年龄和牙髓情况选择适当的牙髓治疗方法。

2）牙周性疼痛

（1）咬合痛：充填后，咀嚼时疼痛，与温度刺激无关。多由于充填物过高，咬合时出现早接触所致。检查时会出现汞合金充填物有亮点，复合树脂充填物可用咬合纸检查出高点。

处理：确定早接触部位，磨除高点，症状即可消除。

（2）自发痛：持续性自发性疼痛，可定位，与温度刺激无关，咀嚼可加重疼痛，主要原因有：

①术中器械伤及牙龈，甚至牙周膜，或酸蚀剂溢至牙龈而致牙龈发炎。

②充填物在龈缘形成悬突，易沉积菌斑，且压迫牙龈，造成牙龈发炎、出血，时间长后可引起牙龈萎缩，甚至牙槽骨吸收。

③接触点恢复不良，造成食物嵌塞，引起牙龈炎症、牙龈萎缩及牙槽骨吸收。

处理：针对不同原因作不同处理。①轻度牙龈炎者，局部冲洗，上碘甘油。②去除悬突，清除局部刺激物。③接触点恢复不良者应重新充填，必要时需要做固定修复（嵌体或冠），以恢复正常接触关系。

3. 充填物折断、脱落 充填物在口腔内经过一段时间后发生折断或松动脱落，常由下列原因造成。

（1）洞形预备因素：没有足够的抗力形和固位形，如洞的深度不够或垫底太厚，使充填材料过薄，不仅固位差，而且材料的抗力也低。邻𬌗洞的𬌗面鸠尾与邻面洞大小不平衡、鸠尾峡过宽、洞口大于洞底等原因可造成充填体固位不足。鸠尾峡过窄、轴髓线角过锐、洞底不平、邻面洞的龈壁深度不够等原因可致充填物折裂。

（2）充填材料调制不当：各组分的比例不当、材料被唾液或血污染及调制时间过长等均可使充填材料的性能下降。

（3）充填方法不当：未严格隔湿、充填压力不够、材料未填入倒凹或有气泡等。

（4）过早承担咬合力：材料未完全固化前，其机械强度差，如过早受力，易折裂。

处理：去除原残存充填物，针对洞形存在问题，按照备洞原则修整洞形，按正规操作调制材料和完成窝洞充填。

4. 牙折裂 有部分和完全折裂两种情况。主要由于牙体组织本身的抗力不足所致，常见原因有：

（1）制洞时未除去无基釉，脆弱牙尖未降低咬合，特别在承受咬合力大的部位。

（2）磨除过多牙体组织，削弱了牙体组织的抗力。

（3）窝洞的点、线角太锐，导致应力集中。

（4）充填体过高、过陡，引起𬌗创伤。

（5）充填材料过度膨胀，如汞合金在固化过程中与水接触所造成的延缓性膨胀。

处理：

（1）部分折裂者可去除部分充填物后，修整洞形，重新充填。如固位和抗力不够，可行黏接修复术、附加固位钉修复术、嵌体或冠修复。

（2）完全折裂至髓底者应予拔除。

5. 继发龋　充填后，在洞缘、洞底或邻面牙颈部等处发生龋坏，主要原因有：

（1）备洞时未去净龋坏组织，致使充填后龋损继续发展。

（2）洞壁有无基釉，特别在承受咬合力处，受力时易破碎，在洞缘留下缝隙，利于菌斑沉积。

（3）洞的边缘在滞留区内，或在深的窝沟处。

（4）充填材料与洞壁界面间的微渗漏：充填材料硬固时本身的体积收缩、小于牙体硬组织的热膨胀系数、被腐蚀、充填压力不足及洞缘的垫底黏固剂溶解等原因都可造成洞壁与充填材料之间出现微渗漏。

（5）充填体的羽毛状边缘和承受咬合力部位洞缘短斜面上的充填体可在受力时破碎、折裂，而使充填体边缘出现缝隙。

处理：去除原充填物及继发龋，修整洞形，重新充填。洞漆和黏接剂的使用可增加充填材料与洞壁间的密合度，从而降低微渗漏的发生率。

最近的研究表明，黏接剂不仅能降低复合树脂充填的微渗漏，也可减少银汞合金充填的微渗漏。在银汞合金充填中，虽然洞漆有一定减少微渗漏的作用，但其作用是对修复体与牙体组织间微间隙的机械封闭，随着修复时间的延长，这种封闭可因温差、老化等因素而逐渐降低。而具有黏接性的各种黏接剂在银汞合金与牙体组织界面间的作用则不同，黏接剂既可起到机械封闭作用，又可与釉质、牙本质、银汞合金形成一定形式的黏接。

### 五、护理措施

（一）一般护理　嘱患者注意口腔卫生、正确掌握刷牙方法以消除菌斑。注意饮食，多吃含纤维素性食物，少吃糖。加强卫生宣传，开展龋病的普查和防龋工作。合理应用防龋药物如含氟牙膏、含氟凝胶、防龋涂料及氟化水源等。

（二）充填术护理

1. 器械准备　常用器械有调拌刀、调拌板、研磨器、水枪、气枪、各式钻头、黏固粉充填器、汞合金充填器、雕刻刀、成形片、成形片夹、汞合金输送器等。

2. 药物准备　窝洞消毒药物有丁香油酚、樟脑酚、木馏油、50%麝香草酚酒精溶液等。

3. 术中配合与护理

（1）安排患者就位，调节椅位及光源，做好患者的解释工作，消除其对钻牙的恐惧心理。

（2）制备洞型：医师制备洞型时，协助牵拉口角，如使用电动牙钻机无冷却装置时，用水枪对准钻头缓慢滴水，防止因产热刺激牙髓而引起疼痛，用吸唾器及时吸净冷却液，保持术野清晰。

（3）隔湿、消毒：准备好棉条及窝洞消毒的小棉球，消毒药物根据龋洞情况及医嘱选用。

（4）调拌垫底及充填材料：遵医嘱调拌所需材料。浅龋不需垫底；中龋用磷酸锌黏固粉或玻璃离子黏固粉单层垫底；深龋则需用氧化锌丁香油黏固粉及磷酸锌黏固粉双层垫底，再选用永久性充填材料充填。后牙多采用银汞合金，前牙可选用复合树脂或玻璃离子黏固体。

4. 术后指导　协助医师完成充填术后，告知患者注意事项。银汞合金充填的牙齿24 小时内不能咀嚼食物，以免充填物脱落。

（三）健康教育　向社区居民和患者宣传预防龋病的有关知识，增强人们的健康意识。

（梁晓棠）

# 第二节　四环素牙

在牙的发育期，服用了四环素族药物，该类药物能被结合至牙组织内，使牙着色，亦可影响牙的发育，被四环素族药物着色的牙称四环素牙。

## 一、病因

在牙的发育矿化期，服用四环素族药物，使牙着色。初呈黄色，在阳光照射下则呈现明亮的黄色荧光，以后逐渐由黄色变成棕褐色或深灰色。前牙比后牙着色明显，乳牙又比恒牙着色明显。四环素还可在母体通过胎盘引起乳牙着色。四环素对牙的主要影响是着色，有时也合并釉质发育不全。

## 二、诊断

（一）病史　有服四环素族药物病史。

（二）临床表现　四环素牙的临床表现为牙着色，可伴釉质发育不全，与下列因素有关：

①与四环素族药物本身的颜色有关，如地美环素呈镉黄色，土霉素呈柠檬黄色。②与降解而呈现的色泽有关，四环素对光敏感，可以在紫外线或日光下变色。③四环素在牙本质内，因结合部位的深浅而使牙本质着色的程度有所不同，当着色带越靠近釉牙本质界时，越易着色。因而在婴儿早期，形成外层牙本质时，用药影响最大。④与釉质本

身的结构有关，在严重釉质发育不全、釉质完全丧失时，则着色的牙本质明显外露；如果轻度釉质发育不全，釉质丧失透明度而呈白垩色时，可遮盖着色的牙本质，反而使牙色接近正常。

根据着色程度和范围，四环素牙可以分为以下四个阶段。①第一阶段（轻度四环素着色）：整个牙面呈现黄色或灰色，且分布均匀，没有带状着色；②第二阶段（中度四环素着色）：牙着色的颜色由棕黄色至黑灰色；③第三阶段（重度四环素着色）：牙表面可见到明显的带状着色，颜色呈黄—灰色或黑色；④第四阶段（极重度四环素着色）：牙表面着色深，严重者可呈灰褐色，任何漂白治疗均无效。

四环素族药物引起牙着色和釉质发育不全，只在牙发育期才能显现出来。一般说来，在 6 岁后再给药，则不会引起明显的牙着色。

### 三、治疗及护理措施

原则是恢复牙的美观。

1. 着色浅且没有釉质缺损的患牙可采用脱色法，但漂白脱色法效果有一定局限。

2. 对着色较深或有釉质缺损的患牙，可用复合树脂修复，也可用贴面修复；对于着色严重的患牙，由于遮色效果差，该方法也难以达到理想效果。

3. 对美容要求较高的患者，或合并有牙体缺损的患牙，在患者要求或同意下可做烤瓷冠修复。

4. 为预防此病，教育和指导妊娠和哺乳期的妇女，以及 8 岁以下的儿童一般不宜使用四环素族药物。

（赵文华）

# 第三节　楔状缺损

楔状缺损是牙体唇、颊侧颈部硬组织发生缓慢消耗所致的缺损。

### 一、病因

刷牙尤其是横刷法刷牙是发生楔状缺损的主要原因。牙颈部釉牙骨质界处的结构比较薄弱，易被磨去而发生缺损。龈沟内的酸性渗出物的作用亦与缺损有关。颊侧牙颈部是应力集中区，长期的咀嚼压力使牙体组织疲劳，于应力集中区出现破坏。

### 二、诊断

（一）临床表现

1. 好发于前磨牙，尤其是位于牙弓弧度最突出处的第一前磨牙。年龄越大，越易好发，缺损也越严重。

2. 楔状缺损由 2~3 个平面相交而成，缺损边缘整齐，表面坚硬光滑，由于牙本质外露，局部呈浅黄色。

3. 较深的楔状缺损可引起牙本质过敏症状，个别损害深达牙髓时可引起牙髓炎。

（二）诊断　缺损区呈楔状形态，牙本质多已暴露，呈浅黄色或褐色，表面光滑、坚硬，边缘整齐，对探诊及冷热诊敏感或有激发性疼痛，如进展缓慢者，可无症状。常伴有牙龈萎缩，可继发牙髓病或根尖周病。

（三）鉴别诊断　牙髓炎：楔状缺损同时伴有牙髓炎症，一般有牙髓刺激症状，温度测试和牙髓活力测试异常，但也有个体差异。楔状缺损深度和症状不一定成正相关，存在个体差异。临床上有时楔状缺损窄而深，即使已穿髓，普通探针的尖端不一定能探到就被卡住，可用光滑髓针或小号扩大针仔细探查是否有细小的穿髓点，需要临床仔细检查，加以鉴别，以免误诊。

### 三、治疗及护理措施

1. 教育患者改正刷牙方法。
2. 轻度楔状缺损且无临床症状者可不治疗。
3. 较深楔状缺损者，可用玻璃离子或复合树脂类材料修复，注意保护牙髓。
4. 当出现牙髓感染或根尖周病变时，做牙髓治疗术。

（赵文华）

# 第四节　牙本质过敏症

牙本质过敏症又称过敏性牙本质，不是一种独立的疾病，而是多种牙体疾病共有的症状。发病的高峰年龄在 40 岁左右。

### 一、病因

磨耗、楔状缺损、牙折裂、龋病以及牙周萎缩等各种牙体疾病导致牙本质暴露时，均可发生牙本质过敏症。

### 二、发病机制

（一）神经学说　该学说认为牙本质中存在着牙髓神经末梢，故感觉可由牙本质表层传至牙髓。

（二）牙本质纤维传导学说　该学说认为成牙本质细胞的原质突中含有乙酰胆碱酶，它在受刺激后能引起神经传导，产生疼痛。

（三）流体动力学理论　该理论认为作用于牙本质的外部刺激引起了牙本质小管内容物向内或向外的流动，这种异常的流动被传递到牙髓，从而引起牙髓神经纤维的兴奋，产生疼痛。

### 三、诊断

（一）临床表现　牙本质过敏症的主要表现为刺激痛，当刷牙，吃硬物，酸、甜、冷、热等刺激时均引起酸痛，尤其对机械刺激最为敏感。该症状发作迅速，疼痛尖锐，时间短暂。患者多能指出患牙。

用探针探查牙本质暴露区可找到敏感点，敏感点多位于𬌗面釉质牙本质交界处和牙颈部釉质牙骨质交界处。可将患者的主观感觉分成四级：0 级为无不适；1 级为轻微不适或疼痛；2 级为中度疼痛；3 级为重度疼痛且持续。

（二）温度试验 通过牙科椅的三用气枪将室温的空气吹向敏感牙面，判断牙的敏感程度。

主观评价：用患者的主观评价方法来判断牙的敏感程度，包括疼痛三级评判法（VRS）和数字化疼痛评判法（VAS）。

### 四、治疗及护理措施

治疗原则为脱敏治疗，消除症状。对过敏症的有效治疗必须封闭牙本质小管。由于本症病因尚未完全明确，目前实际应用的任何一种治疗方法均不能保证不会复发。

常用的方法包括：

1. 氟化钠类药物脱敏法。
2. 牙本质黏结剂类脱敏法。
3. 激光脱敏法。
4. 修复治疗法，对反复药物脱敏无效者，可考虑做充填术或冠修复。磨损严重而接近牙髓者，在患者要求或同意下，可做牙髓治疗。
5. 教育患者注意口腔卫生，防治龋病等。

（赵文华）

## 第五节 牙隐裂

牙隐裂指牙冠表面的非生理性细小裂纹，常不易被发现。牙隐裂的裂纹常渗入到牙本质结构，是引起牙痛的原因之一。隐裂牙最多发生于上颌磨牙，其次是下颌磨牙和上颌前磨牙。

### 一、病因

牙隐裂的病因是牙结构中的薄弱部位位于应力集中处，牙尖斜度产生的水平分力以及创伤性𬌗力引起。

### 二、诊断

（一）临床表现 临床上牙隐裂好发于磨牙，尤多见于上颌第一磨牙近中腭尖，其次为下颌磨牙和上颌前磨牙。表浅隐裂无明显症状；波及牙本质可出现敏感症状；随裂纹加深，可出现咀嚼不适、咬合痛或自发痛。隐裂线常与窝沟重叠，上颌磨牙隐裂线与𬌗面近中舌沟重叠，下颌磨牙隐裂线与𬌗面近、远中发育沟重叠并越过边缘嵴到达邻面；前磨牙隐裂线常呈近远中向。

（二）诊断

1. 慢性牙髓炎症状，定点性咀嚼剧痛，无深龋洞或深牙周袋，牙面上探不到过敏点。

2. 涂布碘酊渗入隐裂染色。

3. 探针置于裂隙处加压或用力撬动，可有疼痛感。

4. 棉签置于可疑牙的牙尖上，嘱患者咬合，出现短暂撕裂样疼痛。

（三）鉴别诊断　咬合创伤：由于原发性或继发性异常𬌗力，致使咬合早接触，X线片可示牙周膜增宽，牙槽骨可有吸收，呈角形。临床扣诊检查可及震颤。牙隐裂往往由于症状不典型，因此容易与单纯的咬合创伤、牙周炎和牙本质过敏等疾病相混淆。一般情况下，经过临床仔细检查，在排除了其他病变的同时，应该考虑牙隐裂的可能性。有的隐裂细小，通过肉眼观察不能确定，可以通过放大镜等辅助设备来帮助诊断。

### 三、治疗及护理措施

讲解本病预防知识，注意口腔卫生。对于浅表隐裂无症状且牙髓活力正常者，可调𬌗；对有冷热激发痛、咬合痛者，调𬌗后磨除隐裂，制洞，用玻璃离子黏固剂或复合树脂充填；有牙髓病或根尖周病者，应行牙髓治疗或根管治疗术，并行全冠修复，防止牙冠折断。

（赵文华）

# 第六节　牙髓病

牙髓病指发生在牙髓组织上的疾病，包括牙髓炎、牙髓坏死和牙髓退变等，其中临床最多见为牙髓炎。根尖周病指发生在根尖周组织上的疾病，临床上根尖周病即指根尖周炎。

牙髓组织和根尖周组织借根尖孔相通连。牙髓病和根尖周病的病因相似，多为感染引起，临床常见龋病引起牙髓病，再进一步发展为根尖周病；二者均可引起牙痛症状，影响人们的工作和学习；二者均为口腔科多发病和常见病，影响人类的健康；此外，二者在治疗程序和方法上也有一定的连续性和一致性。故国外常将牙髓病和根尖周病一起叙述，统称为牙髓病学。

### 一、牙髓形态及组织结构

牙髓是牙组织中唯一的软组织，位于由牙本质围成的牙髓腔内，仅借狭窄的根尖孔与根尖周组织相连。牙髓作为一种疏松结缔组织，所含的细胞、血管和神经对环境变化的反应与其他疏松结缔组织的反应基本一样，但牙髓还有自身的特点：①被无让性的牙本质包围。②基质富含纤维且具有黏性。③无有效的侧支血液循环。以上特点可使牙髓的损伤难以恢复，且易产生疼痛。

（一）形态学特点　牙髓一般不能直视，仅可通过 X 线观察它的大致外形。牙髓是一个坚实的、黏性的和具有弹性的实体，由明胶状基质构成，其内富含胶原纤维和纤维束。

在显微镜下，牙髓被人为地划分为 4 层。①成牙本质细胞层：位于牙髓的最外层，主要由成牙本质的细胞体构成，细胞间含有毛细血管和神经纤维。②无细胞层：也称魏氏层或成牙本质细胞下层，位于成牙本质细胞下方，宽约 40 μm。该层细胞成分很少，主要由无髓鞘的神经纤维、毛细血管和成纤维细胞的胞质突构成。在牙本质快速形成时，该层可以缩小或暂时消失。③多细胞层：位于无细胞层的下方，主要由大量的成纤维细胞和储备细胞（未分化的间质细胞）构成。该层在冠髓区较根髓区明显。④中央区：即固有牙髓，是牙髓疏松结缔组织的核心和主体，含有较粗大的神经纤维和血管，以及成纤维细胞。

（二）结构特点　牙髓的结构特点基本上与机体其他疏松结缔组织一样，由细胞、细胞间质和细胞间液组成。

1. 细胞　牙髓的细胞成分包括成牙本质细胞、成纤维细胞、防御细胞和储备细胞。

（1）成牙本质细胞：是一种特殊的牙髓结缔组织细胞，具有形成牙本质的作用，是牙髓本质复合体的特征性细胞。

（2）成纤维细胞：成纤维细胞是牙髓中的主体细胞，又称为牙髓细胞。

（3）防御细胞：①巨噬细胞；②其他细胞，如树突细胞、淋巴细胞、肥大细胞等，与牙髓的免疫监视作用有关。

（4）储备细胞：是牙髓细胞的储备库，可根据需要分化成不同类型的细胞。

2. 细胞间成分　包括胶原纤维、不定型基质和细胞间组织液，它们在维持牙髓结构的完整性和牙髓的生理功能方面具有重要意义。

## 二、病因

引起牙髓病的原因很多，主要有细菌感染、物理和化学刺激、创伤以及免疫反应等，其中细菌感染是导致牙髓病和根尖周病的主要因素。

（一）细菌因素　牙髓病的常见类型均由细菌感染所致。人类对牙髓细菌感染的认识可追溯到 100 多年前，即 Miller 于 1890 年首次证实了在人坏死牙髓组织中有细菌的存在。此后，许多研究亦相继证实了细菌与牙髓病和根尖周病的密切关系。

1. 炎症牙髓　炎症牙髓中的细菌无明显特异性，细菌的种类与牙髓的感染途径和髓腔开放与否有关。临床所见的牙髓炎多继发于龋病，因此炎症牙髓中所分离到的细菌多为牙本质深层的一些细菌，主要是兼性厌氧菌和厌氧杆菌，如链球菌、放线菌、乳杆菌和革兰氏阴性（G⁻）杆菌等。牙本质深层是一个相当缺氧的环境，它有利于上述兼性和专性厌氧菌的生长和繁殖。

若牙髓炎时髓腔是开放的，则口腔内的许多细菌以及真菌，都能在炎症牙髓中检出，但厌氧菌极少能被检出。一般而言，牙髓的炎症程度与感染细菌的数量和作用时间呈正相关。

2. 感染根管　感染根管及根尖周病变中的优势菌多为革兰氏阴性杆菌，如卟啉菌、普氏菌、梭形杆菌和类杆菌等，其胞壁中就存在内毒素。许多研究表明，坏死牙髓、根尖周肉芽肿和根尖周脓肿内均有内毒素存在，其含量与临床症状和骨质破坏的范围呈正相关。这些提示了细菌内毒素在致病中的可能作用。

细菌可产生和释放多种酶，导致组织的破坏和感染的扩散。一些厌氧菌，如真杆菌、普氏菌、消化球菌和卟啉菌，可产生胶原酶、硫酸软骨素酶和透明质酸酶，这些酶可使组织基质崩解，有利于细菌的扩散。细菌产生的蛋白酶和核酸酶还可降解蛋白质和DNA，直接损伤牙髓和根尖周组织内的细胞。

细菌生长过程中释放的代谢产物，如氨、硫化氢、吲哚和有机酸等，能直接毒害细胞，导致组织损伤。

此外，菌体的许多成分具有抗原性，通过诱发机体免疫反应，可间接造成组织损伤。

（二）物理因素

1. 创伤　创伤包括急性创伤和慢性创伤，它们是否能引起牙髓或根尖周的病变主要取决于其强度。偶然的轻微创伤不至于引起组织的病变或仅造成一过性的影响。

（1）急性创伤：交通事故、运动竞技、暴力斗殴或咀嚼时突然咬到硬物等均可导致急性牙外伤；医疗工作中的意外事故，如牙列矫正治疗时加力过猛使牙移动过快，拔牙时误伤邻牙，刮治深牙周袋时累及根尖部血管等，也可引起急性牙外伤。这些创伤都可造成根尖部血管的挫伤或断裂，使牙髓血供受阻，引起牙髓退变、发炎或坏死。

（2）慢性创伤：创伤性咬合、磨牙症、窝洞充填物或冠等修复体过高都可引起慢性的咬合创伤，从而影响牙髓的血供，导致牙髓变性或坏死。

2. 温度　过高的温度刺激或温度骤然改变，如饮热茶、热汤后，立即进食过冷食物，便会引起牙髓充血，甚至转化为牙髓炎。临床上异常的温度刺激主要与下面因素有关。

（1）备洞产热：大量研究表明，用牙钻备洞尤其是未用冷却剂时不可避免地会导致可复性牙髓炎，有时还会引起不可复性牙髓炎，且所产生的热被认为是备洞时造成牙髓损伤的主要原因。

（2）充填材料和抛光产热：用银汞合金材料充填深洞时，若未采取垫底及隔离措施，外界温度刺激会反复、长期地经充填物传至牙髓，可导致牙髓的变性，甚至坏死。对修复体进行抛光时所产生的热也可能刺激牙髓，导致牙髓的损伤。这种情况多发生在麻醉下用干粉抛光修复体时，过高的温度刺激会导致牙髓的变性或坏死。

3. 电流　临床上使用电牙髓活力检测器进行牙髓活力测试或离子导入仪治疗牙齿敏感症时，因操作不当，致电流过大，产生对牙髓的电流损伤。口腔内相邻牙或对颌牙采用两种不同的金属材料修复体，本身存在着电势差，当咀嚼时，由于唾液的导电作用，可产生微弱的电流，称之为流电作用。长期流电作用也可致牙髓损伤。

行电外科手术时，若不慎接触了银汞合金充填体，有可能导致牙髓的坏死。动物实验表明，采用临床上电外科手术常用的电流量，电极仅接触患牙银汞合金充填体1秒，就可导致牙髓的充血和坏死。

4. 激光　不同种类的激光，对牙髓组织可造成不同程度的损伤。红宝石激光对牙髓最具破坏性，可以造成牙髓充血，成牙本质细胞局限性坏死，甚至牙髓的凝固性坏死。Nd：YAG激光对牙髓的危害程度明显低于红宝石激光，但仍可造成一定的伤害。

（三）化学因素

1. 充填材料　近期的研究表明，窝洞充填后发生牙髓病变的主要原因是细菌及其毒性产物在起作用。细菌可通过充填物与洞壁之间的微漏进入牙髓，另外，牙本质涂层中的细菌也可以是牙髓病变的根源。充填材料确实具有一定的毒性作用，尤其是充填后即刻发生的牙髓炎症反应，很可能就是由充填材料中的有害物质所致。

实验研究证实，直接用磷酸锌黏固剂做窝洞充填，可引起下方牙髓中度甚至重度的炎症反应，随着修复性牙本质的形成，牙髓炎症可逐渐消退。磷酸锌黏固剂在凝固之前所释放的游离酸被认为是引起牙髓炎症或充填后即刻疼痛的直接原因。氧化锌丁香油酚黏固剂对牙髓有镇痛作用，一直被用作深洞的垫底材料。但越来越多的研究证实，该黏固剂以及其中的氧化锌和丁香油酚对体外牙髓细胞具有很强的毒性作用，用该黏固剂直接做深洞垫底，亦可导致牙髓的中度炎症反应。因此，很多学者建议，在用氧化锌丁香油酚黏固剂做深洞垫底前，应首先垫一层氢氧化钙制剂。用一些可塑性材料如自凝塑料和复合树脂充填窝洞时，若未采取垫底等保护措施，这些材料中的有毒物质可穿过牙本质小管，引起牙髓的变性或坏死。

2. 酸蚀剂和黏接剂　临床使用酸蚀剂、黏结剂也可引起牙髓损伤。使用酸蚀剂应注意酸的强度、酸蚀时间和剩余牙本质厚度。黏结剂的黏结成分应不断改进，从而减少其细胞毒性作用。

3. 消毒药物　有实验表明，用硝酸银处理浅洞时，能严重损伤牙髓组织；用酚处理深洞后，会导致牙髓严重的病变。目前认为，即使是做窝洞消毒，也要用刺激性较小的药物如酒精、氟化钠等。

（四）免疫因素　进入牙髓和根尖周组织的抗原物质可诱发机体的特异性免疫反应，导致牙髓和根尖周的损伤。在根管治疗中，长期反复使用某些药物效果不佳，甚至加重根尖周病变，或在封入某种药物后短时间内出现疼痛，均提示药物半抗原的可能作用。

（五）全身因素　某些全身性疾病，如糖尿病、白血病、淋病等也可致牙髓退变和牙髓炎。

（六）特发性因素　某些患牙牙髓可发生特发性内吸收与外吸收，其原因不明。

（七）其他因素　某些病毒，如带状疱疹病毒、人类免疫缺陷病毒可感染牙髓，导致牙髓的病变。此外，放射性骨坏死、发育性囊肿和肿瘤等也可导致根尖周的病变。

三、分类

（一）组织病理学分类

在组织病理学上，一般将牙髓分为正常牙髓和病变牙髓两种。对于病变牙髓一直沿用如下分类。

1. 牙髓充血

（1）生理性牙髓充血。

（2）病理性牙髓充血。

2. 急性牙髓炎

（1）急性浆液性牙髓炎

①急性局部性浆液性牙髓炎。

②急性全部性浆液性牙髓炎。

（2）急性化脓性牙髓炎

①急性局部性化脓性牙髓炎。

②急性全部性化脓性牙髓炎。

3. 慢性牙髓炎

（1）慢性闭锁型牙髓炎。

（2）慢性溃疡型牙髓炎。

（3）慢性增生型牙髓炎。

4. 牙髓坏死与坏疽。

5. 牙髓退变

（1）空泡性变。

（2）纤维性变。

（3）网状萎缩。

（4）钙化。

6. 牙内吸收  Seltzer 从人牙组织学连续切片检查结果中发现，难以将所见到的牙髓病变按上述分类法划分。因此，他提出如下的分类：①完整无炎症牙髓。②萎缩性牙髓（包括各种退行性变）。③完整牙髓，但有散在的慢性炎症细胞（称为移行阶段）。④慢性局部性牙髓炎（包括部分液化性坏死或部分凝固性坏死）。⑤慢性全部性牙髓炎（包括局部液化性坏死或局部凝固性坏死）。⑥全部牙髓坏死。无炎症牙髓出现的萎缩性变化可能与既往的治疗或龋病史有关。

对于临床医师来说，最重要的是需要判断患牙的牙髓是否可通过实施一些临床保护措施而得以保留其生活状态且不出现临床症状。因此，临床上确实需要一套更为实用的分类和诊断标准。

（二）临床分类  根据牙髓病的临床表现和治疗预后可分为：

1. 可复性牙髓炎。

2. 不可复性牙髓炎

（1）急性牙髓炎（包括慢性牙髓炎急性发作）。

（2）慢性牙髓炎（包括残髓炎）。

（3）逆行性牙髓炎。

3. 牙髓坏死。

4. 牙髓钙化

（1）髓石。

（2）弥漫性钙化。

5. 牙内吸收。

**四、临床与诊断**

（一）临床表现

1. 可复性牙髓炎　可复性牙髓炎，顾名思义指的是通过及时恰当的治疗，已有病变的牙髓可以恢复到正常状态的一种牙髓疾病。其牙髓的病理变化是牙髓充血，故也将此病称为牙髓充血。可复性牙髓炎的自觉症状与深龋相似，即遇冷热刺激产生疼痛，去除刺激后疼痛立即缓解消失。疼痛范围多局限在患牙，一般不呈放射性，无自发性疼痛。临床检查时可发现患牙有深龋洞，去净腐质后未及牙髓，探洞底敏感；用冷热刺激测试患牙正常牙面，可出现一过性敏感症状。临床上需与慢性牙髓炎鉴别（见慢性牙髓炎）。

2. 不可复性牙髓炎　不可复性牙髓炎是一类病变较为严重的牙髓炎症，其最终结局为全部牙髓坏死，临床治疗只能选择摘除牙髓以去除病变的方法，因此称为不可复性牙髓炎。按其临床发病和病程特点，分为急性牙髓炎（包括慢性牙髓炎急性发作）、慢性牙髓炎、残髓炎和逆行性牙髓炎。

1）急性牙髓炎：急性牙髓炎的疼痛症状有四大特点。

（1）自发痛，阵发性发作：与可复性牙髓炎不同，急性牙髓炎的患者在没有任何外界刺激的情况下也会感到阵发性的疼痛，疼痛的性质是尖锐性疼痛。炎症早期发作频率低，可能一天内发作 2~3 次，每次发作时间也较短（数分钟）。晚期发作频率高，发作时间长，甚至无间歇。

（2）夜间痛：疼痛常在夜间发作，程度比白天更剧烈。可能是平卧时，头部血流量增加，致使牙髓腔内压力增高而引起疼痛发作；另外，也可能是夜间身体各器官兴奋性降低，患牙相对兴奋性增高，兴奋灶集中所致。

（3）放射性痛，常不能定位：牙髓神经来源于三叉神经的上颌支和下颌支，所以，患牙引起的疼痛常常沿这两支神经的分布区域放射到患牙同侧的任何牙齿及颌面部、头颈部，许多患者不能准确地指出患牙所在位置或指错牙位，放射范围与疼痛程度呈正相关。除少数前牙外，一般不放射到对侧牙颌区域。

（4）温度刺激引起或加重疼痛：冷热刺激在疼痛的间歇期会引发疼痛，在发作期会加重疼痛，这是区别其他疾病引起口腔颌面部疼痛的重要标志。刺激去除后，疼痛仍持续一段时间才能缓解或消失；在牙髓炎的晚期，由于牙髓坏疽，髓腔内产生气体，基于热胀冷缩的原理，热刺激会加剧疼痛，而冷刺激却能使疼痛缓解。

2）慢性牙髓炎：是临床上最为常见的一型牙髓炎，有时临床症状很不典型，容易误诊而延误治疗。

（1）一般无剧烈自发性痛，可有不明显的阵发痛。长期遇冷热刺激痛，刺激去除后，常有短时间持续痛，当炎症波及根尖组织，可有轻微叩痛。

（2）临床分三型

①慢性闭锁性牙髓炎：无穿髓孔，无明显的自发痛，但温度改变可引起疼痛。

②慢性溃疡性牙髓炎：有穿髓孔，其暴露牙髓表面有溃疡。多有自发痛，如果穿髓孔被堵塞，可产生剧烈的自发痛。受温度刺激或食物嵌入龋洞内，可产生剧痛。

③慢性增生性牙髓炎：多发生在年轻人，牙髓已暴露，牙髓组织向髓腔外增殖，形成息肉。一般无自发痛，可有进食痛或进食出血。牙髓息肉来自牙髓腔。

3）残髓炎：残髓炎的病因是在经牙髓治疗后残留了少量炎症根髓或多根牙遗漏了未作处理的根管。残髓炎的临床表现为：①自发性钝痛、放射性痛、温度刺激痛，多有咬合不适感或轻微咬合痛，均有牙髓治疗的病史。②临床检查发现，牙冠有充填体或暂封材料，叩诊轻度疼痛或不适感，温度测验为迟缓性痛或仅有感觉，去除充填物探查根管至深部时有感觉或疼痛。

4）逆行性牙髓炎：逆行性牙髓炎病因是牙周病所致的深牙周袋内的细菌及毒素通过根尖孔或侧、副根管逆行进入牙髓，引起根部牙髓的慢性炎症，逆行性牙髓炎是牙周—牙髓联合病变的一型。逆行性牙髓炎临床表现为：①自发痛、阵发痛，冷、热刺激痛，放射痛和夜间痛等急性牙髓炎症状。也可表现为冷、热刺激敏感或激发痛，以及不典型的自发钝痛或胀痛等慢性牙髓炎的表现。②有长时间的牙周炎病史，可伴有牙松动、咬合无力或咬合疼痛等不适症状。③临床检查发现，深达根尖区的牙周袋或较为严重的根分叉病变，牙龈水肿、充血、牙周袋溢脓，牙松动，无深龋或其他牙体硬组织疾病，叩诊为轻度疼痛至中度疼痛。④牙冠不同部位的温度测验，可为激发痛、迟钝或无反应。⑤X线片显示有广泛的牙周组织破坏或根分叉病变。

3. 牙髓坏死　牙髓坏死是由各型牙髓炎发展，外伤、过度正畸矫治力、牙体预备时的过度产热以及修复材料（硅酸盐黏固剂、复合树脂）的化学刺激或微渗漏而引起，老年人多见。病变可向根尖周组织发展，导致根尖周炎。

牙髓坏死临床表现为：①一般没有自觉症状，常因牙冠变色而就诊。可追问出自发痛史、外伤史、正畸治疗史以及充填、修复史；②临床检查发现，深龋洞或牙体硬组织疾患，有充填体、深牙周袋，有的牙冠完整，牙冠呈暗黄色或灰色，失去光泽；③叩诊与正常对照牙相同或有不适感，牙龈无根尖来源的瘘管；④牙髓活力测验无反应；⑤X线片显示根尖周无明显异常。

4. 牙髓钙化　牙髓钙化的病因是牙髓血液循环发生障碍而致牙髓组织营养不良，出现细胞变性，钙盐沉积，形成钙化物质。牙髓钙化有两种形式，一是结节性钙化，又称作髓石，游离于牙髓组织中，或附着在髓腔壁上；二是弥漫性钙化，可造成整个髓腔闭锁，多发生在外伤后，也可见于盖髓术或活髓切断术后。

牙髓钙化的临床表现为：①一般不引起临床症状，偶有与体位有关的自发痛，也可沿三叉神经分布区域放射，一般无温度刺激痛；②临床检查发现，牙髓活力测验为迟钝或敏感；③X线片显示髓腔内有阻射的钙化物（髓石）或弥漫性阻射影像，原髓腔处的透射区消失。

5. 牙内吸收　牙内吸收的病因是正常的牙髓组织变为肉芽组织，其中的破牙本质细胞从髓腔内部开始吸收牙体硬组织，使髓腔壁变薄，严重者可造成病理性牙折。多发生在外伤后、再植牙和盖髓术或活髓切断术后。

牙内吸收的临床表现为：①一般无自觉症状，多为 X 线片检查偶然发现。少数可有自发痛、放射痛和温度刺激痛等症状。②临床检查发现，发生在髓室的内吸收，牙体硬组织吸收变薄，牙冠透出肉芽组织的颜色呈现为粉红色，也可出现小范围的暗黑色区域；发生在根管内的内吸收，牙冠的颜色无改变。③叩诊与正常对照牙相同或不适感。④牙髓测验的反应正常或迟钝。⑤X 线片显示髓腔内有局限性不规则的膨大透影区域，髓腔壁可被穿通，甚至出现根折线。

（二）诊断

1. 可复性牙髓炎

（1）临床表现无自发痛，有刺激痛。

（2）检查发现深龋或深窝洞，或其他牙体硬组织损害接近牙髓。

（3）探诊敏感，无穿髓孔。

（4）温度刺激敏感，刺激去除后疼痛消失。

2. 不可复性牙髓炎

1）急性牙髓炎

（1）典型的疼痛特点。

（2）患牙可患有深龋、深牙周袋或其他牙体硬组织的实质缺损，近髓腔或已穿髓。

（3）探诊剧烈疼痛。

（4）叩诊无明显不适。

（5）牙髓活力测试：温度刺激使疼痛加重，刺激去除后疼痛仍持续。电活力测试，早期低于正常，晚期往往高于正常。

2）慢性牙髓炎

（1）患牙无剧烈的自发性痛，但可能有较轻微的自发性钝痛。

（2）有长期冷热刺激痛病史，去除刺激后疼痛持续较长时间。

（3）有轻度咬合痛或叩痛。

（4）一般可定位患牙。

（5）X 线片检查可见根尖周间隙增宽或硬板模糊。

（6）慢性增生性牙髓炎多发生于青少年乳、恒磨牙龋洞穿髓孔较大者，有红色肉芽组织充满龋洞，探时易出血。

3）残髓炎

（1）有牙髓治疗史，有牙髓炎症状表现。

（2）强温度刺激患牙有迟缓性痛以及叩诊疼痛。

（3）探查根管有疼痛感觉。

4）逆行性牙髓炎

（1）长期的牙周炎病史，近期出现牙髓炎症状。

（2）未查及引发牙髓病变的牙体硬组织疾病。

（3）严重的牙周炎表现。

3. 牙髓坏死

（1）有外伤或化学药物刺激史。

（2）有自发痛史。

（3）牙冠变色。

（4）牙髓无活力，开髓后有臭味。

4. 牙髓钙化

（1）一般无自觉症状。

（2）髓石有时会引起疼痛。

（3）X线片有助于诊断。

5. 牙内吸收

（1）一般无自觉症状。

（2）少数病例可出现牙髓炎症状。

（3）X线片显示牙冠和根管透光区扩大。

## 五、治疗

（一）治疗程序　牙髓病的治疗首先是缓解疼痛并去除感染物，一旦患牙的急性症状得到控制，则应该对患者进行全面检查和常规治疗。

牙髓治疗一般可按以下程序进行。

1. 控制急性牙髓疼痛或根尖周疼痛。

2. 拔除无保留价值的患牙。

3. 治疗其他龋患牙。

4. 治疗牙髓病患牙，以及进行根管治疗失败后的再处理。

5. 牙周治疗。

6. 充填或修复。

以上治疗程序可以根据患者的健康状况、患牙条件或患者的职业及经济能力作适当调整，特别要重视患者主诉患牙的治疗。

（二）术前谈话　在治疗前，医护人员应向患者解释治疗的方法，让患者了解治疗的过程、预后和其他相关情况，从而避免患者在治疗中表现出紧张、恐惧或不合作，减轻患者的担忧和误解，使患者同意治疗计划。

（三）应急治疗　急性牙髓炎的疼痛症状异常剧烈，应首先进行应急处理。急性牙髓炎的治疗具有特殊性，虽为炎症，但消炎药物却毫无作用。最快速有效的治疗方法是打开髓腔，引流炎症，减轻髓腔压力。如诊断准确无误，患牙开髓后疼痛症状大多数立即缓解，手到病除在急性牙髓炎的治疗中最能得到体现。

（四）保存活髓治疗

1. 保存活髓的意义　健康的牙髓可以维持牙体组织的营养代谢，保持牙齿正常的光泽度和强度。牙髓坏死或拔除牙髓后，牙釉质和牙本质将失去主要营养来源而变脆弱，易折裂；牙齿失去光泽，牙色暗淡甚至变色。由于牙髓组织所处的解剖环境不利于牙髓组织的修复与再生，保存活髓的适应范围很窄，一般仅适用于可复性牙髓炎及根尖孔粗大的年轻恒牙的早期牙髓炎。

2. 适应证

（1）深龋或其他牙体疾病所致的可复性牙髓炎。

（2）可复性牙髓炎与慢性牙髓炎难以鉴别时的诊断性治疗（安抚治疗）。

（3）年轻恒牙的早期牙髓炎。

3. 方法

（1）盖髓术：在严格消毒的条件下，用具有保护和治疗作用的药物、材料（盖髓剂）覆盖在近髓（或露髓）处，以防止感染，保存牙髓活力，诱导成牙本质细胞形成修复性牙本质，使牙髓炎症得以恢复正常。

（2）牙髓切断术：牙髓切断术是暂时治疗术，目的是使患病的年轻恒牙根尖继续发育完成，待根尖发育完成后需改做根管治疗。适应证为根尖未完全形成的年轻恒牙，在深龋治疗时发生意外穿髓，露髓孔较大，无法做盖髓治疗时，或炎症限于冠髓的早期牙髓炎。在严格消毒的条件下，切除有局限病变的冠髓，断髓创面用盖髓剂覆盖以防止根髓感染，并诱导成牙本质细胞形成修复性牙本质，封闭根管口，以保存根髓的活力和功能，使患病的年轻恒牙根尖继续发育完成。

（五）干髓术 干髓术又称坏死牙髓切断术或失活牙髓切断术，是除去感染的冠髓，保留干尸化的根髓，保存患牙的治疗方法。

1. 适应证和禁忌证

（1）适用于牙髓早期病变，不能行保存活髓治疗，根尖孔已发育完成的恒后牙。

（2）上颌第三磨牙行根管治疗操作困难，或老年人后牙因张口受限，难以行根管治疗时，可选用干髓术。

（3）如果肉眼已可见到有部分冠髓坏死时，则不宜行干髓治疗。

（4）前牙不宜行干髓治疗，因治疗后牙体变色，影响美观。

2. 操作步骤

（1）牙髓失活：钻通髓腔使牙髓暴露，取少许牙髓失活剂置于暴露牙髓处，上面放一个小丁香油或樟脑酚棉球（一方面止痛，另一方面因棉球松软，可缓解髓腔内的压力），用丁香油氧化锌糊剂暂封。常用的失活剂有：①亚砷酸：封24～48小时。②金属砷：封5～7天。③三聚甲醛：封10～14天。牙髓失活剂对组织的作用不能自限，渗透力很强，应严格封药时间，尤其是亚砷酸的封药时间。此外，封药必须严密，特别是龈缘切勿遗漏失活剂。

（2）干髓法：牙髓失活后，用车钻去除髓室顶、用锐匙切除冠髓，1%～2%氯胺和3%过氧化氢或生理盐水冲洗髓腔及窝洞内污物杂质，隔离唾液，吹干窝洞，用甲醛甲酚或酒精消毒髓室和根管口，吹干水分，在根管口处放置干髓剂遮全部根管口，最后垫底永久充填。

3. 预后和转归：干髓术的成功与否与适应证的选择、干髓剂、无菌操作等关系密切。因此，行干髓术时，对这些情况应加以注意。此外，干髓术后，由于牙髓已失去活力，牙体组织变得干、脆、易折断，应采取一定的防护措施。

干髓术完成后，失活的根髓无菌性干化，经过3～4个月，牙周膜长入根尖孔，并有牙骨质沉积，最后封闭根尖孔。若根管内的根髓未失活干化，可产生炎症反应，最后导致根尖周炎。

4. 失误和防治

（1）封失活剂后疼痛：多出现在封失活剂后数小时内，应事先告知患者，并给予镇痛剂。若疼痛剧烈，必须立即除去暂封物，缓解髓腔内压力，并将浸有丁香油酚的棉球放入窝洞中，以减轻疼痛，随后重新置入失活剂，并将小棉球覆盖作为缓冲，以暂封物封闭窝洞，注意勿施加过大压力。若重封药后仍出现剧痛，则立即除去暂封物，最好在局部麻醉下彻底去除牙髓。

（2）失活剂引起的牙周组织坏死：多发生于以亚砷酸失活剂置于邻面龋洞时，因封闭不严，药物渗漏，造成龈乳头及其深部组织坏死。患者表现为牙龈充血、水肿，呈暗红色，探时易出血，深探可有感觉。患者自感胀痛、咬合痛。如果封药时将失活剂推出窝洞直接接触龈组织，可使得牙龈及牙槽骨均发生坏死，甚至造成局部化学性骨髓炎。也有在取出失活剂时将其推入牙间隙，造成牙周组织烧伤的情况，往往在完成治疗后数日，患者感觉胀痛时才被发现，检查可见牙间隙内留有失活剂。

预防：①慎用或不用亚砷酸失活剂。②处理近牙龈处的窝洞时，封药前应特别注意干燥窝洞。③位于牙龈下的窝洞应采用分层封药法，如先用小棉球覆盖穿髓孔，在龈壁处紧贴牙龈封一层氧化锌丁香油酚黏固剂，然后取出穿髓孔处的小棉球，改换为失活剂，再用氧化锌丁香油酚黏固剂密封。④若牙龈乳头出血多，又不易止血，或牙龈长入龋洞中时，应在麻醉下将窝洞扩展到殆面，行麻醉下干髓术。当然，最好在麻醉下开髓，行根管治疗术。

对已造成牙周损伤者，可采取以下措施：①若仅龈乳头表面坏死，应用锐利挖匙除去坏死部分，以3%过氧化氢液冲洗后涂碘甘油，碘与砷剂结合成为稳定的碘化物，可防止砷剂对深部组织的继续破坏。②若烧伤达牙槽骨时，应将牙龈及牙槽骨的坏死部分去除。直至刮到骨面使患者有感觉时为止，用3%过氧化氢液冲洗，擦干后敷以碘仿纱条于牙间隙的创面上，然后用氧化锌丁香油酚黏固剂覆盖。碘剂可以与已进入组织内的砷剂结合成 $AsI_3$ 沉淀物，还可以保护创面，防止继发感染，促进愈合。开始时 2~3 天换药 1 次，以后 1~2 周更换 1 次，直到骨面有龈组织覆盖为止。

因失活剂封药不当造成的牙周组织损伤或坏死，往往需要数周创面才可痊愈。因牙槽骨不能再生，易造成牙间隙过大、食物嵌塞和邻牙根面过敏等后遗症。故操作时，应特别谨慎、细心，尽力避免这类问题的发生。

（3）失活剂引起药物性根尖周炎：封砷剂时间过长会损伤根尖周组织。因此，应严格控制封药时间，嘱患者按时复诊。根尖孔尚未形成的年龄恒牙禁用砷剂失活，最好不采用干髓术治疗。发生药物性根尖周炎时，患牙出现明显的咬合痛及持续性的自发痛，牙髓已无活力，应当即时彻底拔除牙髓，清洗根管，封碘仿糊剂或其他碘制剂于根管中，2~3 周复诊，对于无症状者，行根管充填。

（4）髓腔穿孔：对牙髓腔解剖形态不熟悉，或开髓的方向与深度掌握有失误，常可造成髓腔穿孔。穿孔多位于颈部，扁根牙尤易发生。临床上常见上颌前磨牙或上颌磨牙由近、远中穿孔，下颌磨牙则易穿通舌侧髓室底，操作中务必要随时注意器械进入的方向与长轴的关系。发生穿孔后，应注意修整孔缘，用银汞合金充填；同时调整开髓方向修改洞形，在根管口处放干髓剂，完成干髓术。同时要注意穿孔的严密封闭，干髓剂绝不能从穿孔处泄漏，以免损伤牙周组织。对已造成穿孔的患牙，最好改行根管治疗术，彻底去除坏死牙髓，充填根管。正确判断髓室底是否已穿孔在临床上十分重要，如判断错误而误将穿孔处出血、探痛的牙周组织当成未失活的牙髓组织，并重新封入砷剂，则将造成严重后果，引起牙周组织坏死。坏死仅于髓室底下方时，尚可刮除坏死组织，过氧化氢冲洗，局部施用碘仿药物处理。若牙周组织坏死范围较大时应拔除患牙。若穿孔过大，难以修复者，也应拔除患牙。

（5）残髓炎：干髓术后数周，以至数年，如发生急性牙髓炎或慢性牙髓炎的临床表现，可诊断为残髓炎。除去充填物，探查根管，若根髓仍有探痛，更可证实为残髓炎。残髓炎是因根髓失活不全，或行麻醉干髓术后，干髓剂未能使根髓继续失活而又发生牙髓炎症。处理残髓炎的有效方法是行根管治疗术，彻底去除残留根髓，行根管充填。也可以施行牙髓化治疗。

（6）牙体折裂：干髓术后，牙体硬组织失去了来自牙髓的营养和修复功能，牙体组织相对薄弱，容易折裂。如果折断只发生在冠部，原封的干髓剂和洞底完好者，可以修整洞形，重做银汞合金充填。全冠修复可以增强充填后患牙的抗折裂强度，但由于干髓术的远期疗效欠佳，不提倡在充填后用全冠修复。

（六）根管治疗　根管治疗术是治疗牙髓坏死、坏疽和根尖周病，保留死髓患牙的一种治疗方法。此法为死髓牙的根管治疗。

尽可能彻底地清除根管内的坏死、坏疽牙髓和病源刺激物，并进行适当的根管消毒和良好的根管充填，以去除根管病源刺激物对根尖周组织的不良刺激，防止发生根尖周病变或促进根尖周病变的愈合。

1. 适应证

（1）牙髓坏死、坏疽。

（2）各型根尖周炎，急性根尖周炎应在应急治疗后进行。

（3）牙髓—牙周联合性病变。

2. 根管器械　根管器械分为根管预备、根管长度测定、照明及窥视、根管充填4种器械。

3. 根管预备　包括开髓，进入髓腔，清理病变牙髓组织，测量根管工作长度，根管扩大及冲洗。

4. 根管消毒　在很长一段时期内，许多学者强调根管消毒的作用，因而一旦有新的消毒或抗菌药物问世，就被用于根管消毒。所以在20世纪20～40年代中，有关根管消毒的文献很多，并且用细菌培养检查方法来鉴定根管是否已达到无菌。这样的结果，就导致根管治疗术的次数较多，无法简化。20世纪50年代中期，有学者在临床实践中提出了两个问题；一是根管能不能消毒到无菌，二是根管要不要消毒到无菌方能充填根管。现代研究发现，在根管内取标本进行细菌培养，本身存在一些误差的可能；常用的根管消毒药物效果都是表面性的，暂时性的。因此，无论培养阴性或阳性后再充填，与预后无显著关系。大量细菌培养也不符合我国目前实际。根管的细菌培养可作为一个研究根管细菌的方法，但临床上并不需要作为常规应用，根管也不需要在消毒到无菌后方能充填根管。根管消毒不能忽视，但又不能过分强调。它是为愈合创造条件，但不是由它决定能否愈合。根管消毒的方法大致有5种：药物消毒、电解治疗、高频电疗、微波治疗及激光治疗，其中药物消毒最常用。

（1）药物消毒：将药物蘸在棉球上置于根管口，或将药物浸润纸尖或棉捻后封于根管内。要求药物对根尖周组织无刺激性、有较强的杀菌作用、有渗透力和有持续的消毒作用并且使用方便。

（2）电解治疗：电解治疗是将药物离子导入根管而达到消毒作用，其消毒力约为药物的 3 倍。常用的电解药物是碘溶液。

（3）高频电疗：高频电疗是用高频电灼进行根管消毒。方法是采用小型高频刀，选择针状的单极插入根管内，通电后根管内因电灼产生蒸气而起到高压消毒作用，可使根管壁连同侧副根管都达到消毒的目的。电灼时间以 1~2 秒为宜，间隔 5~6 秒，注意电极切不可超出根尖孔或折断在根管内。据报道，根管内滴入丙酮或漂白粉液，再用高频电灼，可大大增强消毒效果。

（4）微波治疗：微波是一种高频波，在治疗针周围形成一个较大的微波场，在场内空气分子随之振动，增加振幅加速碰撞，产生大量的热效应，同时针周围电磁效应和分子的极化又形成一个强大的磁场。微波治疗就是通过电场、磁场、微波场及热效应共同作用的结果，它使病变组织及致病体的蛋白质固化，加速深层组织的血液循环并减少炎症渗出。热效应可改善组织的营养状况，提高局部抗炎能力，故微波具有根管消毒杀菌作用。

在临床工作中应该注意微波剂量的选择和辐射时间的控制，并且切不可忽视高剂量微波或长时间辐射可能给患牙带来的严重结果。

（5）激光治疗：30 多年来，医用激光经历了从气体到固体，从体外到体内，从连续到脉冲的发展。20 世纪 60 年代使用的多是 He－Ne 激光，70 年代多使用 $CO_2$ 激光，80 年代发展为连续 YAG 激光，今天，脉冲 YAG 激光站在了时代的前列。产品有 Pulse Master TM－600 型 Nd：YAG 激光机，国产有 HSM－Ⅲ型脉冲 YAG 固体激光治疗机。该类机器的主要功能是利用脉冲 YAG 激光对生物组织产生瞬间高强度光热作用、光化学作用、光电磁作用，使组织瞬间气化、熔融或凝固，达到封闭牙本质小管、切割软组织、杀菌消炎及凝固止血的目的。

（6）暂时封固：根管经上述消毒后，若不打算本次就诊时及时充填根管，则应将洞严密封闭，防止唾液侵入污染，并防止药液稀释失效。常用的暂时封固剂为氧化锌丁香油酚黏固剂，它封闭较严密，至少可维持一周，去除也较容易。如果不易挖除时，可以钻针除去部分封物后再挖。窝洞亦可用牙胶封固，但密合度及强度均较差。另一种有效的前牙封固剂是 cavit，它装于塑料管内，用时挤压出需要量，填塞洞门，嘱患者 1 小时内勿用该牙咀嚼食物。有人试验了 9 种暂时充填料的封闭性能，只有氧化锌丁香油酚黏固剂和 cavit 充填后，与洞壁间无缝隙。

5. 根管充填　此法需去净根管内容物及软化牙本质，扩大根管，使充填能到达根尖孔处，才能达到治疗目的。①根管制备：经牙髓失活后，或在麻醉下（根髓有活力时），用拔髓针拔除根管内牙髓组织，按根管扩大针从小到大依次扩锉，到达根尖孔为宜，分别用 3% 过氧化氢和 1%~2% 氯胺冲洗根管，将消毒棉捻或纸尖放入根管吸干水分，再放有甲醛甲酚的棉捻或纸尖进行消毒。根尖周炎症轻者消毒后即可进行根管充填，重者可将药捻用氧化锌或牙胶暂封 5~7 天再进行充填。②根管充填：根管治疗术的最后一个步骤是根管充填，它的意义在于消灭手术后遗留下的无效腔，杜绝再感染及炎症发生的源地。实际操作是将氧化锌与丁香油调和成较稀的糊剂，用光滑髓针或小号根管扩大针将糊剂导入根管内，X线摄片检查充填到达根尖孔，根管内无空隙即可，如根尖周有明显病变，可用少量氧化锌进入病变区。也可用氯仿将牙胶溶解为糊剂后，先用根管充填器蘸上氯仿糊剂插入根管，在牙片上取与根管相同长度的牙胶尖放入根管内，再用根管充填器插入根管，再放牙胶尖，如此反复直至充填器不能插入为止，目的使牙胶尖与氯仿糊剂充分黏合，充填严密。因氯仿对组织有严重的毒性作用，牙胶不被组织吸收，所以充填不能超出根尖孔，也不适用乳牙根管充填。

6. 根管塑化 将未聚合的塑化液注入根管内可将残存的牙髓组织和其他杂质聚合在一起，成为对人体无害的物质。本疗法适用于狭窄或弯曲，扩大针不能到达根尖孔的根管。因塑化液有较强的渗透性，所以，根管制备无特殊要求，只需拔除部分根髓，经1% ~2%氯胺和过氧化氢冲洗后，隔湿，干燥窝洞，用冲洗注射器将塑化液注入髓室，再用光滑髓针导入根管内，髓针到达根管深度3/4即可，反复提插后用棉球吸出髓室内塑化液，再重新放入继续导入根管，如此反复多次，最后一次先用氧化锌糊剂填入髓室，再用带塑化液的棉球加压，擦干洞壁，垫底、永久充填。此法不适于根管粗大、根尖孔未形成的恒牙和所有的乳牙。

7. 其他 可适当口服消炎药及止痛药物。

8. 拔除患牙 凡治疗效果不良，或病牙无保留价值，可予拔除。

### 六、护理措施

(一)应急处理的监护 急性牙髓炎主要症状是难以忍受的疼痛，故应首先止痛。止痛最有效的方法是开髓减压。在局麻下，用牙钻或探针将髓腔穿通，使髓腔内的炎性渗出物得以引流，以减小压力，缓解疼痛。开髓前，应对患者进行心理安慰，稳定情绪，向其说明钻牙的目的，消除恐惧心理，以取得患者的合作。局麻下开髓时，备1%碘酒棉签，抽取2%普鲁卡因肾上腺素4 ml供局麻之用。

(二)病情观察与监护 治疗中严密观察患者有无对针麻晕针和对普鲁卡因变应反应。极少数患者对普鲁卡因发生变应反应，甚至发生过敏性休克，也有少数患者对针刺止痛出现心慌、头昏、恶心、脉弱、气短、面色苍白、出冷汗等现象，发生上述情况，及时通知医师，共同采取紧急措施，防止意外发生。为了避免患者对药物发生过敏现象，使用前询问患者对普鲁卡因是否有过敏史，必要时先做皮肤过敏试验，患高血压病及心脏病患者使用麻药时不能加用肾上腺素。

(三)健康教育 注意口腔清洁，饭后要漱口、早晚刷牙，牙刷要用保健牙刷。早晚行保健按摩。忌食粗糙坚硬食品。

（梁晓棠）

# 第七节 根尖周病

根尖周组织包括根尖部的牙槽骨、牙周膜和牙骨质，根尖周病是指发生在根尖周组织的疾病，多为牙髓病的继发病。当牙髓病变没有得到有效控制时，牙髓组织中的感染通过根尖孔作用于根尖周组织，引起根尖周病。根尖周病中绝大多数为炎症性疾病，以根尖周炎居多。

## 一、根尖周组织的解剖和生理

根尖周组织是指根尖中的牙周组织，包括牙骨质、牙周膜和牙槽骨，其组织生理学特点与牙髓有着明显不同。

（一）牙骨质 牙根冠方 2/3 的牙骨质为薄的板层状结构，而根尖 1/3 的牙骨质为较厚的不规则的板层状，多为细胞性牙骨质。牙骨质的基本功能是将牙周膜的主纤维附着于根面上，牙骨质还可行使一些其他生理功能。在正常情况下，根尖 1/3 不断有细胞性牙骨质的沉积，牙齿切缘和𬌗面的磨损，可由根尖部牙骨质的继续沉积而得到补偿。牙根表面小范围的吸收或断裂，也可由新生牙骨质的沉积而修复。牙骨质可修复因炎症导致的牙根病理性吸收，也可修复因牙移位导致的牙根生理性吸收。此外，在根尖诱导形成术后，牙骨质在根端硬组织屏障形成中也有重要作用。

（二）牙周膜 牙周膜是介于牙根与牙槽骨之间的结缔组织，它位于牙骨质与牙槽骨的间隙中，通过根尖孔与牙髓相接。其纤维一端埋在牙骨质内，一端埋入牙槽骨和牙颈部之牙龈内，具有悬吊和支持牙的作用。在胶原纤维束之间的疏松结缔组织中含有神经、血管和各种细胞成分，它们可发挥不同的生理功能。

牙周膜内分布有触觉（压觉）感受器和疼痛感受器，触觉感受器可传导压力和轻微接触牙体的外部刺激，发挥本体感受功能；而疼痛感受器可传导痛觉，参与防御反应。当根尖周组织发生炎症时，由于炎症介质的释放、血管的扩张和局部组织压力的增加，患者既可感受到痛觉，又能指出患牙所在位置。

与牙髓相比，牙周膜的侧支血液循环较为丰富，其血供有 3 个来源：①牙槽动脉在进入根尖孔前的分支。②牙槽的血管通过筛状孔进入牙周膜。③牙龈血管也可分支至牙周膜。这些血管在牙周膜内形成血管网，能较好地清除炎性产物，使病变在接受合理治疗后易恢复和痊愈。根尖周淋巴管也较丰富，因此在根尖周炎时，所属淋巴结可肿大和扣压时产生疼痛。另外，牙周膜丰富的血液供应还有营养牙骨质的功能。经过治疗的无髓牙或死髓牙仍能保留于颌骨内并行使其咀嚼的功能，就是借助于牙周膜的联系和营养。

根尖周牙周膜内含有成纤维细胞、组织细胞和未分化的间质细胞，后者在炎症过程中可分化成各种细胞，如成牙骨质细胞、成骨细胞或破骨细胞等。根尖周牙周膜内还含有来源于赫特维希上皮根鞘的外胚叶细胞索即牙周上皮剩余，它受到炎症刺激时可增殖，从而在根尖周囊肿的形成中起重要作用。

（三）牙槽骨 牙槽骨由固有牙槽骨和支持骨组成。固有牙槽骨为薄层致密骨，其上有许多小孔，为血管、神经进出的通道。牙槽骨受压力而吸收，受牵引而增生。牙齿的生理性移动，错𬌗畸形，牙列的正畸治疗均采用此生物学原理。牙槽骨感染后也可发生坏死和吸收。

根尖周组织也是全身和牙髓组织联系的通道。营养牙髓的血循环，牙髓的神经支配都要通过根尖周组织从根尖孔到达牙髓，牙髓的病变也要经过根尖孔，扩散到根尖周组织。

## 二、病因

造成牙齿根尖周炎的原因有 3 种。

（一）感染 ①牙髓炎和牙髓坏死时细菌及其毒素通过根尖孔进入尖周组织引起炎症；②牙周炎时可通过牙周袋继发根尖周炎；③牙齿受到过大垂直向殆力和外力，如跌伤、敲击等可伤及根尖周组织引起炎症。

（二）创伤 ①在根管治疗过程中，拔髓针或扩大针等器械超出根尖孔，刺伤尖周组织；②在根管充填时，不吸收的固体根充材料超出根尖孔，刺伤根尖周。

（三）化学刺激 ①在失活牙髓时，亚砷酸剂量过大，封药时间过长，压力过大，常造成砷性尖周炎；②根管消毒药物选择不当，根管内封入了刺激性强的药捻（如甲醛甲酚液药物），刺激尖周组织。

## 三、病理

根尖周发炎，特别是在急性炎症时，血管扩张、水肿、充血和细胞渗出都会使组织压增高，刺激根尖周神经，产生剧烈疼痛。由于牙周膜的触觉极为灵敏，因而发生炎症时，患者能明确指出患牙部位。由于尖周组织的淋巴循环较为丰富，局部淋巴结会因之发炎、肿大。当根尖周炎由急性期转为慢性时，尖周组织中的未分化间叶细胞受到刺激变为破骨细胞，将牙槽骨破坏，所以能在 X 线片上显示出透射影像。如果根尖周炎没有及时得到治疗，就会形成肉芽肿或窦道。

## 四、诊断

（一）临床表现

1. 急性根尖周炎 是从根尖部牙周膜出现浆液性炎症到根尖周组织形成化脓性炎症的一系列反应过程，可发展为牙槽骨的局限性髓炎，严重时还将发生颌骨骨髓炎。

1）急性浆液性根尖周炎：根尖周炎早期，患牙根尖周组织中血管扩张、充血、有少量渗出物，使患牙有伸长、浮出感，不敢对咬，出现持续性自发痛、咬合痛、叩痛，疼痛范围局限，能明确指出患牙，紧咬合时反觉舒服，此乃渗出物量较少，压入牙周膜纤维间隙内，使局部压力降低所致。随根尖周组织渗出物量多，此时牙周膜纤维间隙内液体已达饱和，紧咬时则不能缓解疼痛。初期血管壁通透性未明显增加，炎症渗出物主要为血浆、红细胞等小分子物质，即浆液性渗出，称浆液性根尖周炎。

2）急性化脓性根尖周炎：又称根尖周炎的急性化脓期。多由急性浆液期发展而来，也可由慢性根尖周炎转化而来，此阶段亦通常称作急性牙槽脓肿或急性根尖周脓肿。其病理变化及排脓途径见图 3-1。主要症状如下。

（1）患牙区剧烈持续性跳痛，牙齿明显浮出，不能咀嚼，相应面部肿胀，如为第三磨牙可出现张口困难，患者多有发热、便秘等全身反应。

（2）有深龋、牙齿松动或深的牙周感，叩痛明显，颌下淋巴结肿大及压痛，相应

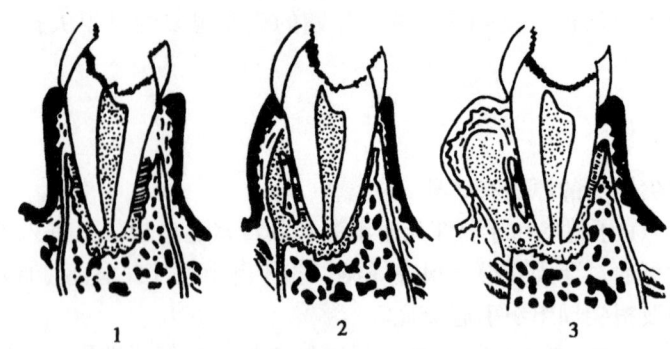

1. 根尖周脓肿　2. 骨膜下脓肿　3. 黏膜下脓肿

**图 3 - 1　急性化脓性根尖周炎的三个发展阶段**

面颊部肿胀并有波动感。

（3）实验室及其他检查：白细胞计数增加，牙片可显示根尖处牙周间隙加宽。

2. 慢性根尖周炎　由于根管内存在感染及其他病原刺激物长期不断地刺激根尖周组织，导致慢性根尖周炎的形成。一般无明显症状，多有肿胀疼痛史。临床表现形式有以下 3 种。

（1）根尖肉芽肿：根尖周围组织受感染刺激，局部长期存在着慢性炎症反应，破坏牙周膜的正常结果，形成炎性肉芽组织。无明显症状，仅感咀嚼不适，咬合无力，叩诊时有异样感。牙齿变色。X 线片示根尖周有圆形或椭圆形边界清楚的透视区。

（2）慢性根尖脓肿：可由根尖肉芽肿中央细胞坏死液化而形成；也可以由急性牙槽脓肿的急性炎症消退后，根尖部潴留的少量脓液被周围的纤维结缔组织包绕而形成。临床症状与根尖肉芽肿基本相同。有些病例有瘘管形成，如瘘管排脓不畅时，可引起根尖周炎的急性发作。X 线片示根尖周有弥散性透射区，边缘不整齐。

（3）根尖囊肿：可以由根尖肉芽肿或慢性牙槽脓肿发展而来。根尖囊肿生长缓慢，一般无自觉症状，逐渐增大后可见根尖部呈半球状隆起，不红肿，扣诊时有乒乓球感。穿刺可见囊液中有胆固醇结晶。X 线片示根尖区有边界清晰的圆形透明区，周围有阻射白线。小根尖囊肿在 X 线片上难以和根尖肉芽肿鉴别。

（二）急性根尖周炎诊断要点

1. 病史　多有牙髓病史或外伤史或牙髓病治疗史。

2. 症状　患牙疼痛特征从初期的轻微痛，逐渐发展到自发性持续性剧烈跳痛，从初期的咬紧牙疼痛减轻，逐渐发展到咬合剧烈疼痛甚至不敢咬合。患牙浮起、伸长感明显。疼痛能明确定位。

3. 检查　可发现患牙龋坏、充填物存在或脱落、牙冠变色等。叩诊疼痛甚至剧痛。患牙有不同程度松动。

4. 脓肿形成阶段可见根尖区牙龈红肿，龈颊沟变浅，压痛并有波动感。严重的患者可出现全身症状。

5. 除乳牙或年轻恒牙外，牙髓活力检测无反应。

6. X 线片显示牙周膜间隙增宽，也可无明显改变，若为慢性根尖炎急性发作者，则可见根尖部牙槽骨破坏的透射影像。

（三）慢性根尖周炎诊断要点

1. 既往可有疼痛和肿胀史。

2. 无明显自觉症状，可有咀嚼不适。

3. 叩诊不适，或轻度叩痛。

4. 牙龈或皮肤可有窦道。

5. 牙髓活力测试无反应。

6. X 线片显示患牙根尖周有不同表现的 X 线透射区。不同类型的慢性根尖周炎在 X 线片上各有特点。

（1）肉芽肿型：边界清楚，呈圆形或椭圆形透射区。

（2）脓肿型：边界不清，呈弥散性形态不规则的骨质破坏区。

另外，急性牙槽脓肿应与牙周脓肿鉴别，较大的根尖囊肿应与造釉细胞瘤相鉴别。

## 五、治疗

根尖周病的治疗原则是清除病灶，保存患牙。根尖周病时，牙髓全部或绝大部分坏死，根管壁受到感染，炎症已达根尖周组织，并可能破坏颌骨，有的成为破坏远隔器官的病灶。所以，治疗根尖周病，首先要彻底清除根管内和根管壁的感染和一切病原刺激物；然后用生物相容性良好的人工材料严密封闭根管系统，以防止根尖周组织的细菌入侵根管而造成根管再次感染；最后用封闭性良好的永久性充填材料或精密的冠类修复体修复牙体缺损，以防止来自口腔的细菌通过充填体或修复体与牙体组织的缝隙再次感染根管。随着科学技术的发展，对根尖周病的治疗理论和方法逐渐完善，绝大多数的根尖周病可以治愈，破坏的骨组织可以恢复。现代牙体修复技术对牙冠破坏严重的患牙也可进行修复，使其发挥正常的咀嚼功能。因此，保存患牙的适应范围越来越广泛，绝大多数的患牙可以保留。

（一）急性根尖周炎

1. 应急治疗　应急治疗则是减轻、缓解患者痛苦，控制感染继续向周围扩散，起到暂时止痛作用，但不能使根尖周炎得到根本的治疗。

（1）开放髓腔：扩开龋洞，揭去髓顶，拔除残髓，使根尖周渗出物通过根尖孔向根管引流。以 3% 过氧化氢、生理盐水冲洗髓腔、根管，然后吸干，根管内放置短松的细棉捻，其上放置消毒棉球开放髓腔。

（2）脓肿切开：急性根尖周炎骨膜下脓肿及黏膜下脓肿，脓液已穿出牙槽骨壁，单纯开放髓腔，达不到排脓目的，应同时切开骨膜或黏膜排脓，从而达到引流，有效地控制炎症的目的。

用 4% 丁卡因或氯乙烷喷雾冷冻麻醉或 2% 普鲁卡因注射液做局部浸润麻醉。

切口位置和长度，原则上切口方向要与神经、血管走行一致，避免损伤，在脓肿低位切开利于引流。切开深度可达牙槽骨面，从口外切口深度达皮下，再分离组织，使深部脓液排出。脓液过多时，应放置引流条。

（3）安抚治疗：对于根管外伤和化学药物刺激引起的根尖周炎，应去除刺激物，反复冲洗根管，重行封药，或封无菌棉捻，避免外界感染或再感染。如系根管充填引起，应检查根管充填情况。如根管超充填可去除根充物，封药安抚，以后再行充填。

（4）调𬌗磨改：由外伤引起的急性根尖周炎，应调𬌗磨改使患牙降低咬合、减轻功能，得以休息，必要时局部封闭或理疗。通过磨改，牙髓及根尖周症状有可能消除。死髓牙治疗也应常规调𬌗磨改，除缓解症状外，还可以减少牙纵折的发生。

（5）全身治疗：给予抗炎、镇痛药物。流质或半流质饮食，适当休息。

2. 其他　死髓牙开髓后，经根管换药后做根管治疗或塑化治疗，多根牙可采用牙髓切除术或塑化术，保守疗法无效时，可酌情采用根尖切除，凡治疗效果不佳或病牙无保留价值的，可予拔除。

（二）慢性根尖周炎　急性炎症消退后，应根据情况行牙体治疗，如根管治疗术、牙髓塑化术等。大多数患牙经治疗后可以恢复正常。如经治疗后，病久不愈合，可施行根尖切除术。如患牙缺损较大不能修复者可予拔除。

## 六、护理措施

（一）根管充填的护理配合

1. 消毒　根管充填是根管治疗的最后一个步骤，也是最重要的步骤，关系着整个治疗的成功与失败，整个过程应在无菌情况下施行，术区消毒可用 1% 碘酒，然后用 75% 酒精涂搽。

2. 根据牙位调好手术椅、灯光，协助隔湿。遵医嘱备好根充剂。

3. 固体充填法　参考 X 线照片上的根管长度和粗细，选择合适的牙胶尖、银尖事先置入消毒液中浸泡后备用。根充镊子的选择很重要，因有些镊子使用过久，工作端对合不严，在夹持牙胶尖或银尖时夹持不住或夹而不紧，影响充填速度和质量，尤其在根充上颌牙时，夹持不紧易脱落或掉入咽喉导致不良后果，所以，护士在术前认真细致地检查准备器械是必要的。

牙胶尖充填时，待医生充满根管，随即点燃酒精灯，烧热挖器一端，递给医生切除多余部分。银尖充填时，调拌较稀的磷酸锌黏固粉混同银尖一起根充。

调拌磷酸锌黏固粉垫底，备适量的银汞合金或其他永久性材料充填窝洞。

4. 妥善保管病历或卡片、X 线照片，便于以后追踪观察、对照之用。

（二）塑化术的护理配合

1. 待医生拔髓后抽吸冲洗药物置于治疗盘中以便冲洗，将纸捻数根置入治疗盘中用于吸干根管内的液体，或将手消毒后协助用光滑针做吸水棉捻擦干根管。

2. 将酚醛树脂液按比例滴入小器皿中或治疗盘内或注射器内，用于根管塑化。调拌氧化锌丁香油黏固粉、磷酸锌黏固粉作双层垫底，调制适量银汞合金或复合树脂做永久充填。

3. 配合时注意事项

（1）塑化上颌牙时，调整手术椅使其平卧头部后仰，以利塑化液进入根管。

（2）塑化上颌邻颌面洞时，协助医生用暂封材料在远中做临时洞壁后再行塑化。

（3）上颌牙塑化要防止器械掉入咽喉和药液流向咽喉等事故的发生。

（4）用注射器盛塑化液时，用后立即冲洗干净，以免塑化液在注射器内凝固，使注射器芯无法抽出。所用注射器使用前应干燥，以免影响塑化效果。

（5）所配塑化液应分别盛于棕色瓶中备用，各液滴管口径大小要一致，否则导致调配比例不当，影响塑化效果。

（三）根尖刮治术与根尖切除术护理配合　慢性根尖周炎病变范围较大或根尖囊肿病例，在根管治疗或牙髓塑化治疗的同时，再辅助根尖刮治术或根尖切除术，联合消除根尖病灶。由于解剖条件限制，多适于上、下颌前牙。

1. 术前准备

（1）器械和用物：根尖刮治术器械包一个，其内容包括：镊子、探针、骨膜分离器、外科剪刀、弯眼科剪刀、持针器、洁牙器、刮匙、缝针及线、骨凿、咬骨钳、根钳、根面锉（一对）。另备：钻针、骨锤、口镜、手套、注射器、X线片、纱布块、大小棉球、孔巾、棉签，必要时备口内专用电筒照明。

根管充填时，器械、用物的准备同本章根管治疗术。

（2）药品和材料：1%碘酒、2%普鲁卡因注射液4 ml、根充材料。

2. 术中配合

（1）协助隔湿，抽吸麻药用于局麻，消毒术区，铺孔巾。

（2）术中协助止血，注意保护骨膜片，不要过度牵拉或压迫。缝合前取出骨创内的填塞纱条，检查骨创，清除异物、组织残留物、血块等。缝合后协助面部加压包扎或冷敷。嘱患者暂不刷牙，用抗炎漱口水多含漱，以保持口腔清洁。

如需切除根尖，骨锤的敲击力量要适中，不宜过大，注意运用手腕的力量。

（3）嘱患者为预防感染，按时服消炎药，5~7天拆线，伤口一般在2周内可愈合。注意术后出血，若有不适及时来院就诊。

（4）保管好X线片，以便复查对照手术效果。

根管充填术手术方法与根尖刮治术相同，只是在暴露根尖，将病变组织刮净后，在根尖孔处备洞，做银汞充填，然后再在术区搔刮及缝合。护理配合仅器械增加银汞充填器，其余均同根尖刮治术，故在此不赘述。

（张丽伟）

# 第四章　牙周疾病

牙周组织包括牙龈、牙周膜、牙槽骨和牙骨质，统称为牙齿周围的支持组织。

牙周病广义指发生在牙周组织上的疾病，包括牙龈病和牙周病两大类；而狭义仅指牙周病。

# 第一节　牙龈炎

## 慢性龈缘炎

慢性龈缘炎又称菌斑性龈炎、边缘性龈炎、单纯性龈炎，病损主要位于游离龈和龈乳头，严重时也可波及附着龈，但无临床附着丧失。慢性龈缘炎为牙龈病中患病率最高者，累及人群中很大一部分易感者，遍及世界各地区、各种族，几乎每个人在其一生中均可发生不同程度和范围的龈炎。

### 一、病因

龈缘附近牙面上堆积的牙菌斑是引起慢性龈缘炎的始动因子，其他如牙石、食物嵌塞、不良修复体等均可促使菌斑积聚，引发或加重牙龈的炎症。

### 二、诊断

（一）临床表现

1. 自觉症状　慢性龈缘炎患者常因刷牙或咬硬物时出血，但一般无自发性出血，伴牙龈发痒，发胀和口臭。

2. 局部检查　牙龈变为鲜红、深红或紫红色；由于炎症的刺激使牙龈肿胀，光滑发亮，点彩消失，龈缘变钝，不再紧贴牙面，质地疏松而失去弹性，触之易出血。龈沟可因龈缘水肿或增生而加深，形成假性牙周袋，重者可有龈缘糜烂、肉芽增生、龈袋溢脓。此外，慢性龈炎在牙颈部有龈上牙石沉积，龈沟常有食物碎屑、细菌及软垢，龈沟液增多，其中，炎细胞也明显增多。

（二）诊断

1. 龈沟加深，但结合上皮附着（即龈沟底）位置不变，无附着丧失。这是与早期牙周炎区别的主要点。

2. 有的患者牙龈表面无明显红肿，但探牙龈沟后有出血，严重者可溢脓或有异味。本病一般无自发出血，应与某些可引起自发出血的血液病或急性坏死溃疡性牙龈炎等鉴别。

3. 少数患者因食物嵌塞或不适当的剔牙而引起急性龈乳头炎时，可有明显的自发痛和遇冷热刺激痛，此时应仔细检查，以免误诊为牙髓炎。

### 三、治疗与护理措施

消除局部刺激因素，主要方法为龈上洁治术，可彻底清除牙石和菌斑；针对食物嵌塞的原因，用调磨法和修复法治疗。牙龈炎症可在数日内消退，应向患者宣传口腔预防保健的重要性。

### 四、健康教育

嘱患者注意口腔卫生，用正确的方法漱口和刷牙，矫正食物嵌塞。定期进行口腔检查，去除菌斑和牙石。

青春期龈炎

青春期龈炎是指发生于青春期少年的慢性非特异性牙龈炎，男女均可患病，但女性稍多。

### 一、病因

（一）局部因素　如错𬌗畸形、口呼吸、牙萌出和替换、正畸治疗牙等，且口腔卫生差，牙龈缘有龈上菌斑和牙石。

（二）全身因素　由于青春期内分泌改变，尤其是性激素的变化，牙龈对致炎物质的易感性增加，加重牙龈对局部刺激的反应，引起牙龈炎。

### 二、诊断

（一）临床表现　本病好发于前牙唇侧的牙间乳头和龈缘，唇侧龈缘及牙间乳头明显肿胀，乳头呈球状突起，龈色暗红或鲜红，光亮、质地软，龈袋形成，但附着水平无变化，触之易出血，因为牙龈组织内有明显的血管增生和组织水肿。患者一般无明显自觉症状，或有刷牙、咬硬物时出血以及口臭等。

（二）诊断　主要依据患者的年龄处于青春期，局部有上述刺激因素存在，牙龈炎症反应较重，易于诊断。

### 三、治疗与护理措施

通过做洁治术去除菌斑和牙石，或可配合局部药物治疗，如龈袋冲洗及袋内上药，给以含漱剂清洁口腔。病程长且过度肥大增生者常需手术切除。但若局部和全身因素依然存在时，术后仍易复发。因此治疗后应定期复查，并做必要的支持治疗。

**四、健康教育**

教会患者正确刷牙和控制菌斑的方法，养成良好的口腔卫生习惯，以防止复发。对于接受正畸治疗的青少年，事先应治愈原有的龈缘炎，并使其掌握正确的菌斑控制方法。矫治器的设计和制作有利于菌斑控制，避免刺激牙周组织，在整个矫治过程中应定期做牙周检查和治疗。

妊 娠 期 龈 炎

妇女在妊娠期间，因女性激素水平升高，使原有的牙龈慢性炎症加重，有的患者还可形成状似肿瘤的牙龈肥大，称为妊娠期龈瘤或孕瘤（实质为炎症性肉芽组织而非肿瘤），分娩后病损可自行减轻或消退。

**一、病因**

局部刺激因素如菌斑、牙石等。妊娠期血液中黄体酮含量增加，牙龈微血管扩张，牙龈内炎症细胞和体液渗出增加；牙龈内肥大细胞因性激素作用而破坏，释放出蛋白水解酶和组胺，对局部刺激反应加重。因此，妊娠只是加重了原有的牙龈炎症，妊娠期龈炎离不开局部刺激物。

**二、诊断**

（一）临床表现

1. 自妊娠第 2~3 个月开始出现牙龈明显炎症，约 8 个月时达高峰。

2. 龈缘和龈乳头明显肿胀、肥大，甚至有溢脓，牙龈呈鲜红或暗红色，质地松软而光亮，探之易出血，前牙区较多见。

3. 刷牙及咬硬物时牙龈极易出血，或吮吸时易出血。

4. 妊娠期龈瘤常发生于单个牙间乳头，一般在妊娠第 3 个月后发生，也可较早发生。为迅速增大的扁圆形瘤样病损，直径多在 2 cm 以内，有蒂或无蒂。妊娠期龈瘤较大时常妨碍进食或被咬破而感染。

5. 多有菌斑、牙石或不良修复物等局部刺激因素，患者大多原来有慢性龈炎。

6. 分娩 1~2 个月，龈炎可自行恢复至妊娠前水平，妊娠期龈瘤可渐缩小。

（二）诊断　育龄妇女的牙龈出现鲜红色、高度水肿、肥大，且极易出血等症状，或有妊娠期龈瘤特征者，应询问月经情况，若已怀孕便可诊断。

**三、治疗与护理措施**

1. 去除局部刺激因素，如做洁治术等，但动作要轻巧。在妊娠早期及时治疗龈炎，使炎症减轻到最低程度。

2. 牙龈肿胀明显、龈袋有分泌物时，可用1%过氧化氢液和生理盐水冲洗，袋内尽量不放药，选用安全的含漱剂。

3. 尽量用保守疗法，只对一些体积太大而妨碍进食或出血严重的患者，可酌情考虑做简单的手术切除。

4. 进行细致的口腔卫生指导。

5. 对于本病患者，应尽量避免全身或局部使用抗菌药物，局部治疗时尽量减少出血。

### 四、健康教育

孕前口腔检查，行洁治术，彻底清除牙石和菌斑。注意口腔卫生，坚持饭后漱口、早晚刷牙。

## 急性坏死性溃疡性龈炎

急性坏死性溃疡性龈炎是指发生于龈缘和龈乳头的急性坏死和炎症，又称奋森龈炎或战壕口。最近，按照牙周病的新分类法命名，本病与坏死性溃疡性牙周炎合称为坏死性牙周病。

### 一、病因

下列因素与本病的发生有关。

（一）慢性龈缘炎或牙周炎　慢性龈缘炎或牙周炎是本病发生的主要条件。由于某些原因降低了局部抵抗力，致使存在于龈炎和牙周炎菌斑中的梭形杆菌和螺旋体大量繁殖，直接或间接地造成牙龈的坏死和炎症，这是一种机会性感染，病变部位的涂片中可见到大量梭形杆菌和螺旋体。

（二）吸烟的影响　多数急性坏死性溃疡性龈炎患者有大量吸烟史，吸烟可能使牙龈小血管收缩，影响血液循环。据报道，吸烟者白细胞的趋化功能和吞噬功能均有减弱并降低唾液 IgA 水平，从而加重了牙龈的病变。

（三）心身因素　过度疲劳、情绪紧张、有精神刺激者，可使局部抵抗力降低而引发本病。此外，精神压力也可能使患者吸烟增多，疏忽口腔卫生等。

（四）其他　如维生素 C 缺乏，某些全身消耗性疾病如恶性肿瘤、急性传染病、血液病、严重的消化功能紊乱等易诱发本病。艾滋病患者常出现本病的症状，须提高警惕。

### 二、病理

本病的组织病理学表现为牙龈的急性坏死性炎症，病变由表及里可分为以下几区。

（一）坏死区　上皮坏死，表层是由纤维素、坏死的白细胞和上皮细胞、细菌等构成的假膜，在坏死区与活组织之间可见大量梭形杆菌和螺旋体。

（二）坏死区下方　此区的结缔组织中血管增生并扩张充血，有大量多形核白细胞浸润。此区在临床上表现为一鲜红带状区。

（三）慢性炎症浸润区　更下方的结缔组织内有慢性炎症细胞浸润，主要为浆细胞和单核细胞，并有螺旋体侵入结缔组织深达 0.25 mm 处，主要为大型和中型螺旋体。

### 三、诊断

（一）临床表现

1. 青壮年男性多见。贫困地区营养不良或因全身疾病而使抵抗力极度下降的儿童也可发生，若治疗不及时，可发展为走马牙疳。

2. 常有明显的诱因，如过度疲劳、精神紧张、大量吸烟、机体免疫功能低下或缺陷者，如白血病、恶性肿瘤、艾滋病患者等易发生本病。

3. 起病急。常以牙龈自发性出血和明显疼痛为主诉。

4. 龈乳头顶端坏死，呈火山口状。轻症患者的龈乳头唇颊面尚未坏死前，很易与慢性龈缘炎混淆。坏死可向龈缘扩展，形成溃疡，表面为覆以灰白色污秽的伪膜。坏死物擦去后，乳头和边缘龈成一直线，如刀切状，龈缘可有鲜红边缘。

5. 有特殊的腐败性口臭。

6. 发病前一般已有慢性龈缘炎或牙周炎，口腔卫生差，菌斑牙石多。

7. 部分患者可有轻度全身不适、低热和局部淋巴结肿大。

8. 坏死区底部细菌涂片检查可见大量梭形杆菌和螺旋体。

9. 若有反复急性发作，则可转为本病慢性期。

10. 病程较长时病损可波及深部牙周组织，发展为牙周炎，牙齿松动、牙周袋形成，X 线片示牙槽骨吸收。

（二）诊断　根据上述临床症状特点如起病急、牙龈疼痛、自发出血、有特殊腐臭、牙龈乳头及龈缘的坏死，病损区龈乳头变平，不难诊断急性坏死性溃疡性龈炎。病变区的涂片作革兰氏染色可见大量梭形杆菌和螺旋体，有助于诊断。

### 四、治疗与护理措施

急性期可先轻轻除去坏死组织并初步刮除大块牙石。局部用氧化剂溶液冲洗和反复含漱；全身给予维生素 C 等支持治疗。及时进行口腔卫生指导，有全身因素者予以治疗。

增生性龈炎

增生性龈炎是指牙龈组织受到局部因素刺激而发生的慢性炎症，主要表现为牙龈组织明显的炎性肿胀，同时伴有细胞和胶原纤维的增生。

### 一、病因

青少年时期由于组织生长旺盛，对局部刺激易发生增殖性反应，如对口腔卫生习惯不够重视，或内分泌改变等诸多因素，可使牙龈对局部刺激的敏感性增加，因而易患本病。

1. 凡能引起慢性龈缘炎的因素均可引起本病，如菌斑、牙石、食物嵌塞、邻面龋、不良修复体、正畸装置等。

2. 口呼吸。当鼻部疾患引起的通气不畅时，或因上颌牙前突或上唇过短等均可引起口呼吸。长期的口呼吸，牙龈和牙面均较干燥且缺乏唾液的冲洗自洁作用，菌斑易于堆积，发生龈炎。

3. 咬合异常。如牙齿排列不齐、前牙深覆𬌗、错位拥挤等均可引起本病。

## 二、诊断

（一）临床表现　轻度时，唇侧牙龈发生炎症而变肥厚，黏膜表面粗糙，有小裂纹。严重时，牙龈乳头呈蕈状肥大，甚至遮盖牙面，把牙齿埋入，龈沟深度超过 3 mm，形成龈袋或假性牙周袋，按压龈袋表面，可见溢脓。症状可有牙龈出血、口臭、局部肿胀、痒感觉。

（二）诊断　根据发病年龄、部位以及牙龈形态及色泽质地的变化，有龈袋形成，可作出诊断。

## 三、治疗与护理措施

去除局部刺激因素，施行洁治术。口呼吸患者应针对原因治疗。龈袋可用 3% 过氧化氢液冲洗，放碘制剂，必要时做牙龈成形术，以恢复其生理外形。

## 药物性牙龈增生

药物性牙龈增生是指服用某些药如苯妥英钠、环孢素等可使牙龈增生，在此只述苯妥英钠引起的牙龈增生。

## 一、病因

1. 癫痫、冠心病或肾移植患者，服用的相关药物使牙龈增生肥大。如苯妥英钠不仅可使原有炎症的牙龈组织发生纤维性增生，而且可使无局部刺激物的牙龈增生。组织学显示苯妥英钠能刺激成纤维细胞的分裂，合成蛋白质和胶原的能力增强，但胶原降解的能力降低，致使纤维组织增生。有研究进一步表明增生与口腔卫生状况和原有的炎症程度有明显的关系，即没有明显的刺激物和炎症，药物性牙龈增生可明显减轻或避免发生。

近来越来越多的报告指出硝苯地平和环孢素也可引起药物性牙龈增生。如服用环孢素患者 30% ~ 50% 可发生牙龈增生。引起牙龈增生的原因尚不清楚，有人报告可能由于上述药物使胶原的合成增加而分解减少，使胶原聚集所致。

2. 局部刺激因素不是牙龈增生的原发因素，但菌斑、牙石引起的牙龈炎症能加速病情的发展。

## 二、诊断

（一）临床表现　牙龈增生的临床表现与服药的年龄时期有关。在恒牙萌出前开始服用，牙龈组织增生和纤维化使恒牙萌出受阻。手术切除增生的牙龈组织，牙虽可萌出，但常呈开殆状。在恒牙已正常萌出后服用此药者，纤维增生的牙龈组织能覆盖部分牙冠。增生牙龈的表面呈颗粒状或小叶状。近、远中增生的龈乳头在牙面相接处如呈裂沟状，口腔卫生不良引起继发性感染时，增生牙龈的表面颗粒状会消失。牙龈增生严重时能使牙齿发生移位、扭转，以致牙列不齐。

（二）诊断　根据牙龈实质性增生的特点以及长期服用上述药物史可作诊断，同时应仔细询问全身病史。

## 三、治疗与护理措施

停药或更换其他药物是最根本的治疗，但患者的全身病情往往不允许停药或更换药物，因此可在内科医生的协助下，采取药物交替使用等方法，以减轻副作用。去除局部刺激因素，做洁治术以消除菌斑、牙石。对于一些牙龈有明显炎症的患者，可先用3%过氧化氢液冲洗龈袋，在袋内放入药膜或碘制剂，并给以抗菌含漱剂。对于一些牙龈增生严重的病例，在全身病情稳定时可手术切除并修整牙龈外形。但术后若不停药和保持口腔卫生，仍易复发。

## 四、健康教育

对于需长期服用苯妥英钠、环孢素等药物者，应在开始用药前先检查口腔，消除一切可引起龈炎的刺激因素，并教会患者控制菌斑、保持口腔卫生的方法，积极治疗原有的龈炎，将能减少本病的发生。

## 牙龈纤维瘤病

牙龈纤维瘤病又名家族性或特发性牙龈纤维瘤病，为牙龈组织的弥漫性纤维增生。

## 一、病因

本病病因至今不明，其中有的患者有家族史，但也有的患者并无家族史。有家族史者可能为常染色体显性或隐性遗传。

## 二、诊断

（一）临床表现　最早可发生于乳牙萌出后，一般开始于恒牙萌出之后，牙龈广泛地逐渐增生，可累及全口的龈缘、龈乳头和附着龈，甚至直达膜龈联合处。增生的牙龈可盖住部分或整个牙冠，以致妨碍咀嚼，牙齿常发生移位。增生牙龈的颜色正常，组织坚韧，表面光滑，有时也呈结节状，点彩明显，不易出血。由于牙龈的增厚，有时出现萌牙困难。

（二）诊断　根据典型的临床表现、发病年龄或有家族史，就可作出诊断，无家族史者并不能排除本病。

（三）鉴别诊断　主要与药物性牙龈增生相鉴别。

### 三、治疗与护理措施

牙龈切除术为本病的主要治疗方法，但是应注意恰当选择手术的时期。有人认为手术越迟，复发机会越少。但过迟手术可以影响牙齿的萌出，或造成恒前牙区的开𬌗。在发病后1~2年，或是X线片显示牙齿已萌出于牙槽骨，表面仅为软组织所覆盖时行手术为宜。七八岁时行前牙区牙龈切除术，14岁左右行后牙区牙龈切除术，疗效较佳。

牙龈瘤

牙龈瘤是一种炎症反应性瘤样增生物，多发生于牙龈乳头。它来源于牙周膜及牙龈的结缔组织，因其无肿瘤的生物学特征和结构，故非真性肿瘤，但切除后易复发。

### 一、病因

（一）局部刺激因素　如菌斑、牙石、食物嵌塞或不良修复体等的刺激而引起局部长期的慢性炎症，致使牙龈结缔组织形成反应性增生物。

（二）内分泌改变　妇女怀孕期间容易发生牙龈瘤，分娩后则缩小或停止生长。

### 二、诊断

（一）临床表现　女性患者较多，青年及中年为常见。多发生于唇、颊侧的牙龈乳头处，舌、腭侧较少见，为单个牙。肿块呈圆球或椭圆形，大小不一，一般直径由几毫米至1~2 cm，有时呈分叶状。肿块也可有蒂，呈息肉状，也可无蒂，基底宽。肿块一般生长较慢。较大的肿块可被咬破而发生溃疡或伴发感染。大的肿块还可以发生牙槽骨壁的破坏，X线片可见骨质吸收、牙周膜间隙增宽现象。牙齿可能松动、移位。

（二）诊断　根据上述临床表现，诊断并不困难。病理检查有助于确诊牙龈瘤的类型。

（三）鉴别诊断　本病应与发生于牙龈的恶性肿瘤相鉴别。若牙龈瘤表面呈菜花状溃疡，易出血，发生坏死时应与牙龈癌鉴别。瘤体切除后应做病理学检查确诊。

### 三、治疗与护理措施

彻底手术切除。将肿块连同骨膜完全切除，并凿去基底部位的牙槽骨，刮除相应部位的牙周膜组织，以防止复发。

急性龈乳头炎

急性龈乳头炎是指病损局限于个别牙间乳头的急性非特异性炎症，是一种较为常见的急性牙龈病。

### 一、病因

发生于牙间乳头处的食物嵌塞、不适当的剔牙、坚硬食物的刺伤、邻面龋尖锐边缘的刺激等,均可引起牙间乳头的急性炎症。另一个重要的原因是不良修复体引起,如充填体的悬突、松动牙固定后因邻面树脂过多而压迫龈乳头、义齿卡环尖或过宽的冠边缘的刺激等。

### 二、诊断

牙间乳头发红肿胀,探触和吸吮时易出血,有自发性的胀痛和明显的探触痛。女性患者常因在月经期而疼痛感加重。有时疼痛可表现为明显的自发痛和中等度的冷热刺激痛,易与牙髓炎混淆。检查可见龈乳头鲜红肿胀,探触痛明显,易出血,有时局部可查到刺激物,牙可有轻度叩痛。根据临床表现可作出诊断。

### 三、治疗与护理措施

首先除去邻面的牙石、菌斑、食物残渣以及其他刺激因素。用1%～3%过氧化氢溶液冲洗牙间隙,然后敷以碘制剂、抗生素等,炎症可很快消退。急性炎症消退后,应积极彻底去除病因,如消除食物嵌塞的原因、充填邻面龋和修改不良修复体等。

(张丽伟)

# 第二节　牙周炎

牙周炎是由牙菌斑中的微生物所引起的慢性感染性疾病,导致牙周组织的炎症和破坏,主要症状为牙周袋形成、牙槽骨吸收、牙龈炎症和牙齿的逐渐松动、移位,甚至脱落。

## 慢性牙周炎

慢性牙周炎是最常见的一种牙周炎,各年龄均可发病,但常见于成年人,35岁以后患病率增加,病情加重,多由龈炎发展而来,引起牙周深层组织的破坏而发展成为慢性牙周炎。

### 一、病因

1. 慢性牙周炎的发病和持续存在依赖于菌斑,并与多种细菌类型有关,但宿主的防御机制也在发病机制中起着重要的作用。

2. 牙石、食物嵌塞、不良修复体等可加重菌斑滞留积聚。

3. 当微生物数量及毒力增强,或机体的防御能力削弱时,由于龈下微生态环境的特点，使牙龈的炎症加重并扩延，导致胶原破坏、结合上皮向根方增殖，进行性附着丧失和骨吸收，牙周袋形成和（或）牙龈退缩。

## 二、诊断

（一）临床表现

1. 有牙周袋形成，袋底在釉牙骨质界的根方，即已有牙周附着丧失，有别于因牙龈肥大所致的假性牙周袋。

2. 牙龈有不同程度的炎症表现，红肿，探诊出血，可有溢脓。炎症程度一般与牙石、菌斑的量一致。

3. X线片显示有不同程度的骨吸收，并呈水平型或垂直型吸收。

4. 多根牙的分叉区受累严重时，两个或多个分叉区可相通。

5. 重度牙周炎可以发生患牙松动或病理移位。

6. 牙周炎一般涉及多颗牙齿甚至全口牙，可分为局限型和广泛型。超过30%的位点受累者，为广泛型。

7. 根据牙周组织破坏的程度，可分为轻、中、重度。

同一患者口腔内可同时存在不同程度的患牙，甚至可有健康或患牙龈炎的牙齿。应针对不同病情分别制订治疗计划。

8. 存在原发性或继发性咬合创伤。

（二）诊断 根据望诊、探诊、扪诊、叩诊和X线检查等手段，检查牙龈炎症和龈退缩、牙周袋形成、牙齿松动和牙槽骨吸收的情况。

## 三、治疗

（一）全身治疗 急性炎症期用磺胺类药物或抗生素。下列药物效果较好：乙酰螺旋霉素每次0.2 g，每日3次；甲硝唑每次0.2 g，每日3次，7天为1疗程；牙周宁每片40 mg，每次6~8片，每日3次，病情稳定后酌减；复方新诺明每次1 g，每日2次；青霉素每次80万~160万U，每日2次，肌内注射（简称肌注）；3%过氧化氢液冲洗牙周袋，每日1次；1%~2%氯胺冲洗牙周袋，每日1次。此外可补充维生素C、维生素$B_1$及维生素A、维生素D。

（二）局部治疗 包括以下几方面：

1. 清除局部因素 包括清除牙石、控制菌斑、处理牙周袋、调整咬合关系、采用龈下刮治及根面平整术等。继而为牙周袋进行药物处理。

2. 采用牙周手术治疗 包括龈切除术、内整刮除术、翻瓣术以及近年发展的引导牙周组织再生术等。

3. 处理松动牙 选用牙周夹板、不锈钢结扎丝、尼龙丝结扎或金属烤瓷连冠等方法固定松动牙。对于Ⅲ度松动的牙齿应予拔除。

（三）维护期的牙周支持疗法 大多数患者在经过恰当的治疗后，炎症消退，病情得到控制。但预防牙龈炎症及牙周袋的复发却有赖于患者日常持之以恒的菌斑控制，以及定期对病情的复查监测和必要的治疗。复查的间隔期可根据病情和患者控制菌斑的程度而定。复查内容包括牙周袋深度、牙龈炎症、根分叉病变、牙槽骨情况、修复体情况等，并进行相应的、必要的治疗。定期的复查治疗是牙周炎疗效能长期保持的关键步骤之一。

## 侵袭性牙周炎

侵袭性牙周炎不仅临床和实验室检查明显不同于慢性牙周炎，而且相对少见。侵袭性牙周炎分局限型和弥漫型两型。

### 一、病因

侵袭性牙周炎病因尚未完全明了，目前认为是某些特定的微生物（如牙龈卟啉菌、中间普氏菌和伴放线放线杆菌）的感染，以及机体防御能力的缺陷（多数侵袭性牙周炎患者有中性多形核白细胞的趋化功能低下等全身因素）和（或）过度的炎症反应所致。吸烟、遗传等调节因素也起一定作用。

### 二、诊断

（一）临床表现　本病可分为局限型（LJP）和弥漫型（GJP）。前者的病变局限于切牙和第一恒磨牙，患者年龄一般较小，通常所称青少年牙周炎即此型。弥漫型则波及全口多数牙齿，年龄相对稍大。

局限型牙周炎主要发生于青春期至 25 岁的青少年，可在 11～13 岁开始发病，故可归入早发性牙周炎。但因早期无明显症状，患者就诊时常已 20 岁左右。女性多于男性。早期患者的菌斑、牙石量很少，牙龈炎症轻微，但却已有深牙周袋，牙周组织破坏程度与局部刺激物的量不成比例。牙龈表面虽然无明显炎症，实际上在深袋部位是有龈下菌斑的，而且袋壁也有炎症和探诊后出血，晚期还可以发生牙周脓肿。好发牙位为第一恒磨牙和上下切牙，而尖牙和前磨牙区很少受累。全口患牙不超过 14 个（切牙、第一磨牙，外加任何 2 个牙位）多为左右对称。弥漫型牙周炎则可侵犯全口多数牙齿。X 线片可见第一磨牙的近远中均有垂直型骨吸收，形成典型的"弧形吸收"。在切牙区多为水平型骨吸收。有的文献报道还可见牙周膜间隙增宽，硬骨板模糊，骨小梁疏松等。牙周破坏速度比成人牙周炎快 3～4 倍，在 4～5 年内，牙周附着破坏可达 70%，患者常在 20 岁左右已需拔牙或牙自行脱落。早期出现切牙和第一恒磨牙松动，自觉咀嚼无力。切牙可向唇侧远中移位，出现牙间隙，多见于上切牙，由于拾力的影响致呈扇形散开排列。后牙移位较少见。可出现不同程度的食物嵌塞。家族中常有多人患本病，患者的同胞有 50% 的患病机会，以母系遗传为多。其遗传可能与白细胞功能缺陷有关，也有人认为是 X 连锁性遗传或常染色体显性遗传等。

（二）诊断标准

1. 局限型侵袭性牙周炎　可见下列特征：

（1）青春期前后发病。

（2）对所感染的病原菌有高水平的血清抗体反应。

（3）局限于第一磨牙和切牙，至少两颗恒牙有邻面附着丧失，其中一颗是第一磨牙，非第一磨牙和切牙的其他患牙不超过两颗。

2. 广泛型侵袭性牙周炎　可见下列特征：

（1）通常发生于 30 岁以下，也可见于年龄更大者。

（2）对病原菌的血清抗体反应较弱。

（3）附着丧失和牙槽骨破坏呈明显的阵发性；广泛的邻面附着丧失，累及至少三颗非第一磨牙和切牙的恒牙。

诊断侵袭性牙周炎并不要求出现所有的特征，可根据临床、X 线表现，病史等资料进行诊断。实验室检查虽有帮助，但不是诊断所必需的。

### 三、治疗

通常侵袭性牙周炎的治疗目标、方法与慢性牙周炎的治疗相似。

1. 强调早期诊断和彻底的龈上洁治，龈下刮治，根面平整，控制菌斑。

2. 必要时调整咬合。

3. 必要时行牙周手术。

4. 配合全身药物治疗，如四环素、阿莫西林和甲硝唑。服用六味地黄丸、固齿丸等以提高机体防御功能。

5. 定期复查，复查的间隔期缩短（3 个月）。

6. 炎症控制，牙周袋变浅后，亦能考虑正畸，改善外观。

7. 治疗效果不佳时，要排除全身疾病和调整吸烟等危险因素。

8. 远期疗效取决于患者的依从性以及是否定期复查和复治。

9. 因发病机制复杂，对于未能完全控制的病例治疗，目标是减缓疾病的进展。

快速进展性牙周炎

快速进展性牙周炎（RPP）发生于年轻的成年人，发病年龄在青春期到 35 岁，个别患者可超过 35 岁。本病由 Page 等于 1983 年提出为一独立病名，是指在连续一段时间内观察到病情进展迅速，破坏严重，疗效欠佳，则诊断为本型牙周炎，但关于它的确切定义及诊断标准尚欠完善。

### 一、病因

主要的微生物有牙龈卟啉单胞菌、中间普氏菌、福赛类杆菌、侵蚀艾肯菌、核梭形杆菌、直肠弯曲菌、牙密螺旋体等。有 66%～80% 的本病患者有中性多形核白细胞的趋化功能低下或自体混合淋巴细胞反应异常。也有人报告有些患者对胶原、IgG 等有自身免疫反应。

### 二、诊断

1. 患者的年龄是在青春期至 35 岁，个别患者可在 40 岁。

2. 病损呈弥漫型，累及大多数牙。

3. 某些病例以前有过青少年牙周炎病史。

4. 有严重及快速的骨破坏，然后破坏过程自然停止或显著减慢。

5. 在活动期，牙龈有急性炎症呈鲜红色，并可伴有龈缘区肉芽性增殖，易出血，并有溢脓。

6. 菌斑、牙石的沉积量在各病例间相差悬殊。

7. 多数患者具有中性粒细胞及（或）单核细胞的功能缺陷。

8. 本型有时伴有全身症状，如体重减轻、抑郁及全身不适等。

9. 一般患者对常规治疗如刮治和全身药物治疗有明显的疗效，但也有少数患者经任何治疗都效果不佳，病情迅速加重直至牙齿丧失。

### 三、治疗

应遵循早发性牙周炎的治疗原则，实行早期、积极的治疗，严格设计并执行维护期治疗。通过微生物学检查明确龈下菌斑中的优势菌后，选用针对性的抗生素，如甲硝唑、米诺环素、氯己定（洗必泰）等。进入维护期后，应进行牙周支持疗法，强调定期复查，严密监控病情，同时给予必要的口腔卫生指导和洁治。

## 青春前期牙周炎

青春前期牙周炎（PPP）为一种独立的疾病。本病的病因不明。近年来有人研究本病患者的龈下菌群，伴放线放线杆菌的检出率较高（但相关性不如青少年牙周炎那样肯定），其他如二氧化碳噬纤维菌属、中间普氏菌、艾肯菌属等。

### 一、诊断

本病初起于乳牙萌出期，发病年龄可早至 4 岁左右或更早。

（一）弥漫型

1. 全口多数牙的牙龈有明显的重度炎症，并有增殖和龈缘退缩或龈裂。

2. 牙槽骨破坏的速度很快，牙齿松动，甚至自动脱落。

3. 中性粒细胞和单核细胞的功能缺陷。

4. 常伴有中耳炎、皮肤及上呼吸道反复感染的情况。

5. 对抗生素治疗反应欠佳。

6. 所有乳牙均可被波及，恒牙也可以受累。

（二）局限型

1. 少数乳牙受累，部位不定。

2. 牙龈炎症较轻或为中等程度，但可有深牙周袋。

3. 牙槽骨破坏的速度比弥漫型缓慢。

4. 可有中性粒细胞或单核细胞的趋化功能障碍，但不是两者同时出现。

5. 不伴有中耳炎及其他感染，全身健康。

6. 对治疗反应尚好。

7. 本型患者血清中有抗伴放线放线杆菌或二氧化碳嗜纤维菌的特异抗体。

## 二、治疗

本病的治疗并无特殊，仍为彻底清除菌斑，可用软毛牙刷并由家长协助及督促。用抗菌药物含漱或做牙周冲洗，以彻底清除菌斑。进行洁治及龈下刮治可阻止局限型的病情进展，但应进行间隔较短的长期随访。弥漫型的病例预后很差，病情不易控制。

<h2 style="text-align:center">伴有全身疾病的牙周炎</h2>

这是指一组由于全身性疾病伴有严重而迅速的牙周组织破坏的疾病，多发生于儿童、少年期。严格地说，它们不属于一般所指的牙周炎范畴，但近年来有的学者把这些疾病列为弥漫型青少年牙周炎或早发性牙周炎，其归属尚有待统一。

## 一、病因

（一）糖尿病 本身并不引起牙周炎，而是由于该病的基本病理变化，如小血管病变、免疫反应低下、胶原分解等，使牙周组织对局部致病因子的抵抗力下降，因而破坏加重、加速。有人提出将牙周炎列为糖尿病的第六个并发症。本节主要讨论 1 型糖尿病，即胰岛素依赖型糖尿病（IDDM），又名青少年糖尿病或早发型糖尿病，一般在 30 岁之前发病。本型占糖尿病患者中的 5%～15%。IDDM 患者的胰岛 β 细胞不能产生胰岛素，故需定时注射胰岛素以稳定血糖，否则会发生酮症酸中毒和糖尿病性休克。近年来发现，本型患者的多形核白细胞趋化功能低下，也有人报告吞噬和黏附功能障碍，这些可能是 IDDM 患者易于感染的原因之一。这些都存在着基因背景。

（二）掌跖角化—牙周破坏综合征 本病又名 Papillon‐Lefevre 综合征，由该二位学者于 1924 年首次报道本病。其特点是手掌和脚掌部位的皮肤过度角化，牙周组织严重破坏，故得名。有的病例还伴有硬脑膜的异位钙化。患者全身一般健康，智力正常。本病罕见，人群中的患病率（1～4）/100 万。

1. 细菌学研究 对本病患者的龈下菌斑培养发现菌群类似于成人牙周炎，而不像青少年牙周炎，在牙周袋近根尖区域有极大量的螺旋体，在牙骨质上也黏附有螺旋体，也曾有人报告发现有支原体的小集落形成。有人报告患者血清中有抗伴放线放线杆菌的抗体，袋内也分离出该菌。

2. 本病为遗传性疾病，属于常染色体隐性遗传。

（三）艾滋病 HIV 感染者由于全身免疫功能的降低，容易发生口腔内的机会性感染，包括真菌、病毒、细菌等。不少研究表明 HIV 阳性者的龈炎或牙周炎处的微生物与 HIV 阴性者无明显差别，主要为伴放线放线杆菌、牙龈卟啉单胞菌、中间普氏菌及具核梭杆菌等。龈下菌斑中白色念珠菌的检出率显著高于非 HIV 感染的牙周炎患者。对本病患者的牙周炎使用抗生素和龈下刮治有效，也支持细菌为主要病原。

## 二、诊断

（一）糖尿病

（1）未被诊断或未经控制的糖尿病患者，其牙周组织的炎症和破坏常明显地重于局部刺激因素。

（2）容易发生单个或多个牙的急性牙周脓肿。

（3）对常规的牙周治疗反应欠佳或易复发。

（二）掌跖角化—牙周破坏综合征

（1）为常染色体显性遗传疾病，较罕见。

（2）乳牙和恒牙均可相继受累并脱落。

（3）病情发展迅速，对常规治疗反应不佳。

（4）常伴有手掌、足跖、肘、膝处的局限性皮肤过度角化。

（5）多有白细胞功能缺陷。

（三）人类免疫缺陷病毒感染和艾滋病

（1）牙周组织破坏严重，可反复发生坏死、溃疡性牙龈炎或坏死溃疡性牙周炎。

（2）牙龈缘可有线形红斑。

（3）可伴有舌缘的毛状白斑、口腔多处的白色念珠菌感染、卡波西肉瘤等。

（4）龈下菌斑中可检出较多的白色念珠菌。

（5）血清 HIV 抗体阳性。

（6）全身衰弱，易感染。

## 三、治疗

1. 判断糖尿病是否已被控制，病情控制而稳定者一般疗效良好。

2. 牙周治疗当天患者应按医嘱服药，恰当地控制饮食，减少其紧张和焦虑。

3. 对血糖控制不佳者，一般只作应急治疗，并辅以全身使用抗生素。

4. 咨询内科或其他科医师，并作出书面记录。尽量取得全身疾病的控制或好转，以减少其对牙周治疗的影响。

5. 牙周治疗的目标和计划应根据全身情况而定。例如常规牙周治疗或应急处置、减缓牙周炎的进展等。

## 牙周—牙髓联合病变

牙周和（或）牙髓的感染经由根尖孔、副根管或牙槽骨而互相扩散、蔓延，形成牙髓、根尖周围和牙周组织的病变相通。也可发生于牙根折断的牙齿。

## 一、诊断

1. 牙龈多有明显的红肿、疼痛，可有溢脓或形成窦道。

2. 牙周探诊通常可达根尖区，牙松动，有不同程度的叩痛。

3. X 线片显示存在围绕牙周和根尖或根分叉区的广泛阴影。

4. 牙髓的活力测验迟钝或无反应，但也可以反应正常。

5. 逆行性牙髓炎可表现为典型的急性牙髓炎症状。

6. 多根牙的病变可涉及同一个牙的一个或多个根分叉区，可以互不相通或相通。

## 二、治疗

（一）由牙髓根尖病变引起牙周病变的患牙　单纯进行牙髓治疗后，牙周病变即可完全愈合。若病程长久，牙周袋已存在多时，则应在拔髓和根管内封药后，立即开始常规的牙周治疗，本型的预后一般较好。

（二）有的患牙在就诊时已有深牙周袋，而牙髓尚有活力　先行牙周治疗，消除袋内感染，必要时行牙周翻瓣手术和调𬌗，以待牙周病变愈合。但对一些病程长且反复急性发作、袋很深、根分叉区受累的患牙，或虽经彻底的牙周治疗仍效果不佳者，应采用各种手段检测牙髓的活力，以确定是否需进行牙髓治疗。

（三）逆行性牙髓炎的患牙能否保留　主要取决于该牙牙周病变的程度和牙周治疗的预后。如果牙周袋能消除或变浅，病变能得到控制，则可先做牙髓治疗，同时开始牙周炎的一系列治疗。如果多根牙只有一个牙根有深牙周袋引起的牙髓炎，且患牙不太松动，则可在根管治疗和牙周炎症控制后，将患根截除，保留患牙。如牙周病变已十分严重，不易彻底控制炎症，或患牙过于松动，则可直接拔牙止痛。

总之，应尽量查清病源，以确定治疗的主次。在不能确定的情况下，死髓牙先做牙髓治疗，配合牙周治疗；活髓牙则先做系统的牙周治疗和调𬌗，若疗效不佳，再视情况行牙髓治疗。

## 牙周脓肿

牙周袋袋壁内发生局限的急性化脓性感染。可发生于任何类型牙周炎晚期的深袋，若不彻底治疗，可以反复发作，也可以转为慢性脓肿。

### 一、病因

1. 深牙周袋内壁的化脓性炎症向深部结缔组织扩展，而脓液不能向袋内排出时，即形成袋壁软组织内的脓肿。

2. 迂回曲折的、涉及多个牙面的深牙周袋，脓性渗出物不能顺利引流，特别是累及根分叉区时。

3. 洁治或刮治时，动作粗暴，将牙石碎片推入牙周袋深部组织，或损伤牙龈组织。

4. 深牙周袋的刮治术不彻底，袋口虽然紧缩，但袋底处的炎症仍然存在，并得不到引流。

### 二、诊断

牙周脓肿一般为急性过程，并且可自行破溃排脓和消退，但若不积极治疗，或反复急性发作，可成为慢性牙周脓肿。

　　急性牙周脓肿发病突然，在患牙的唇颊侧或舌腭侧牙龈形成椭圆形或半球状的肿胀突起。牙龈发红、水肿，表面光亮。脓肿的早期，炎症浸润广泛，使组织张力增大，疼痛较剧烈，可有搏动性疼痛。因牙周膜水肿而使患牙有"浮起感"，叩痛，松动明显。脓肿的后期，脓液局限，脓肿表面较软，扪诊可有波动感，疼痛稍减轻，此时指压牙龈可有脓液自袋内流出，或脓肿自行从表面破溃，肿胀消退。急性牙周脓肿患者一般无明显的全身症状，可有局部淋巴结肿大，或白细胞轻度增多。脓肿可以发生在单个牙齿，也可同时发生于多个牙齿，或此起彼伏。此种多发性牙周脓肿时，也常伴有较明显的全身不适，患者十分痛苦。

　　慢性牙周脓肿常为急性期过后未及时治疗，或反复急性发作所致。一般无明显症状，可见牙龈表面有窦道开口，开口处可平坦，须仔细检查才可见有针尖大的开口；也可呈肉芽组织状的开口，压时有少许脓液流出。叩痛不明显，有时可有咬合不适感。

### 三、治疗

1. 应尽快消除急性炎症和症状。
2. 脓肿出现波动时，可从袋内壁刺破脓腔，或从脓肿表面切开引流脓液。
3. 脓肿尚未出现波动时，可全身或袋内局部应用抗菌剂，以促消炎。
4. 全口多个牙可同时或先后发生急性牙周脓肿，此时应给予全身支持疗法，并寻找有无全身疾病等背景。

（张丽伟）

## 第三节　牙周患者的护理

1. 协助医生进行洁治术、取出口腔内不良修复体或消除食物嵌塞等局部刺激因素。
2. 遵医嘱指导用药，如服用抗生素、用氯己定抗菌类漱口剂等；协助医生进行局部治疗用药，牙龈炎者用3%过氧化氢溶液与生理盐水交替冲洗龈沟，涂布碘甘油；牙周炎者用3%过氧化氢溶液冲洗牙周袋，袋内涂以碘甘油或碘酚等药，涂搽时应避免烧灼邻近黏膜组织。
3. 做好洁治术及牙周手术的护理：①术前按术种的不同做好相应的器械、物品准备；②术前嘱患者用0.1%氯己定溶液含漱1分钟，牙周手术时还需用75%酒精消毒口周皮肤、铺消毒巾；③术中协助工作。洁治术时牵拉口角，牙周手术时牵拉口唇，止血、吸去冲洗液，保持术野清晰；④牙周手术后，嘱患者注意保护创口，24小时内不要漱口、刷牙，应进软食，按医嘱服抗生素以防止感染，术后1周拆线，术后6周勿探测牙周袋。
4. 指导患者合理饮食，增加维生素A、维生素C的摄入，严禁烟酒。
5. 介绍牙龈炎发病原因，说明有进一步导致牙周炎的危害的可能，所以应积极进行牙龈炎的防治，患牙周炎后也应及早治疗以阻止疾病的进一步发展。

　　6. 教育患者及社区人群应定期接受医生的检查和指导，防止疾病的发生和发展。做好口腔卫生保健，指导饭后及睡前漱口、正确的刷牙方法、牙线和牙签的正确使用、牙龈按摩及经常彻底清除牙菌斑等。

（张丽伟）

# 第五章　口腔黏膜病

口腔黏膜病是指发生在口腔黏膜及其软组织上的类型各异、种类众多的疾病总称。口腔黏膜病病因复杂，病种繁多，临床表现多样化，往往与全身状况关系密切。目前在分类方面尚未取得一致意见。本书的分类是以临床特征为主，兼顾病因和病理学特征，分为感染性疾病、变态反应性疾病、溃疡类疾病、大疱类疾病、斑纹类疾病和唇舌疾病等。

## 第一节　复发性阿弗他溃疡

复发性阿弗他溃疡（RAU）又称复发性口腔溃疡（ROU），复发性口疮，复发性阿弗他口炎（RAS）等，是口腔黏膜病中最常见的溃疡类疾病，患病率为20%左右，居口腔黏膜病的首位。Sircus（1975）调查1 587人中患病率为20%。Axell（1976）调查30 118人中患病率为17.7%。北京医科大学口腔医院（1981）调查9 463人中患病率为18.3%。性别方面多数报道女性患病稍高于男性，亦有报道男女患病率约相等。患病可在任何年龄，但以青壮年多见，儿童及老人较少。一般发病没有季节性差别，但夏季发病相对稍少于其他季节。因具有明显的灼痛感，故冠以希腊文"阿弗他"——灼痛。本病周期性复发但又有自限性，为孤立的、圆形或椭圆形的浅表性溃疡。

### 一、病因

复发性口腔溃疡病因复杂，具体病因至今仍不明确。它首先与免疫有着很密切的关系。有的患者表现为免疫缺陷，有的患者则表现为自身免疫反应，也就是由于各种因素使人体正常的免疫系统对自身组织抗原产生免疫反应，引起组织的破坏而发病。其次与遗传有关系。在临床中，复发性口腔溃疡的发病，有明显的家族遗传倾向，我们常常看到，父母一方或双方若患有复发性口腔溃疡，那么，他们的子女就比一般人更容易患病。另外，复发性口腔溃疡的发作，常常还与一些疾病或症状有关。比如消化系统疾病如胃溃疡、十二指肠溃疡、慢性或迁延性肝炎、结肠炎等，另外与贫血、偏食、消化不良、腹泻、发热、睡眠不足、过度疲劳、精神紧张、工作压力大、月经周期的改变等有关。其他因素如缺乏微量元素锌、铁、叶酸、维生素 $B_{12}$ 等可降低免疫功能，增加 RAU 发病的可能性。但临床患者补充上述药物，疗效报道不一。此外，微循环观察发现 RAU 患者毛细血管静脉端曲张、丛数减少、管袢形态异常、部分毛细血管闭塞、血流速度减慢、血流量减少。血液流变学研究显示血黏度增高、血细胞比容增高等变化。随着一种或多种因素的活跃、交替、重叠就容易出现机体免疫力下降，免疫功能紊乱，也就造成复发性口腔溃疡的频繁发作。

## 二、病理

早期黏膜上皮细胞内及细胞间水肿，可形成上皮内疱。上皮内及血管周围有密集的淋巴、单核细胞浸润，随后有多形核白细胞、浆细胞浸润，上皮溶解破溃脱落，形成溃疡。溃疡表面有纤维素渗出物形成假膜或坏死组织覆盖。固有层内胶原纤维水肿变性、均质化或弯曲断裂，甚至破坏消失。炎症细胞大量浸润。毛细血管充血扩张，血管内皮细胞肿胀，管腔狭窄甚至闭塞，有局限性小的坏死区，或见血管内玻璃样血栓。重型阿弗他溃疡可深及黏膜下层。除炎症表现外，还有小涎腺腺泡破坏，腺管扩张、腺管上皮增生，直至腺小叶结构消失，由密集的淋巴细胞替代，呈淋巴滤泡样结构。还可见肌束间水肿。

## 三、诊断

（一）临床表现

1. 轻型阿弗他溃疡（MiAU） 最常见，约占 RAU 的 80%。溃疡不大，一般直径 2~4 mm，呈圆或椭圆形，周界清晰，孤立散在，数目不多，每次 1~5 个不等。好发于角化程度较差的区域，如唇、颊黏膜，角化程度高的龈、腭部较少发生。发作时溃疡有"凹、红、黄、痛"特征，即溃疡中央凹陷，基底不硬，周边围有约 1 mm 的充血红晕带，表面覆有浅黄色假膜，灼痛感明显。MiAU 复发有规律，一般分为发作期、愈合期和间歇期。发作期又细分为前驱期和溃疡期。前驱期有黏膜局部不适，触痛或灼痛感；24 小时后出现白色或红色丘疹状小点；2 天后上皮破损，进入溃疡期；再经 4 天后红晕消失，溃疡愈合，不留瘢痕。整个发作期一般持续 1~2 周，具有不治而愈的自限性。间歇期长短不一，因人而异。但一般初发间歇期较长，此后逐渐缩短，直至此起彼伏、连绵不断。MiAU 因刺激痛影响语言、进食、心情，从而对生活质量产生不利影响。

2. 疱疹样阿弗他溃疡（HU） 溃疡小而多，直径小于 2 mm，可有 10~30 个或更多。溃疡散在分布于口腔内，可发生于非角化黏膜，病变不成簇。溃疡周围黏膜充血，唾液增多，疼痛明显。相应局部淋巴结肿大，有时伴有头痛、发热等症状。发作规律同MiAU，愈合后不留瘢痕。

3. 重型阿弗他溃疡（MjAU） 又称复发性坏死性黏膜腺周围炎或腺周口疮。患者都有口腔溃疡反复发作的病史。溃疡数目少，多为单发，2 个以上少见，可伴有轻型口疮。溃疡直径大于 5 mm，可为 1~2 cm，周围黏膜水肿，边缘隆起，溃疡中央凹陷，呈弹坑状。病损持续时间长，可为 3 个月到半年。疼痛剧烈，有时伴有相应部位淋巴结肿大。溃疡波及黏膜下层及腺体，愈合后留有瘢痕。

（二）实验室检查 本病一般不需做特殊检查，在临床即可作出诊断。但对一个溃疡面直径超过 1 cm、边缘不整齐并有增生现象、底部凹凸不平、基底变硬者，应取病损处组织做病理检查，以鉴别是否恶变。

（三）诊断

1. 溃疡具有明显的复发规律或有明显的复发史。

2. 除重型外，溃疡的外形圆或椭圆，边缘光滑不隆起，基底软，面积小，疼痛明显。

3. 出现长期不愈、溃疡边缘隆起、基底硬结，疑为癌性溃疡者应做活检。重型后期可见到腺泡破坏，腺导管扩张、腺小叶结构消失、肌束间水肿、炎症细胞浸润等病理特征。

## 四、治疗

治疗原则是消除致病诱因，增进机体健康，减轻局部症状，促进溃疡愈合。治疗方法及所用药物虽然较多，但还没有特效药物。所以治疗时应针对每个病例的致病诱因和对药物的反应有侧重地选用治疗方法和药物，包括局部治疗和全身治疗。局部治疗的目的是保持口腔卫生、防止继发感染、消炎、止痛及促进溃疡愈合。全身治疗的目的是缩短病程，延长间歇期，减少复发。

（一）局部治疗　以消炎、止痛、促进溃疡愈合为原则。

1. 消炎　0.1%雷夫奴尔、0.05%氯己定含漱剂含漱；溶菌酶片20 mg、华素片0.5 mg含化，每日3~4次。

2. 止痛　1%丁卡因、0.5%达克罗林表面涂布麻醉；0.5%~1%普鲁卡因含漱。

3. 促溃疡愈合　溃疡膜、溃疡散、养阴生肌散、西瓜霜喷剂等局部涂抹，一天数次。

4. 皮质激素　局部封闭深大的腺周口疮经久不愈，可用曲安奈德（醋酸曲安缩松）在溃疡基底部注射，每周1次。

5. 物理疗法　病损区激光、红外线照射，可以止痛促进溃疡愈合。

（二）全身治疗

1. 维生素类　维生素治疗口腔溃疡可增强黏膜组织的修复再生能力，促进溃疡愈合。①维生素C：每次2片，每日3次。②维生素E：每次20 mg，每日3次。③维生素$B_1$：每次20 mg，每日3次。④维生素$B_6$：每次100 mg，每日3次。⑤维生素$B_2$：每次10 mg，每日3次。

2. 糖皮质激素　常用药物有以下几种。醋酸泼尼松：每次2.5~10 mg，每日3~4次口服。倍他米松：每次0.5 mg，每日3~4次口服。泼尼松：每次5 mg，每日3~4次口服。此类药只用于严重患者的短期突击治疗，适当延长治疗时间。同时应严格掌握禁忌证。

3. 免疫增强剂　机理是通过加强细胞和体液特异性免疫反应，促使免疫功能低下患者的巨噬细胞及T细胞的功能恢复正常，减轻局部症状，促使溃疡愈合。①左旋咪唑：每次50 mg口服，每日2~3次，每周连服3天，隔周再服3天，3个月为一疗程。②转移因子：每次2 ml肌内或皮下注射，每周1~2次，10次为一疗程。③丙种球蛋白：每次3 ml肌注，每日1次，7天为一疗程。④茯苓多糖：每次20~50 mg口服，每日2次。

4. 抗细胞代谢类　对复发性口腔溃疡重症者，抗细胞代谢药可抑制细胞的分裂增殖，阻止 T 细胞和 B 细胞向淋巴母细胞和浆母细胞转化，干扰嘌呤代谢，阻止抗体的生成。可选用以下药物。硫唑嘌呤：每次 25～30 mg，每日 2 次口服。氨苯蝶呤：每次 2.5 mg，每日 2 次口服。6 - 巯基嘌呤：每次 25 mg，每日 2 次口服。治疗期间须严密注意血象及肝肾功能的变化。

5. 烃化类　常用环磷酰胺，每次 25 mg，口服，每日 2 次。每一个疗程以 1 周为宜，症状缓解后立即停药。本品主要作用在于破坏 DNA，影响 RNA 和蛋白质的合成，抑制 T 细胞和 B 细胞的活动，对重症复发性口疮可以选用。须注意检查肝功能及血象。

6. 性激素　调整内分泌激素水平，促进蛋白合成，适用于女性与月经有关的口疮患者及更年期反复无常者。可选用己烯雌酚：每日 0.25 mg，晚睡前口服，于月经结束开始，连服 20 天。甲孕酮：每日 1 mg，服法同前。三合激素：每日 1 次肌内注射，7 天为一疗程，停药 1 周后再行第二疗程。

7. 654 - 2　本品具有改善微循环，调节免疫功能等多种作用。文献报道用其 20 mg，每日 2 次口服，连服 4 天为一疗程，总有效率 100%。较对照组差异非常显著。

8. 甲硝唑　0.2 g，每日 3～4 次，连用 1 周或 2%～4% 的溶液含漱，无论显效快慢，都应巩固疗效 3 天以上。

9. 西咪替丁　有人以甲氰咪胍研末涂于患处，每日 4 次，治疗 20 例，取得了满意的效果。一般涂 1～2 天溃疡面开始缩小，大部分在 3 天左右治愈，个别患者时间稍长。此药不但可促使溃疡愈合，而且有明显的止痛作用，涂 1～2 次疼痛明显减轻，2 天后疼痛消失。

10. 维酶素　每次 7 片，每日 3 次口服，2 个月为一疗程。此药仅能较好的控制口腔溃疡的复发，尚不能根治。

11. 眼明注射液　每次 2 ml，每日 2 次肌注，轻型口疮 2 周为一疗程，口疮性口炎 3 周为一疗程。

12. 其他　文献报道锌、辅酶 $Q_{10}$、胆黄素胶囊、灯盏细辛含片、六味地黄丸、六神丸等均有较好疗效。

（三）中医中药　实证可用清胃散、导赤散加减。虚实夹杂可用甘露饮加味。虚证依病情选用知柏地黄汤、补中益气汤等加减。

**五、健康教育**

积极锻炼身体，增强体质，注意身心健康，避免过劳及熬夜。注意口腔卫生，要常漱口。饮食宜清淡流质，多食新鲜蔬菜、水果，避免辛辣刺激性食品，保持大便通畅。

（王新华）

# 第二节　口腔单纯性疱疹

单纯疱疹病毒（HSV）对人体的感染非常多见，口腔、皮肤、眼、会阴、神经系统等是常易受侵犯的部位。一般认为人类是其天然宿主，世界上 1/3 以上的人群曾患复发性疱疹性口炎。

## 一、病因

该病由单纯疱疹病毒感染引起。正常人中有半数以上为病毒的携带者。病毒经呼吸道、口腔黏膜或破损皮肤进入人体。原发感染大多通过与患者直接接触获得，如通过接吻、使用疱疹性牙龈炎患者用过的餐具等。正常人的单纯疱疹病毒感染大多局限于皮肤黏膜表层。特别易感者，如新生儿、严重营养不良或有其他感染的儿童、免疫缺陷和应用免疫抑制剂者，可发生血行播散。原发性感染多为隐性，仅有 10% 的患者出现临床症状。原发感染发生后，病毒可持续潜伏在体内。由于人体对单纯疱疹病毒不产生永久免疫力，故每当机体抵抗力减弱时，如发热、胃肠功能紊乱、月经、妊娠、感染、过度疲劳和情绪改变时，体内潜伏的病毒即活跃而引起发病。

## 二、发病机制

单纯疱疹病毒通过与宿主细胞胞膜融合或胞饮作用而进入细胞，在胞质中脱去蛋白衣壳，进入细胞核，利用宿主细胞核中核酸合成系统合成新病毒。大量的病毒颗粒使细胞变性、肿胀、破裂，并释放出新病毒，进入邻近细胞，使细胞相互融合，出现胞内和胞间水肿，形成水疱。在机体免疫作用下，大部分病毒被杀灭，小部分病毒潜伏在三叉神经半月神经节内，形成隐伏感染。当全身状况改变影响免疫系统功能或局部受到外来刺激（如身体疲劳、失眠、情绪烦躁、感冒发热、月经）时，HSV 便沿神经干向外迁移至神经末梢，并在邻近上皮细胞内自身复制，形成复发。有的病毒核酸与人体的 DNA 发生整合，长期潜伏在局部上皮细胞内，导致此处反复感染，并引起细胞癌变。

## 三、诊断

（一）临床表现　临床上分原发性和复发性两型。

1. 原发性单纯疱疹　6 岁以下儿童多见，尤多见婴幼儿。潜伏期 4～7 日，后出现发热、头痛、疲乏不适、全身肌痛、咽喉肿痛、颌下淋巴结肿大、患儿流涎、拒食、烦躁不安，经 1～2 日，口腔黏膜可出现广泛充血水肿，附着龈和边缘龈红肿明显、易出血，形成成簇的小水疱，疱小而透明，薄而易破，破后形成糜烂，并相互融合，外形不规则，面积较大，继发感染可有假膜覆盖。颊和唇部则覆以假膜和痂皮，表现为一种较严重的广泛性龈炎和口腔黏膜多处溃疡损害，即急性疱疹性龈口炎，经 7～10 日可自愈。极度营养不良、抵抗力虚弱儿童可伴发脑膜感染和坏疽性龈口炎。

2. 复发性单纯疱疹　原发性损害愈合后，30%～50% 可发生复发性损害。唇部（尤其唇红皮肤、黏膜交界处）易发，称复发性唇疱疹。如发生在口角，称疱疹性口角炎。其临床表现特征如下。

（1）多发生于成年人。

（2）精神紧张、发热性疾病、口腔局部刺激、创伤等是本病的激发因素，HIV 感染者可出现复发性疱疹性口炎。

（3）全身及口腔损害均较轻。

（4）口腔损害为成簇的小水疱、小溃疡，可融合成片。

（5）好发于硬腭、牙龈、软腭及牙槽黏膜。

（6）7~10天愈合，不留瘢痕。

（二）实验室及其他检查

1. 血常规检查　白细胞总数正常或略低于正常。

2. 组织病理检查　取水疱底部组织染色，可见到多核巨细胞，细胞核内有嗜伊红病毒小体。在电镜下观察，能见到六角形疱疹病毒位于细胞核中央。

3. 免疫学检查

（1）抗原检测：利用抗HSV各类抗原的单克隆抗体，用免疫荧光或其他免疫组化技术，从受损细胞中查找特异性抗原。

（2）抗体检测：用HSV抗原与患者的血清进行抗体中和试验、补体结合试验或ELISA检测抗体滴度是否升高，但此项检测对早期诊断价值不大。

4. 病毒分离　将病损处刮取物或水疱液接种于易感组织培养细胞或新生小鼠，在所造成的病损细胞或组织中可分离到HSV病毒，并进行型别鉴定，但成功率不高。

5. 基因诊断　近年来采用核酸杂交、酶切图谱以及聚合酶链反应（PCR）等，均可利用特异的D. A信号来确定HSV感染诊断，PCR法灵敏、快速，但有较高的假阳性。

（三）诊断　多数病例根据临床表现都可作出诊断。如原发性感染多见于婴幼儿，急性发作，全身反应重，口腔黏膜的任何部位和口唇周围可出现成簇的小水疱。然后口腔黏膜形成浅溃疡，口周皮肤形成痂壳。复发性感染成人多见，全身反应轻，但口角、唇缘及皮肤仍出现典型的成簇小水疱。

### 四、治疗

（一）抗病毒治疗　如吗啉胍可抑制病毒RNA多聚酶的形成；金刚烷能封闭细胞膜受体的通路，阻止病毒进入宿主细胞等即可控制病毒的繁殖而达到治疗作用。常用药有：

1. 阿昔洛韦（ACV）　对于单纯疱疹病毒原发感染者，阿昔洛韦不能阻止病毒潜伏到机体内，故不能控制以后的复发。近来的研究认为，本品对免疫能力差的患者患单纯疱疹时效果较好。

ACV抗病毒能力依次为HSV-1、HSV-2、水痘带状疱疹病毒及EB病毒。对巨细胞病毒无效。其血浆半衰期为2.5~3.0小时。用药方法及剂量为：一般原发性患者，200 mg口服，每4小时一次（每日5次，成人），服5~7日，复发性口腔HSV-1感染为3~5日。有免疫缺陷的患者或有并发症的患者（如HSV脑炎）可用静脉滴注，5~10 mg/kg，每8小时一次，服5~7日。口服ACV的副作用轻微，仅有胃肠道反应。

2. 利巴韦林　又名病毒唑或三氮唑核苷，为一种强的单磷酸次黄嘌呤核苷（IMP）脱氧酶抑制剂，从而阻碍病毒核酸的合成，有广谱抗病毒作用（包括DNA、RNA病毒），对疱疹病毒有防治作用。本品口服每日0.6~1 g，分3~4次；肌内注射每千克体重 10 ~ 15 mg，分两次；0.1% 溶液滴眼治疗疱疹性结膜炎。本品不宜大量长期使用，以免引起严重的胃肠道反应，孕妇禁用。

3. 干扰素和聚肌苷酸　干扰素是机体细胞对病毒感染或一些非病毒诱生剂反应合成的一种糖蛋白，具高度生物活性，可促进机体的自然杀伤细胞（NK 细胞）和巨噬细胞对病毒感染细胞的杀伤作用，并能抑制病毒在新入侵的组织细胞内的复制增殖。外源性干扰素和从受感染细胞中释放的内源性干扰素，通过作用于未感染细胞的细胞膜上受体，诱导生成多种胞质酶，破坏病毒 RNA，而影响病毒的蛋白质的合成，限制病毒感染的扩散。干扰素还能抑制磷酸多萜醇氨基葡萄糖苷的合成，影响病毒糖蛋白囊膜的形成。干扰素抑制病毒具有种属的特异性、广谱性、高活性，作用迅速，相对无毒和无过敏性等特点。每日 1 ~ 2 次，肌内注射或皮下注射后均在 4 ~ 8 小时达到血药峰值。不能通过胎盘。不良反应有发热、头痛和肌肉痛。大剂量可出现疲乏无力、胃肠不适、四肢麻木。偶可见白细胞、血小板和网状红细胞减少，可能与本品抑制造血细胞的分裂有关。若多次反复使用，部分患者的血中可出现抗干扰素抗体而影响疗效。由于 IFN - α 治疗 HSV - 1 感染的效果并不高于 ACV，且副作用较多，价格较贵，一般不作为首选药物，但对复发频繁或有免疫力低下的患者可考虑采用。

聚肌苷酸（聚肌胞）是人工合成的干扰素诱生剂，同时能刺激巨噬细胞，增加吞噬功能和抗体形成。采用肌内注射，12 ~ 24 小时达到血峰值，因此每天或间隔 1 天给药即可。对慢性和复发性 HSV 感染有一定的疗效。不良反应为一过性低热。

（二）疫苗和免疫球蛋白　疫苗是预防病毒感染最有效的方法，但 HSV 疫苗尚在研究中。注射免疫球蛋白可使机体获得短暂的抗病毒能力（即被动免疫），在 HSV 感染流行时，在一定的人群中使用，有预防和治疗的效果。

（三）免疫调节剂及其他　对于单纯疱疹感染复发较严重而频繁者，除抗病毒药物，还应选用免疫调节剂。

1. 胸腺素、转移因子、左旋咪唑　有报道用胸腺素 1 ~ 5 mg，肌注每天 1 次，治疗 1 ~ 12 岁的儿童患者，3 ~ 6 天均出现疗效。转移因子及左旋咪唑等对 HSV 感染均有辅助治疗作用。

2. 环氧合酶抑制剂　如吲哚美辛（消炎痛）25 mg，每日 3 次，口服；布洛芬每次服 200 mg，每日 4 次，使用 1 个月至数月。据认为本品可使复发性疱疹的复发频率和发作严重程度明显下降。

（四）局部用药

1. 口腔黏膜用药　口腔黏膜用药对原发性 HSV 感染引起的疱疹性龈口炎是不可缺的，常使用的制剂有溶液、糊剂、散剂及含片。

（1）0.1% ~ 0.2% 葡萄糖酸氯己定溶液，复方硼酸溶液（多贝尔漱口液），0.1% 依沙吖啶溶液漱口，皆有消毒杀菌作用。2% ~ 2.5% 的四环素水溶液漱口能消除继发感染，减轻症状（如止痛）。

（2）抗生素糊剂，如 5% 金霉素甘油糊剂，或 5% 四环素甘油糊剂局部涂搽。0.5% 达克罗宁糊剂局部涂搽可止痛。

（3）散剂，如锡类散、养阴生肌散、西瓜霜粉剂均可局部使用。

（4）含片，可用葡萄糖酸氯己定片（5 mg），溶菌酶片（20 mg）、华素片等含化。

2. 口周皮肤及唇部用药

（1）5%碘苷的二基亚砜液局部涂搽，据报道可缩短 50% 病程。可局部使用碘苷即疱疹净（IDU）。亦可用碘苷或 ACV 滴眼剂涂搽。

（2）5% ACV 软膏、酞丁胺（增光素）软膏或人白细胞干扰素软膏局部涂搽。

（3）唇疱疹继发感染时，可用温生理盐水、0.1% ~0.2% 氯己定液或 0.01% 硫酸锌液湿敷。锌可抑制 1 型单纯疱疹病毒 DNA 聚合酶，进而直接影响病毒的复制。

（五）抗感染 一般抗生素及磺胺类药治疗本病无效，但使用广谱抗生素可预防和控制糜烂面的继发细菌感染，使病程缩短。

（六）对症治疗 全身发热时可适当给予退热药，常用小儿退热片：6 个月至 1 岁每次 1/3 片，1 ~2 岁每次 1.5 片，2 ~4 岁每次 1 片，4 ~6 岁每次 1 ~1.5 片，6 岁以上每次 2 片。

（七）维生素及支持疗法 如口腔溃烂严重，进食困难及全身发热后影响全身营养，应支持全身治疗，根据病情，可选用：①复合维生素 B，每次 1 ~2 片，每日 3 次。②维生素 C，100 ~300 mg，每日 3 次。③5% 葡萄糖氯化钠注射液或复方氯化钠注射液，静脉滴注，根据病情及体重确定给液量。

（八）收敛止痛药 这类药在于止痛以便于进食，增加营养，同时收敛溃烂面，促进溃疡的愈合，药用：①0.5% ~1% 丁卡因，饭前涂抹溃疡区。②2% 亚甲蓝，涂溃疡面，每日 3 次。③1% 甲紫涂搽黏膜，每日 2 次。

（九）物理疗法 口腔单纯疱疹的复发感染用氦氖激光治疗。据报道，局部照射点功率密度 100 mW/cm$^2$，每处照射 60 秒钟，照射 3 ~5 处；每次总共照射 3 ~5 分钟，每日 1 次，共治疗 6 ~7 次。重型复发性疱疹治疗 10 次。治疗结果显示，激光治疗 1 ~2 次即有明显的止痛效果，并使病灶局限和上皮形成加快；治疗 2 ~3 次全身情况改善，平均 6 ~7 天治愈。若采用一般疗法需 7 ~9 天，方可治愈。研究认为，氦氖激光 100 mW/cm$^2$ 可刺激细胞三磷腺苷（ATP）含量增高。细胞的 ATP 含量的变化可评定细胞的生物能反应水平，而生物能的提高可激活免疫系统和机体的再生修复过程，所以氦氖激光治疗单纯疱疹的复发损害是有效的。

（十）其他 也可选用中药治疗。

**五、健康教育**

1. 注意口腔卫生，根据年龄采用不同的方法，如多喂水、漱口、刷牙等。忌不适当擦拭。

2. 注意奶瓶、奶头及所有奶具的清洁消毒。

3. 积极治疗原发病。注意维生素的补充。

4. 避免长期口服广谱抗生素或不合理使用肾上腺皮质激素。

5. 避免吮手指等不良习惯。

（王新华）

## 第三节　带状疱疹

带状疱疹是由水痘—带状疱疹病毒所引起的皮肤黏膜病，以出现单侧带状群集分布的水疱和神经痛为特征。

### 一、病因

水痘—带状疱疹病毒为本病的致病病原体，侵犯儿童可引起水痘，在成年人及老年人则引起带状疱疹。机体患水痘后为不全免疫，病毒可长期潜伏于脊髓神经后根神经节或三叉神经节内，不能被体内的高效价抗体清除，当机体免疫力低下时，诱发带状疱疹。而患带状疱疹后则为完全免疫，很少复发。

病毒经空气传播进入呼吸道中繁殖，经区域淋巴结侵入血循环，扩散在身体各部位（潜伏期 12～17 天），全身出现斑丘疹和水疱，这就是儿童的水痘，此时病毒沉着于上皮样细胞中，而呼吸道及痘疱均可为传染源。水痘痊愈后，少数潜伏在神经节细胞中的病毒，可在若干年之后在某些激惹情况下活化，沿着感觉神经轴索下行到神经支配的皮肤黏膜的细胞内增殖，发生串珠状水疱疹，并按神经分布形成带状。

本病甚少发生于儿童（儿童为水痘），12 岁后随年龄而发病率递增。20～50 岁发病率稳定于 3‰，50 岁以上为 5‰，60 岁以上为 7‰。老年人不但发病率高，而且病情较严重，60 岁以上患者疱疹消退后约有半数遗留顽固的疹后神经痛。

机体的免疫功能与发病的程度有密切关系，恶性肿瘤、系统性红斑狼疮、大面积烧伤及长期大量使用皮质类固醇均易诱发带状疱疹。据报道，在 300 例艾滋病患者中有 5% 病前患过带状疱疹，大于同龄人正常发病率的 7 倍。

### 二、诊断

（一）临床表现

1. 前驱症状　发病前 1～2 日常有低热、乏力。发疹部位有烧灼性疼痛感，最常见胸腹或腰部带状疱疹（约 70%），可出现牙痛；其次为三叉神经带状疱疹（约 20%），损害沿神经支分布。

2. 局部表现　病损部位先出现不规则的充血性红斑，数小时后起水疱，渐融合为大疱，成簇成串，数日后疱液吸收或破裂，1～2 周脱痂。遗留色素沉着，可渐退，不留瘢痕。损害常不越过中线。

剧痛为本病的一特征，少数患者似三叉神经痛、时间长、愈合后仍可痛，可出现偏头痛。

颜面及口腔损害沿三叉神经三支的分布范围出现。第一支累及额部皮肤、眼角膜，可致失眠；第二支累及上唇、腭、颧下、颧部、眶下皮肤；第三支累及舌、下唇、颊及颏皮肤。黏膜损害为溃疡面，形态不规则，表面有假膜。

如病毒侵入面神经膝状神经节可出现鼓膜外疱疹，表现为耳痛、面瘫及愈合后听力障碍，称赖—享氏综合征。

（二）诊断

1. 特征性的单侧性皮肤—黏膜疱疹，沿三叉神经分支分布，不超过中线。

2. 剧烈的疼痛。

3. 可有前驱症状如发热、倦怠、全身不适及食欲减退，患部皮肤和黏膜有灼热、瘙痒、疼痛及牙痛等。

4. 夏秋季发病率较高，病程一般为 2 ～ 3 周。

### 三、治疗

治疗原则是止痛、抗病毒、消炎、局部对症治疗和预防继发感染。

（一）全身治疗

1. 止痛剂　疼痛者给予镇痛如阿司匹林、安基比林、安乃近、消炎痛等。疼痛十分剧烈时可暂用磷酸可待因。也可用维生素 $B_1$，每日皮下注射 100 mg，维生素 $B_{12}$ 肌注 100 ～ 500 μg。酒石酸麦角胺 0.5 ～ 1.5 mg 肌注或垂体后叶素 0.5 ～ 1 ml 肌注也有效。

2. 抗病毒剂

（1）吗啉胍：成人每次 0.2 g，每日 3 次。

（2）阿糖胞苷：取阿糖胞苷 100 mg 加入 5% 葡萄糖 250 ～ 500 ml 静滴，每日 1 次，连续 5 次为一疗程。用药后 12 ～ 48 小时疼痛减轻，疱疹停止发展。用药 3 ～ 8 天疼痛消失，疱疹干涸，结痂痊愈。

（3）阿昔洛韦：取阿昔洛韦 400 mg，每日 5 次，共 5 天的剂量。对带状疱疹的治疗有益，但对某一些严重并发症如急性疼痛、神经痛等无显著疗效。文献报道使用阿昔洛韦每日 4 ～ 5 mg/kg，联用甲泼尼龙 40 ～ 80 mg，每 8 小时 1 次，共 5 天，比单用阿昔洛韦效果要佳。

（4）溶菌酶：有广谱抗病毒作用。30 ～ 50 mg，每日 3 次口服，有一定疗效。

（5）强力宁：文献报道用强力宁治疗 30 例，静脉注射 20 ml，使用维生素 $B_{12}$ 皮下注射，每周 2 次，症状可得到改善。

（6）干扰素（IFN）：外用 IFN 软膏或肌注 $IFN_\alpha$ 能迅速减轻带状疱疹神经痛，缩短病程。Emodi 等用 $IFN_\alpha$（1 ～ 3）×$10^6$ U 肌注治疗 39 例（9 例对照），疱疹在 24 ～ 48 小时即开始结痂。

3. 乌洛托品　每日 0.3 ～ 0.6 g，儿童每日 10 ～ 15 mg/kg，分 3 次口服，连服 3 ～ 4 天，服药 1 ～ 2 天皮疹消退，局部烧灼和疼痛感明显减轻，3 ～ 4 天疮面结痂，全疗程平均 10 天。

4. 转移因子　每次 4 ml 于上臂内侧皮下注射，一般 2 次即可。有减轻疼痛，缩短病程之效。

5. 皮质激素　在无严重并发症或禁忌证情况下，早期口服泼尼松（15 ～ 30 mg/d），连用 1 周，以减轻神经痛，特别是对于老年患者。

6. 西咪替丁　每次 0.2 g，每日 3 次，睡前加服 0.4 g，平均疗程 4 天。有人单用该药治疗 53 例，全部治愈，平均皮疹消失时间为 3.5 天，平均止痛时间为 4 天，一般服药 24 小时即见皮疹停止发展，神经性疼痛明显减轻甚至消失。

7.3 – 乙酰乌头碱　镇痛消炎药，用注射用水稀释成 2 ml 后肌注，每日 1～2 次，据报道止痛总有效率 100%。

（二）局部治疗

1. 口内黏膜病损　若有糜烂溃疡，可用消毒防腐类药物含漱、涂布，如 2%～2.5% 四环素液、0.1%～0.2% 氯己定或 0.1% 高锰酸钾液含漱；5% 金霉素甘油糊剂或中药西瓜霜、锡类散局部涂搽、撒布，0.1% 碘苷液涂布，具有抗病毒作用。

2. 口周和颌面部皮肤病损　疱疹或溃破有渗出者，用纱布浸消毒防腐药水湿敷，可减少渗出，促进炎症消退，待无渗出并结痂后可涂少量酞丁安霜或利福平涂剂，后者含利福平 1 g，泼尼松 0.4 g，维生素 E 1 ml 及适量的涂膜基质，用棉签或软毛刷将本品涂于患处皮肤，迅速形成薄膜，每日 1～2 次。利福平分子内含有活性腙基，能选择性地抑制病原体 DNA 聚合酶的活性，从而干扰其合成，达到抑制病毒的目的；泼尼松有抗炎作用，薄膜剂可保护皮肤，避免局部刺激，防止继发感染。

（三）物理疗法　应用氦氖激光照射。周林频谱仪治疗，每次 30 分钟，每日 1～2 次，7 天为一疗程。可减轻疼痛，缩短病程。微波、毫米波、氦氖激光、紫外光局部照射神经节部位或穴位，有一定的辅助疗效，其中紫外光照射的效果较好，可减轻疼痛和促使炎症渗出物的吸收，加快愈合。

（四）中医中药治疗　可辨证施治。例如：肝经实火者可用龙胆泻肝汤加金银花、菊花；老年体弱或兼有慢性疾病者，则用龙胆泻肝汤加黄芪、党参、桂枝等。此外还可采用针刺疗法增强人体的非特异性细胞免疫反应，有较好的止痛作用。主要选取曲池、合谷、足三里、三阴交、阳陵泉、太冲等穴，并配合局部的穴位注射。

（王新华）

# 第四节　手足口病

手足口病（HFMD）是一种儿童传染病，又名发疹性水疱性口腔炎。本病以手、足和口腔黏膜疱疹或破溃后形成溃疡为主要临床特征。

## 一、病因

最常见的病原微生物为柯萨奇 A – 16 型病毒与肠道病毒 71 型。我国主要为前者，此外尚有 A – 2、4、5、7、10 型及 B1 – 5 型等。柯萨奇 A – 16 型多在婴幼儿中流行，而肠道病毒常致较大儿童及成年人罹患。

## 二、病理

病毒可在人体肠壁细胞内增殖，通过血液循环，从体表受压迫或摩擦部位的皮下和黏膜下组织逸出，在上皮细胞中增殖出现疱疹。疱疹液中含有高浓度病毒；上皮细胞核内有嗜酸性包涵体；电镜下亦可发现胞浆中排列整齐的病毒颗粒。

### 三、流行病学

传染源为患者和健康携带病毒者。患者口咽部分泌物及唾液中的病毒，可通过空气飞沫传播，或唾液、粪便污染手和用具传播，接触或饮用被污染的水源也可致病。

幼儿园是本病的主要流行场所，3 岁以下的幼儿是主要罹患者。本病可发生于四季，但夏秋季最易流行。

### 四、诊断

（一）临床表现　潜伏期为 3 ~ 4 天，多数无前驱症状而突然发病。可有 1 ~ 3 天的持续低热，口腔和咽喉部疼痛，或有上呼吸道感染症状。皮疹见于发病后第 2 天，呈离心性分布，多见于手指、足趾背面及指甲周围，也可见于手掌、足底、会阴及臀部。起始时为玫红色斑丘疹，1 天后形成半透明的小水疱，如不破溃感染，常在 2 ~ 4 天吸收干燥，呈深褐色薄痂，脱落后无瘢痕。

口内颊黏膜、软腭、舌缘及唇内侧也有散在红斑及小疱疹，多与皮疹同时出现，或稍晚 1 ~ 2 天出现。口内疱疹极易破溃成糜烂面，上覆灰黄色假膜，周围黏膜充血红肿。患儿可有流涎、拒食、烦躁等症状。本病的整个病程为 5 ~ 7 日，个别达 10 日。但少数患者可复发（据国内调查复发率仅为 3‰）。

（二）诊断　夏秋季托幼单位群体发病；患者多为 3 岁以下幼儿；手、足、口部位突然发疹起疱，皮肤的水疱不破溃；全身症状轻，可自愈。根据以上表现诊断不难。

发病初期（1 ~ 3 天）采咽拭子、疱液或粪便标本可分离出病毒，疱液中分离病毒可确诊。血清学检查急性期和恢复期患者标本，其特异性抗体滴度可增高 4 倍以上。

### 五、治疗

（一）对症治疗　由于本病的症状较轻，预后良好，应注意患儿的休息和护理，给予稀粥、米汤、豆奶及适量冷饮，用淡盐水或 0.1% 氯己定液洗口，口服维生素 $B_1$、$B_2$、C。同时应注意患儿的全身情况，警惕并发症（心肌炎、脑膜炎）的出现。

（二）抗病毒治疗　可用病毒唑口服（见单纯性疱疹）。

（三）中医中药　可用口炎宁颗粒剂、板蓝根颗粒剂或抗病毒颗粒剂（见单纯性疱疹）口服；特别是幼儿园的群体发病情况下用中草药口服，有较好的疗效。

（四）局部用药　主要用于口腔溃疡。含珍珠粉和利多卡因的溃疡糊剂有止痛和促使溃疡愈合的作用。较大的患儿可给予西瓜霜或华素片含化。

### 六、健康教育

及时发现疫情和隔离患者是控制本病的首要措施。幼儿园应注意观察体温、双手和口腔，发现患儿应隔离 1 周，同时注意日用品、食具、玩具和便器的消毒。对于密切接触过患者的婴幼儿可注射 1.5 ~ 3 ml 的国产丙种球蛋白，以增强机体防护能力。

（王新华）

# 第五节　口腔念珠菌病

口腔念珠菌病是真菌——念珠菌属感染所引起的口腔黏膜疾病。口腔念珠菌病按其病变部位可分为念珠菌口炎、念珠菌唇炎与口角炎、慢性黏膜皮肤念珠菌病等。

## 一、病因

本病为念珠菌感染。念珠菌为口腔常驻细菌，为条件致病菌，通常呈孢子形存在，并不致病。只有在一定条件下，念珠菌本身毒力增强或患者的防御功能降低才致病。本病易感因素主要有：①分娩时胎儿经产道感染或哺乳器具感染；②口腔卫生不良及修复体不洁；③长期应用广谱抗生素及滥用免疫抑制剂；④患有代谢性或内分泌性疾病（如糖尿病、甲状腺功能低下等）的患者；⑤维生素缺乏，如维生素 A、维生素 $B_{12}$ 及叶酸等缺乏。其病理变化表现为白色病区为腐化的上皮和丛生的真菌，上皮钉突变长，结缔组织有坏死及炎性细胞浸润。

## 二、临床分型

由于念珠菌病患病诱因、临床症状、体征以及病程长短不同，表现多种多样，无论全身或口腔念珠菌病均易与其他疾病混淆。为了有利于诊断和治疗，应进行分型、分类。

1. 口腔念珠菌病分型　目前通用的分型是按 Lehner（1966）提出的分型法。学者根据临床情况将 Lehner 分型与易感因素结合进行分型，发现更有利于疾病的诊治和预防。

1）原发性口腔念珠菌病：原发性口腔念珠菌病是指发病无任何全身疾病和口腔黏膜病的影响，仅与局部因素如义齿、吸烟及短期用抗生素有关。此型治疗效果好，不易复发。

2）继发性口腔念珠菌病：继发性口腔念珠菌病是指在有全身性疾病及其他口腔黏膜病的基础上发生的念珠菌感染。此型治疗较困难，易复发。

3）原发及继发性念珠菌病均再分四型：

（1）急性假膜型念珠菌病（鹅口疮、雪口病）。

（2）急性萎缩（红斑）型念珠菌病。

（3）慢性萎缩（红斑）型念珠菌病。

（4）慢性增殖型念珠菌病

①念珠菌性白斑；②念珠菌性肉芽肿。

2. 全身念珠菌病分类

（1）急性黏膜皮肤念珠菌病：此类是由于全身大量应用抗生素、激素，久病后全身抵抗力降低，或因局部创伤，皮肤潮湿使局部抵抗力降低等引起的局部或全身的黏膜和皮肤的念珠菌病。如口腔念珠菌病中的急性假膜型和急性萎缩型均属此类。这类仅为表层感染，一般并不发展为播散性的内脏器官感染。

（2）急性全身性念珠菌病：此类是由于全身严重的疾病如白血病、恶性肿瘤等使全身极度衰竭、抵抗力低下而引起的致命性内脏器官的感染。一般表层的感染并不严重。在口腔科临床上很少见。

（3）慢性黏膜皮肤念珠菌病：此类病因复杂，除常见引起念珠菌病的易感因素外还可能有遗传因素，可以是家族性遗传，有些患者一家几代数人都患此病。通常在婴幼儿期发病，偶见于成人期发病。其临床表现多样化，可以有组织萎缩或组织增生。在黏膜、皮肤、指（趾）甲等部位有慢性或反复发作性念珠菌感染。有些患者还可发生内分泌障碍，常见甲状腺、甲状旁腺、肾上腺皮质等功能低下，称为念珠菌内分泌病综合征。口腔的慢性萎缩型和慢性增殖型念珠菌病属于此类。

### 三、诊断

（一）临床表现

1. 念珠菌性口炎

（1）急性假膜型：该型发生率为4%，以新生婴儿最多见，又称新生儿鹅口疮或雪口病。多在出生后2~8日发生，好发于颊、舌、软腭及唇。损害区黏膜充血，有散在的白色柔软小斑点，如帽针头大小，不久即相互融合为白或蓝白色丝绒状斑片，并可继续扩大蔓延，重者扁桃体、咽部、牙龈皆为白色假膜覆盖使满口如雪。患儿烦躁不安、啼哭、哺乳困难，有时轻度发热，全身反应较轻，少数病例可能蔓延到食管和支气管，引起念珠菌性食管炎或肺念珠菌病。

（2）急性红斑型：本型又称萎缩型。多见于成人，常由广谱抗生素长期应用而致，也称抗生素口炎。且多数患者患消耗性疾病（如白血病、营养不良、内分泌紊乱、肿瘤化疗后）。

（3）慢性肥厚型：本型又称念珠菌性白斑。见颊、舌背及腭部。由于菌丝深入到黏膜或皮肤的内部，引起角化不全、棘层肥厚、上皮增生、微脓肿形成及固有层乳头的炎细胞浸润，而表层的假膜与上皮层附着紧密，不易剥脱。组织学检查，有轻到中度上皮不典型增生。念珠菌性白斑病的恶变率较高，应提高警惕。

本型的颊黏膜病损，常对称，位于口角内侧三角区，呈结节状或颗粒状增生，或为附着紧密的白色角质斑块，似黏膜白斑，与颗粒状白斑不易鉴别。

（4）慢性红斑型：本型又称义齿性口炎，损害部位常在上颌义齿腭侧面接触之腭、龈黏膜，多见于女性患者。黏膜呈亮红色水肿，有黄白色的条索状或斑点状假膜，有90%患者的斑块或假膜中，可查见白色念珠菌。

2. 念珠菌性唇炎 本病为念珠菌感染引起的慢性唇炎，多发于高龄（50岁以上）患者。一般多见于下唇，可同时有念珠菌口炎或口角炎。

Gansen将本病分为两型，糜烂型者在下唇红唇中份长期存在鲜红色的糜烂面，周围有过角化现象，表面脱屑，因此极易与盘状红斑狼疮病损混淆，亦类似光照性唇炎。颗粒型者表现为下唇肿胀、唇红皮肤交界处常有散在突出的小颗粒，极类似腺性唇炎。念珠菌唇炎应刮取糜烂部位边缘的鳞屑和小颗粒状组织，镜检多次发现芽生孢子和假菌丝，并经培养证明为白色念珠菌时，才能确诊。

3. 念珠菌口角炎　口角区的皮肤与黏膜发生皲裂，常有糜烂和渗出物，或结有薄痂，张口时疼痛或溢血。念珠菌口角炎多发生于儿童、身体衰弱患者和血液病患者。

儿童在寒冷干燥的冬季，因口唇干裂继发的念珠菌感染的口角炎也较常见。儿童的念珠菌唇炎和口角炎还有一个共同的特点，即唇周皮肤呈干燥状并附有细的鳞屑，伴有不同程度的瘙痒感。

（二）实验室及其他检查

1. 涂片　刮取病损区表面伪膜或分泌物，义齿性口炎刮取义齿组织面，涂于载玻片上，加滴 10% 氢氧化钾或氢氧化钠溶液，加盖玻片，吸出溢液，用酒精灯轻微加热溶解角质。直接用显微镜检查，显微镜下可见无色的白色念珠菌的孢子和菌丝。

涂片也可用 PAS（过碘酸—雪夫染色）染色后再在显微镜下观察，染色后孢子和菌丝呈紫红色，易于观察，且可长时间保存。

2. 培养　收集患者非刺激性混合唾液 2 ml，取 0.5 ml 接种于 TTC 琼脂培养基（含红四氮唑的沙氏培养基），在 35 ℃下培养。1～2 天取出，观察菌落生长情况，形成酵母样菌落，可做涂片和进一步鉴定，第 7 天仍无菌落生长视为阴性。

3. 鉴定　厚壁孢子形成实验是目前鉴定白色念珠菌的最重要途径之一。方法是在玉米吐温培养基中，穿刺接种待检菌，22～25 ℃培养 1～2 天，可出现点状灰白色菌落，显微镜下菌丝顶端有厚壁孢子生长。

4. 组织病理表现　慢性肥厚型念珠菌口炎病损区组织病理检查，表现为上皮不全角化，可见白色念珠菌菌丝侵入。上皮内有多形核白细胞浸润，在不全角化层中，白细胞聚集形成微小脓肿，有时可见轻、中度异常增生，因此，对慢性肥厚型念珠菌口炎应提高警惕，争取早期活检，明确诊断。

（三）诊断

1. 患者常有广谱抗生素和免疫抑制剂长期应用史或消耗性疾病史。

2. 典型表现为白色假膜、白色斑块及舌乳头萎缩。

3. 念珠菌性白斑应争取早期活检，排除恶变。

4. 活体组织检查，用 PAS 染色可见菌丝垂直地侵入角化层，其基底处有大量炎细胞聚集，并能形成微脓肿。

5. 实验室检查包括涂片检查病原菌、分离培养、免疫学检查等。

## 四、治疗

（一）局部药物治疗

1. 2%～4% 碳酸氢钠溶液　婴幼儿鹅口疮常用。哺乳前后洗涤口腔，造成口腔碱性环境，阻止白色念珠菌的生长和繁殖。轻症不用其他药物，病变在 2～3 日即可消失，但仍需继续用药数日，以防复发。也可用于哺乳前、后洗净乳头，以免造成交叉或重复感染。

2. 氯己定　具抗真菌作用。用 0.2% 溶液或 1% 凝胶局部涂布、冲洗或含漱，也可与制霉菌素配伍成软膏或霜剂，可加少量曲安奈德，以治疗口角炎、义齿性口炎等

（可将霜剂涂于基托组织面戴入口中）。与碳酸氢钠液交替漱洗，可消除白色念珠菌的协同致病菌——革兰氏阴性菌。

3. 西地碘　为一种高效、低毒和广谱杀菌活性的分子态碘制剂，商品名为华素片。抗炎、杀菌能力强，用于混合感染，口感好，每日 3～4 次，每次 1 片含后吞服。禁用于碘过敏者。

4. 制霉菌素　用 5 万～10 万 U/ml 的水混悬液局部涂布，每 2～3 小时 1 次，涂布后可咽下，疗程为 7～10 日。

5. 咪康唑　硝酸咪康唑的商品名为达克宁，局部用，口腔黏膜用散剂，舌炎及口角炎用霜剂，疗程为 10 日。

6. 其他药物　局部应用克霉唑霜、酮康唑溶液、西瓜霜或冰硼散等。

（二）全身抗真菌药物治疗

1. 克霉唑　成人每日 1.5～3 g，儿童每日 30～60 mg/kg，分 3 次服用。

2. 抗滴虫霉素　肠溶片 5 万 U，每日 3～4 次口服；每毫升 2 万～8 万 U 混悬液含漱或局部涂搽，每日 2～3 次。

3. 两性霉素 B　用于广泛或较重症患者，每日 0.1～0.25 mg/kg，临用时以注射用水 10ml 将药溶解，后按每毫克药物以 5% 葡萄糖 30～40 ml 稀释后缓慢静滴，每 1～2 天 1 次或每周 2 次。本药副作用多，治疗时应密切观察。

4. 0.2%～1.0% 庐山霉素溶液　每日 2～6 ml/kg，口服或每日 1～4 mg/kg，溶于 5%～10% 葡萄糖液内稀释成 0.01%～0.05% 浓度缓慢静滴。

5. 酮康唑　本品为人工合成咪唑类抗真菌药物 200 mg，顿服。

6. 咪康唑　咪唑类抗生素，抗菌谱广，治疗念珠菌和隐球菌病的疗效肯定。治疗浅表真菌感染时宜用软膏，阴道白色念珠菌感染可用阴道栓剂。深部真菌病需静脉用药，每日用量为 600～3 000 mg，分 3 次给予，疗程 2～20 周不等。开始治疗宜给小剂量（200 mg），根据患者耐受情况调整用量。

7. 益康唑　本品作用机理同其他咪唑类抗真菌药抗菌谱与咪康唑相似。对治疗皮肤及口腔真菌感染、阴道念珠菌感染的治愈率高达 90% 及以上。口服 250 mg，2.5 小时后达血清浓度高峰，为 3 mg/ml，再过 1～2 小时血清浓度迅速下降，也可局部外用或静脉用药。

8. 伊曲康唑　为广谱抗真菌药，与酮康唑相似。成人每日 100～200 mg，儿童每日 3～5 mg/kg 顿服，疗程 2～5 个月。副作用较酮康唑轻，可有消化道反应、低钾血症、肝酶升高等。

9. 球红霉素　本品作用与两性霉素 B 相似，可使真菌细胞变形、溶解。对白色念珠菌所致的肺炎、败血症、消化道感染等疗效显著，对尿路真菌感染、真菌性阴道炎和小儿皮肤念珠菌病等均获较好疗效。用法：静滴从小剂量（每次 0.2～0.5 mg/kg）开始，根据情况渐增至每次 3～4 mg/kg，溶液浓度以 0.01%～0.05% 为宜，静滴维持 4～6 小时，每日或隔日用药 1 次，疗程 1～2 个月，也可根据情况选择外用。

10. 美帕曲星十二烷基硫酸钠（克霉灵，甲帕霉素）　为抗深部真菌药，作用机制同两性霉素 B，作用于念珠菌细胞外层甾醇部分，从而干扰微生物的正常代谢，抑制繁殖。对白色念珠菌具有较强的抗菌活性，适用于白色念珠菌阴道炎和肠道念珠菌病，也可用于阴道或阴道滴虫病。用法：每次 100 000IU，每 12 小时 1 次，3 天为一个疗程。对复杂、顽固或抗药性菌株可酌情延长，饭后服用为宜。副作用主要有恶心、上腹不适、肠胀气等胃肠反应。对本品过敏者禁用，孕妇慎用或不用。

11. 制霉菌素　对肠道感染有效，50 万～100 万单位，每日 3 次口服。直到粪便检查阴性、损害痊愈为止。

12. 大蒜素或大蒜新素　是一种低毒有效的抑制念珠菌的制剂，以 0.015% 浓度的大蒜注射液（50～100 ml），溶于 5% 葡萄糖 500 ml 中静滴，可控制系统性念珠菌病。

13. 10% 碘化钾溶液　每次 10 ml，每日 3 次口服。

14. 碳酸镁　每次 0.3～0.5 g，每日 3 次口服（使肠道成为碱性，不利念珠菌生长）。

（三）增强机体免疫力　对于身体衰弱、有免疫缺陷或与之有关的全身性疾病，长期使用免疫抑制剂的白色念珠菌感染患者，以及慢性念珠菌感染者，需辅以增强免疫力的治疗措施，如注射胸腺素、转移因子。

（四）手术治疗　对于白色念珠菌白斑中的轻度、中度上皮异常增生，经以上药物治疗后（疗程可为 3～6 个月），可能逆转或消失。对于此种癌前损害，在治疗期间应注意严格观察白斑的变化，定期复查。如果治疗效果不明显或患者不能耐受药物治疗，应考虑手术摘除。

五、护理措施

1. 加强婴幼儿看护，嘱患者注意休息。给流质、半流质或软食，食物应富营养、易消化，不可过热，禁刺激性食物。饭前可用 1%～2% 普鲁卡因溶液含漱或用 0.5% 达克罗宁液、1% 丁卡因液涂布溃疡面，暂时缓解疼痛，以利于患者进食。

2. 协助医生做好局部治疗用药的配合工作，如对复发性口疮、口腔念珠菌病的患者进行口腔局部撒涂散剂、涂药及含漱剂清洗口腔等，化学烧灼溃疡时应协助隔离唾液、压舌，以防伤及周围正常黏膜。

3. 遵医嘱正确指导患者按时用药，说明给药途径及方法，并观察药效及有无毒副作用。

4. 加强口腔护理，嘱患者用 0.1% 依沙吖啶溶液、3% 硼酸溶液、0.1%～0.2% 葡萄糖酸氯己定溶液等含漱。口腔念珠菌病者哺乳前用 2%～4% 碳酸氢钠溶液洗涤婴幼儿口腔及母亲乳头，嘱不能用布擦拭口腔黏膜白斑。

5. 注意观察患儿的体温、脉搏、呼吸、精神等变化。

6. 介绍口腔黏膜病的发病原因、病程、防治及注意事项。避免劳累、精神紧张因素，加强锻炼，增强体质。合理饮食，多食含维生素丰富的新鲜蔬菜和水果。积极治疗有关的局部及全身疾病，以去除诱因，减少发病。保持口腔卫生，坚持食后漱口、早晚刷牙。教育在哺乳期要经常洗涤婴幼儿口腔及母亲乳头，哺乳用具要经常清洗消毒。

（王新华）

# 第六节　球菌性口炎

球菌性口炎是急性感染性口炎的一种，临床上以形成假膜损害为主，故又称膜性口炎。

## 一、病因和病理

在正常人的口腔内存在有一定数量的人群共有常驻菌，一般不致病。但如遇到感冒、发热、传染病、急性创伤、感染，以及滥用抗生素、激素、化疗和放疗等导致人体抵抗力降低，口内细菌增殖活跃，毒力增强，菌群失调，即可发病。以金黄色葡萄球菌、溶血性和草绿色链球菌、肺炎双球菌致病为多。病理变化为口腔黏膜充血水肿，上皮坏死糜烂，由于纤维蛋白原从血管渗出后与坏死组织凝固，上覆大量纤维素性渗出物和坏死组织、细菌、白细胞等组成的假膜，固有层大量炎细胞浸润。

## 二、诊断

（一）临床表现　假膜呈灰白或黄白，较厚微突出黏膜表面，致密光滑，易拭去，遗留渗出糜烂面，有非特异性口臭，涂片可查出大量成堆的球菌，区域淋巴结肿大、压痛，全身症状较轻。

（二）实验室及其他检查

（1）化验血常规，白细胞明显增高。

（2）可进行涂片检查和细菌培养，以确定主要的病原菌。

## 三、治疗

（一）局部治疗

1. 给予0.1%~0.2%氯己定液、复方硼砂漱口水（多贝尔液）漱口。

2. 5%金霉素甘油糊剂涂搽，口疮膜贴有消炎、抗菌、止痛作用。

3. 西瓜霜喷剂、锡类散局部撒布。

（二）全身治疗

1. 抗生素　一般可选用青霉素、庆大霉素、螺旋霉素等，疗效不佳时，可取患处假膜涂片或培养，结合血浆凝固酶实验及药物敏感试验，以选用对致病菌敏感的抗生素。

2. 维生素　补充维生素 $B_1$ 10 mg、维生素 $B_2$ 5 mg、维生素 C 100 mg，每日3次。

3. 其他　若有口渴思饮、心烦便秘、小便黄少等心脾积热症状，可口服口炎宁颗粒剂，每次1~2包。

（王新华）

# 第七节　坏疽性口炎

坏疽是某局部组织发生急性坏死后，合并腐败菌感染的一种特殊病理过程，即组织的腐败性坏死。发生在口颊的坏疽过去较常见，称为坏疽性口炎或走马牙疳。

## 一、病因

坏疽性口炎的直接病因是樊尚螺旋体和梭形杆菌，还合并产气荚膜杆菌与化脓性细菌的感染。儿童可在急性传染病如麻疹、猩红热、黑热病后期发生。成人多见于慢性消耗性疾病后期，如白血病、糖尿病、结核病等全身营养极差、抵抗力极度低下时。

## 二、诊断

本病特点是早期常在单侧颊黏膜上出现紫红色硬结，迅速变黑脱落，遗留边缘微突起的溃疡面，向深层扩展，并有大量坏死组织脱离。同时，颊部皮肤肿胀发亮，腐烂脱落，终致内外贯通。病程中有特异性腐败恶臭，但患者疼痛感轻微。严重时病情恶化，可致死亡。如治疗及时，痊愈后常遗留颜面部及牙颌系统的严重缺损。根据以上临床表现即可作出诊断。

本病早期绝大多数出现坏死性龈口炎的症状，因此应早期诊断和治疗，以避免发展为坏疽性口炎。

## 三、治疗

1. 1.5%~3%过氧化氢清洗患部，现用氯己定液拭洗，每1~2小时1次，彻底除去坏死组织。

2. 青霉素、链霉素联合肌注，必要时应采取静脉滴注。

3. 甲硝唑口服或静脉滴注，每天用量1 g，分次口服。静滴每瓶0.5 g（溶于5%葡萄糖液250 ml中），首次15 mg/kg，以后每6小时用7.5 mg/kg。

4. 加强支持疗法，补液，输血，给足量维生素B、维生素C。

（王新华）

# 第八节　药物过敏性口炎

药物过敏性口炎是药物通过口服、注射或局部使用等不同途径进入机体内，使过敏体质者发生变态反应而引起的黏膜及皮肤的变态反应性疾病，严重者可累及机体其他系统。药物过敏所致病损，若在同一部位，以同一形式反复发生，则称固定性药疹。多为Ⅰ型变态反应。

## 一、病因

由于过敏体质者使用药物引起变态反应而发病。引起过敏的药物一般以抗原性较强的化学药物所产生的反应最多，常见解热镇痛药、安眠镇静药、磺胺类药、抗生素类药。有些药物本身是完全抗原，如血清生物制剂及蛋白制品等，但多数药物是半抗原。药物过敏性口炎多为 I 型变态反应，而接触性过敏口炎多为 IV 型变态反应。除了局部使用药物外，充填和修复材料也可引起此病，如银汞合金、自凝塑料等。

初次用药一般经 4~20 日（均 7~8 日）潜伏期后，才发生过敏反应。如过去用药已产生过敏，再次用该药时可在数分钟至 24 小时（10 小时左右）发生药物过敏反应。

## 二、病理

组织病理变化表现为急性炎症。上皮细胞内及细胞间水肿，或有水疱形成。结缔组织水肿，可见炎症细胞浸润。早期嗜酸性粒细胞多，以后中性粒细胞增多，血管扩张明显。

## 三、诊断

（一）临床表现　可单发口腔黏膜，也可伴皮肤病损。轻型无全身症状，或仅有轻度全身不适、头痛、咽痛及低热等前驱症状。

病变多见于口腔前部，如唇、颊、舌前 2/3 区，上腭明显充血、发红、水肿，可出现红斑、水疱，疱破形成糜烂或溃疡。病变面积较大，外形不规则，表面有较多渗出物，形成灰黄或灰白色的假膜，病变易出血，在唇部因出血常形成黑紫色血痂，使张口受限，疼痛剧烈，口腔中唾液增多，常混血液，局部淋巴结可肿大、压痛。

皮肤病损好发口唇周围、四肢下部、手足掌背及躯干等部位，出现斑疹、疱疹、斑疱疹。如皮肤损害重于口腔损害，则应诊断为过敏性皮炎。

固定型药疹指在同一部位反复发生同一病损，如皮肤出现水肿性红斑，有灼热感，或红斑中心有水疱，经停用过敏药物及治疗处理后，病损于 10 日左右可消退，而遗留色素沉着，如再用该过敏药物常于数分钟或数小时后在原处又出现病损。复发时其他部位也可出现新的病损，好发在口唇及口周皮肤。

重型药物过敏性口炎可出现较重的全身症状，如高热 39~40℃、咽峡炎、头痛、肌肉痛、关节痛等。除口腔及皮肤发生病损外，身体其他腔孔的黏膜，如眼睛、鼻腔、阴道、尿道、肛门等均可出现病损，发生炎症及糜烂等。有些严重患者气管、食管黏膜均可糜烂脱落，甚至内脏器官亦可受累，可出现电解质紊乱症状，称为中毒性表皮坏死松解症。

（二）诊断　根据发病前用药史，且用药时间和发病时间的潜伏期相符合予以诊断。起病突然，口腔黏膜红肿，有红斑、疱疹及大面积糜烂，且渗出多。皮肤有圆形红斑、虹膜状红斑、疱疹及丘疹等病变。因为各种药物引起的过敏性口炎，其病损表现无特异性，因此，可以参考某些药物最常引起的病变情况及患者用药及发病的时间关系等进行分析判断，找出确切的致敏药物后立刻停用，病变很快痊愈而可确定致敏药物。

### 四、治疗

（一）寻找可疑致敏原　立刻停用与可疑致敏药物结构相似的药物并拆除充填物、修复体。

（二）抗过敏药物　抑制药理活性介质的释放，降低机体对组胺的反应，减少各种过敏症状。可选用氯苯那敏（扑尔敏）、阿司咪唑、氯马斯汀（吡咯醇胺）、赛庚啶等。

（三）局部注射　10%葡萄糖酸钙加维生素 C 做静脉注射可增加血管的致密性以减少渗出，减轻炎症反应。

（四）肾上腺皮质激素治疗　视病情轻重，轻者可给泼尼松每日 15～30 mg 分 3 次口服，控制病情后逐渐减量。重症者可给氢化可的松 100～200 mg、维生素 C 1～2 g 加入 5%～10% 的葡萄糖 1 000～2 000 ml 中静脉点滴，每日 1 次。用药 3～5 日病情改善后停用滴注，以适量泼尼松口服代替。加入 5% 葡萄糖液 500 ml 中滴注，但有心血管系统疾病、甲亢及糖尿病的患者应禁用。

（五）抗感染治疗　预防继发感染，谨慎选用一种与致敏药物在结构上应不相似的抗生素，以免引起交叉过敏反应。

（六）中药　柴胡、防风、五味子、乌梅、甘草各 9 g。用水煎服。

（七）局部治疗　局部以对症治疗及预防继发感染为主。可用 0.1% 依沙吖啶、0.05% 氯己定等做唇部湿敷及含漱。病损处涂抹消炎、防腐、止痛药膏，如抗生素及氟轻松软膏、中药养阴生肌散等。

### 五、预防

1. 对已知为过敏原的药物以及与其同类结构的其他药物不可再接触。
2. 用过敏性抗原（已确定的过敏药物）浸出液做脱敏治疗。

（王新华）

# 第九节　过敏性接触性口炎

过敏性接触性口炎是由于过敏体质患者于局部接触药物后，发生变态反应而引发的一种炎症性疾病。

### 一、病因

分为原发性刺激因素和变态反应 2 种。前者因接触物本身具有强烈的刺激作用，如强酸、强碱或其他有毒物质等，此种情况不属于变态反应性口炎。变态反应性（过敏性）接触性口炎的接触物本身不具有刺激性，每个接触者并不一定都发病，仅过敏体质者发病。如充填材料中的银汞合金、义齿修复材料中的甲基丙烯酸甲酯、自凝塑料、抗生素软膏、磺胺软膏或其他药物可以成为变应原（过敏原），作用于机体后，可使 T 细胞致敏，并大量增殖，当再次接触相应抗原（过敏原）时就会致病。

## 二、病理

组织病理表现为急性炎症变化。可见组织水肿、血管扩张、有炎症细胞浸润，苔藓样病变时可见部分上皮粒层较明显，表层轻度过角化。

## 三、诊断

（一）临床表现　首先在接触部位发生病变，轻者黏膜肿胀发红，或形成红斑，重者发生水疱、糜烂或溃疡，甚至组织坏死。病变除在接触部位外，也可向邻近部位扩展。口腔科临床常见为修复材料引起的接触过敏性口炎。

另一种较常见情况为银汞合金或金属冠引发的过敏反应。临床可见银汞合金充填或金属冠修复的牙齿在相应部位的颊黏膜和牙龈黏膜发红，可伴有白色条纹状病变，患者有粗糙不适感、烧灼感或刺痛感，可发生糜烂，此称为苔藓样变。

口腔黏膜局部用抗生素软膏、止痛剂、含漱剂或化妆唇膏等也有发生过敏反应者。在药物接触部位有瘙痒不适或烧灼刺痛，也可出现肿胀发红，甚至糜烂、出血，与药物过敏性口炎的临床表现相似。

（二）诊断　根据病史及发现局部过敏原，除去过敏因素后病变很快消失可作诊断。

## 四、治疗

1. 停止接触过敏原。
2. 使用非特异性抗过敏药物。
3. 较重的患者可应用皮质激素。
4. 治疗继发感染。
5. 避免再次接触过敏原。

（王新华）

# 第十节　血管神经性水肿

血管神经性水肿又称巨型荨麻疹，亦称奎英克水肿，为一种急性局部反应型的黏膜皮肤水肿，属于一种变态反应性疾病，临床特点是突然发作局限性水肿，但消退亦较迅速。

## 一、病因

为一种过敏性疾病，属Ⅰ型变态反应。其过敏原可能为食物、药物、感染因子、情绪激动、寒冷刺激等多种因素，亦有些是家族性的遗传因素，被认为是常染色体显性遗传疾病。但也有部分患者不易找到确切的过敏原。

## 二、病理

病理变化为深层结缔组织内可见毛细血管扩张充血，有少量炎症细胞浸润。

## 三、诊断

（一）临床表现　急速起病。少数患者可有头昏及轻度发热等前驱症状。好发部位为头部疏松结缔组织处，如唇、舌、颊、眼睑、耳垂、咽喉等。上唇较下唇好发，下眼睑较上眼睑好发，外阴部、胃肠道黏膜也能被侵犯，有时也发生于手、足部的背、侧面。起初患处瘙痒、灼热痛，随之即发生肿胀。肿胀区界限不明显，按之较韧而有弹性。肿胀部位可呈淡红色或无色泽改变。如肿胀发生在舌或软腭，可引起口腔功能障碍。如肿胀发生在会厌处则影响呼吸而可窒息，如不立即施行气管切开，可致死亡。肿胀可在数小时或 1～2 天消退，不留痕迹，但能复发。

（二）诊断　根据上述临床表现以诊断，如发病突然而急速，病变为局限性水肿，但界限不清，按之韧而有弹性，好发部位为皮下结缔组织疏松处，如唇及眼睑最常见。病变在十几分钟或数十分钟内发生，常在数小时或 1～2 天消失，而不留痕迹。常有复发史。部分患者可追寻到过敏因素，更能明确诊断。

## 四、治疗

首先要寻找过敏原，并加以隔离。给予皮下注射 0.1% 肾上腺素 0.25～0.5 ml。有心血管系统疾病的患者慎用。其他药物的应用可根据情况参看药物过敏性口炎的治疗。

对伴有喉头水肿、呼吸困难的病例应严密观察病情的发展。发生窒息应立即施行气管切开术以抢救生命。

有感染疾病的患者，要控制感染，除去病灶。

（赵文华）

# 第十一节　多形性红斑

多形性红斑又称多形渗出性红斑，是黏膜、皮肤的一种急性渗出性炎性疾病，病损表面有大量纤维素性渗出物，黏膜和皮肤可同时发病，或仅侵犯皮肤，皮损为斑疹、斑丘疹、斑疱疹等，呈多形性。

## 一、病因

现认为发病与患者过敏体质、病毒感染、慢性病灶、胶原疾病、恶性肿瘤等因素有关，但临床上发病诱因或过敏原有时难找到。

## 二、诊断

（一）临床表现　本病好发于青年女性，常见于春秋两季，病程具有自限性，一般

2～3 周自愈。

1. 轻型 一般无全身症状。皮疹好发于手掌手背、足底足背、颜面、前臂等处，常对称发生。皮疹呈多形性，如斑疹、丘疹、风团、水疱等，典型者呈虹膜状。口腔黏膜病损分布广泛，可发生于唇、颊、舌、腭等部位。黏膜充血水肿，有时可见红斑及水疱。但疱很快破溃，故最常见的病变为大面积糜烂，糜烂表面有大量渗出物形成厚的假膜。有时渗出物过多，甚至形成胶冻状团块而影响闭口。病损易出血，在唇部常形成较厚的黑紫色血痂，疼痛明显，影响进食。颌下淋巴结肿大，有压痛。部分患者除口腔黏膜外尚可有其他黏膜如眼或外阴黏膜病变，但均较轻，仅表现为急性炎症。

2. 重型 常有严重的全身症状，如高热、乏力、肌肉痛、关节痛、头痛、咳嗽等，可有鼻炎、咽炎等。

皮肤：除红斑外还出现大疱、丘疹、结节等，疱破后皮损形成大片糜烂面，疼痛明显。

口腔黏膜：表现与轻型者相同。眼睛、鼻腔、阴道、尿道及直肠等部位黏膜均可发生糜烂。

眼睛病变：有眼结膜炎，小丘疹或疱疹，严重时可引起角膜溃疡，脉络膜炎等，可致失明。此型又称多腔孔糜烂性外胚叶病，或斯—约综合征。

（二）实验室检查 如损伤肾脏可出现血尿、蛋白尿、尿素氮增高等。

（三）诊断

1. 为突然发生的急性炎症。发病与季节有关，春、秋季常见。可有复发史。有些患者能询问出发病前的用药史。或进食某些食物，接触某些环境而诱发疾病。

2. 口腔黏膜广泛地充血、发红、水肿，并有大面积糜烂，表面渗出多，形成厚的假膜。易出血，有剧烈疼痛。皮肤病损如红斑、丘疹、疱疹，特别是虹膜状红斑有诊断意义。

三、治疗

（一）全身治疗

1. 抗组胺药物 该类药物可阻断平滑肌、神经、毛细血管内皮细胞等组织上的组胺受体，从而与组胺起竞争性的拮抗作用，并有显著的中枢安定作用。①异丙嗪（非那根）：每次 12.5～25 mg，每日 2～3 次。②扑尔敏：其抗组胺作用与异丙嗪相似而副作用少，更适用于儿童。每次 4 mg，每日 2～3 次，儿童按每日 0.35 mg/kg，分 3～4 次。

2. 钙剂 葡萄糖酸钙 10 ml，静脉注射（简称静注），每日 1 次，或用多维钙片 1～2 片，每日 2～3 次，能减轻炎症反应。

3. 皮质类固醇激素 激素可促进蛋白分解，增加糖原异生，提高血糖，能排钾留钠，具有消炎、抗过敏、抗内毒素、抑制免疫反应作用、减轻机体对损伤的病理反应，抑制成纤维细胞增生，刺激红细胞、血小板及嗜中性血细胞的增加，促使淋巴及嗜酸性粒细胞的减少。病情较重时，可用泼尼松每日 30～60 mg，分 3～4 次口服。

4. 抗生素 为清除感染病灶，可同时用抗生素，以预防和控制感染。

5. 其他　尚可选用维生素 C 0.3 g，每日 3 次；10% 硫代硫酸钠 10 ml，每日 1 次静脉滴注；40% 乌洛托品 2～4 ml，每日 1 次静脉注射，10 次为一疗程；关节疼痛时给予阿司匹林、水杨酸钠、消炎痛或布洛芬等；便秘者给予硫酸镁。

（二）局部处理　以消炎、收敛、止痒和防止继发感染为原则。轻症者外用炉甘石洗剂或皮质类固醇激素类霜剂；对大疱性或糜烂性损害先抽取疱液，然后用 0.1% 呋喃西林湿敷，口腔可用 3% 硼酸水漱口，眼部用生理盐水或 3% 硼酸液冲洗，然后以氯霉素和醋酸可的松眼液交替点眼，睡前涂红霉素眼膏以预防睑球结膜粘连。

### 四、预防

首先应除去可疑的病因，如控制感染，停用致敏的可疑药物；忌食鱼、虾、蟹、蛋等腥发动风之品，不新鲜者尤忌。

（赵文华）

# 第十二节　白塞病

白塞病（BD）又称白塞综合征或口—眼—生殖器三联征。由土耳其医学专家 Behcet 在 1937 年首先报告而得名，是口腔黏膜溃疡且伴有眼、外阴及皮肤损害的一组症候群，其中以反复发生的口腔黏膜溃疡最为常见，可以与其他部位同时发病或交替发病。本病病程较长，还可涉及关节、神经、心血管、消化、呼吸等系统，临床发病多见于青壮年，尤以男性多见。

### 一、病因

病因未明，目前认为可能与病毒或细菌感染诱发的自身免疫有关。

### 二、病理

在皮肤黏膜、视网膜、脑、肺等受累部位可以见到血管炎改变。血管周围有炎症细胞浸润，严重者有血管壁坏死，大、中、小、微血管（动、静脉）均可受累，出现管腔狭窄和动脉瘤样改变。

### 三、诊断

（一）临床表现

1. 复发性口腔溃疡　常为最早表现，多为米粒或绿豆大溃疡，较深，覆黄白色苔膜，损害孤立散在于口唇、舌尖、舌侧缘、齿龈等处。

2. 外生殖器溃疡　男性以阴囊为多，其次为阴茎、龟头—冠状沟等处；女性以大、小阴唇为多。

3. 眼炎　主要表现为复发性前房积脓、虹膜炎、虹膜睫状体炎、葡萄膜炎、角膜溃疡、结膜炎，严重的可致盲。

4. 皮肤损害　可有结节红斑样、血栓性静脉炎、痤疮样、毛囊炎等表现。皮肤对针刺可发生同形反应。

5. 假性坏死性毛囊炎　是一种发生于躯干、四肢的形似毛囊炎、疖、痤疮样损害。

6. 关节损害　通常表现为关节炎或关节痛，可发生在 3 个主症之前，同时个别病例也可相隔 17 ~ 24 年出现。膝、踝、肘、肩、腕等大关节多易受累，小关节受累少见。有红肿或疼痛，多无功能障碍，常为多发性。

7. 消化道症状　表现为腹痛、腹泻、恶心、呕吐。也另有作者报告可出现复发性出血性腹泻、恶心、呕吐。另有作者报告可出现复发性出血性腹泻、肛门溃疡、结肠炎和溃疡性结肠炎。

8. 神经系统症状　临床上主要有 3 种表现，即脑膜炎或脑膜脑炎、颅内高压和周围神经损害。

9. 血管病变　最常见为浅表血栓性静脉炎，常随疾病复发次数增多而发生率增加。

10. 其他症状　可见低热，甚或高热，一般在 38℃ 左右，少数患者可达 40℃。发热同时可有全身不适、头痛、头晕等症状。有时还可见到心、肺、肝、脾、肾受累的症状和滑囊炎。

眼、口、外生殖器、皮肤 4 项症状出现 2 项，反复发作和存在皮肤同形反应者，为不完全型；4 项症状悉见者，为完全型。

（二）实验室及其他检查　白塞病无特异血清学检查。有时有轻度球蛋白升高，血沉轻、中度增快。约 40% 抗 PPD 抗体增高。针刺反应是本病目前唯一的特异性较强的试验。患者在接受静脉穿刺、肌内注射或皮内注射后 24 ~ 48 小时于针刺局部出现脓疱或毛囊炎，周边红晕，称之为针刺阳性反应。

（三）诊断　临床症状和体征是主要诊断依据。由于 BD 症状多样，出现时间不一，且缺乏特异性，因此，详细询问和收集病史具有十分重要的意义。尤其是内科、外科、神经科、妇科等方面的病史能给发现 BD 少见症状提供重要线索。实验室检查虽多，但缺乏特异性，仅作参考。临床可按照症状累及的系统及脏器选择相应的检查项目。例如：血常规、尿常规、体液免疫、细胞免疫、纤溶活性、微循环和血液流变学、X 线（关节、胸片、上消化道造影等）、脑电图、CT、MRI 等。

## 四、治疗

（一）局部治疗

1. 口腔溃疡治疗同复发性阿弗他溃疡。0.5% 达克罗宁含漱可止痛；氯己定液、硼酸液含漱；溶菌酶含片；锡类散局部涂于口腔溃疡。

2. 外阴溃疡可用 1/5 000 高锰酸钾坐浴，每晚 1 次，再用四环素可的松眼膏涂于溃疡面。

3. 眼部轻型炎症可用 0.5% 醋酸氢化可的松液滴眼。

4. 0.1% 醋酸氟氢可的松软膏局部涂布皮肤。

（二）全身治疗

1. 肾上腺皮质激素　该药为首选药物，给药途径及剂量按病情轻重而定，分为短期和长期疗法。以泼尼松为例，短期疗法适用于急性发病或较严重的病例，开始剂量为每日 30～60 mg，6 天后，减为每日 20～30 mg，然后每隔 3～4 日减少 5 mg 至维持量或停药。长期疗法适用于反复迁延的顽固病例，初始每日 30～40 mg，病情控制后，每 7 日减少 5～10 mg 至维持量 5～10 mg，根据皮质激素昼夜分泌的节律性，主张采用隔日服法：将两日的总剂量于晨间 6～8 分泌高峰时 1 次顿服，隔天 1 次。

2. 细胞毒性药物　为增强肾上腺皮质激素疗效，降低副作用，减少剂量，主张合用此类药物。如环磷酰胺和硫唑嘌呤，常用剂量为 25 mg，每日 2 次，口服，疗程不超过 10 日，以后用小剂量皮质激素维持。另外应用环孢素也有一定的疗效，它具有抑制白细胞介素 -2 及 T 淋巴细胞转录的功能。

3. 非甾体激素类药物　如保泰松、吲哚美辛 25 mg，每日 3 次，饭后服用，如与泼尼松合用，有相加作用。

4. 雷公藤总苷　每次 20 mg，每日 3 次，口服，2 个月为一疗程。或昆明山海棠片，每次 2 片，口服，每日 3 次。在使用上述免疫抑制剂时，应特别注意其毒副作用，如胃肠道症状、白细胞和（或）血小板减少、头晕、乏力、月经紊乱、皮疹、胸闷等，一旦出现应立即停药。需长期大量服用皮质激素的患者，应定期复查血常规，注意大便隐血及血压情况等。

5. 环孢素　这是作为一种免疫抑制剂最适用于本病的药物。剂量为每日 5～10 mg/kg，分 2～3 次应用，可获得血浓度 50～140 ng/ml，对伴有眼症患者证明有效，其肾脏毒性作用常见，是可逆的。虽然该药应用时间尚短，但已发现它的明显副作用，如多毛症，齿龈肥厚，水和钠潴留性水肿和动脉性高血压等，要正确评价该药治疗白塞病的地位，尚需要广泛的治疗研究。

6. 秋水仙碱　Matsumura 等观察发现，秋水仙碱对本病的针刺反应局部多形核白细胞的化学趋向性有明确的抑制作用，因此可达到治疗效果。国内报道用本品治疗 7 例，其中 4 例属完全型，3 例为不完全型。方法为每日上午 3 时口服秋水仙碱 1 mg，服药 1～8 周，其间不用其他特殊治疗，结果治愈 1 例，显效 4 例，好转和无效各 1 例。另有人用本品 0.5 mg，每日 3 次，治疗 2 例不完全型。结果分别至 3 周、4 周后口腔、外阴溃疡及下肢结节消失，头痛减轻，低热消退。

7. 免疫增强剂　能减轻症状，延迟复发，可选用左旋咪唑（成人每 2 周连服 3 日，每日 150 mg，分 3 次口服）；多次少量输入新鲜血液（每周 1～2 次，每次 100～200 ml）；转移因子（每周 1～2 支，肌内注射，12 周为一疗程）；丙种球蛋白（3 ml，肌内注射，每 2～4 周 1 次）。

8. 抗生素　急性发作期，要给予较大剂量的广谱抗生素。

9. 异烟肼　0.1 g，每日 3 次，连续服一个月以上。

10. 氨苯砜　50 mg，每日 1～2 次。

11. 氯喹啉　0.25 g，每日 2 次，服用 1～2 个月后改为 0.25 g，每日 1 次。

12. 沙利度胺（反应停）　开始的剂量为每日 400 mg，随后减为每日 200 mg，疗程为 15～60 天。临床观察对于有口腔和生殖器溃疡而无眼病的患者，可使溃疡迅速痊愈，复发间歇期延长，且复发也较轻，常能自然消失。对已存在许多月的深在性生殖器溃疡，也在服药后 7 ~ 10 天内愈合，但对严重的眼部病变无效。

13. 溶解纤维蛋白原药物 Cunliffe 等报道应用己雌烯酚治疗本病获得临床疗效，一般认为可应用于有血栓性静脉炎的患者。

### 五、预防

（1）生活起居应有规律，居处整洁，劳作有度，保持良好个人卫生。
（2）保持心情舒畅，树立战胜疾病的信心和决心。
（3）调节饮食，加强营养，忌食用过咸、辛辣及刺激性食物。
（4）锻炼身体，提高机体抗病能力，有利于疾病康复。

（赵文华）

# 第十三节 放射性口炎

放射性口炎又称放射性黏膜炎，是因放射线电离辐射引起的口腔黏膜损伤，可发生溃疡和黏膜炎。

### 一、病因

放射线（包括 X 线、镭射线、同位素射线、中子射线等）高能辐射于机体，引起组织细胞和器官的一系列反应与损害。临床常见于因口腔肿瘤接受放射治疗的患者和长期在不良环境中从事放射线工作的人员。

### 二、病理

损害表现为组织水肿，毛细血管扩张，黏膜上皮细胞坏死碎裂，纤维素渗出，血细胞渗出。慢性放射线损害可见到上皮连续性破坏，炎细胞浸润，毛细血管扩张等溃疡特征。可见到黏膜下组织萎缩的小唾液腺和黏膜上皮萎缩变薄等改变。

### 三、诊断

（一）临床表现

1. 急性放射性口炎 一般在 10 Gy 剂量照射后可见黏膜发红、水肿；20 Gy 照射后黏膜充血发红更加明显，并有黄白色假膜覆盖，易出血，触痛剧烈；30 Gy 照射后可见黏膜浮肿减退，而被覆假膜更加明显，有灼热疼痛感；50 ~ 70 Gy 及以上剂量照射后，可见舌乳头萎缩，唾液腺萎缩，口腔干燥，黏膜疼痛，味觉障碍，舌灼痛，这些症状常常不可逆。全身症状有乏力、头昏、恶心、失眠。血小板减少可引起牙龈出血、鼻出血、咯血。白细胞减少引起继发感染和出血坏死性口腔溃疡。

2. 慢性放射性口炎 以唾液腺萎缩、口腔干燥为主要表现。舌背因舌乳头萎缩而光剥发红，味觉异常。有些病例可并发白色念珠菌感染，舌背出现白色雪花状斑块，或并发牙龈出血、牙周炎等口腔病症。患者可有食欲不振、疲倦、头痛、记忆力下降、失眠等全身症状。皮肤常有干燥、脱发、色素沉着和出血点等变化。

（二）诊断　对于接受头面部放射线治疗患者和长期从事放射线工作而又无良好安全防护措施的人员，接触射线后短期内或较长时间后口腔黏膜出现水肿、充血、糜烂、溃疡、腺体萎缩、口干、口臭等症状，并伴头昏、失眠、厌食、脱发、全血降低等全身症状，多可诊断。

### 四、治疗

以对症治疗为主。对于黏膜充血糜烂者可用生理盐水加肾上腺素含漱，剂量为每100 ml生理盐水加入0.1%的肾上腺素液1~2 ml。溃疡可用复方皮质散、珠黄散等局部涂敷，也可用复方硼砂液（多贝尔液）等漱口。疼痛剧烈者可用0.5%普鲁卡因液含漱。有白色念珠菌感染可用酮康唑，晚间睡前含服，每日1片连续7天。口干明显可用人工唾液（0.2%毛果芸香碱12 ml加蒸馏水至200 ml），每次10 ml，每日5~6次，含服。有全身症状和体质下降者，可用维生素、高蛋白食物等支持疗法。

### 五、预防

（1）严格掌握辐射剂量。放疗期间要密切注意口腔黏膜变化情况，及时采取对症措施。

（2）放射工作人员应严格遵守防护规定，合理使用屏蔽衣等防护用品。放射场所应严格按照防护标准进行装修。

（3）透视下整复骨折、取异物、示教以及其他可能超时间接受放射线辐射的特殊场合应尽可能缩短时间。

（4）儿童、孕妇应尽量避免X线透视和摄片。

（赵文华）

# 第十四节　天疱疮

天疱疮是一种严重的慢性皮肤黏膜大疱性自身免疫病，病因不明。临床上根据皮肤损害特点可以分为寻常型、增殖型、落叶型和红斑型等，其中口腔黏膜损害以寻常型天疱疮最为多见，且最早出现。

### 一、病因

天疱疮的病因不明，目前对自身免疫病因的研究较多。认为与病毒感染、紫外线照射、某些药物（如青霉胺等）的刺激，使棘细胞层间的黏合物质成为自身抗原而诱发自身免疫反应有关。

**二、诊断**

(一) 临床表现

1. 寻常型天疱疮

(1) 口腔：通常首先有口腔黏膜损害，起疱前，先有口干、咽干或吞咽时感到刺痛，有 1~2 个或广泛发生的大小不等的水疱，疱壁薄而透明，易破，出现不规则的糜烂面；若将疱壁撕去或提取时，常连同邻近外观正常的黏膜一并无痛性地撕去一大片，并遗留下一鲜红的创面，这种现象被称为揭皮试验阳性。若在糜烂面的边缘处将探针轻轻置入黏膜下方，可见探针无痛性伸入，这是棘层松解的现象，对诊断有所帮助。

寻常型几乎全部有口腔病损，损害可出现在软腭、硬腭、咽旁及其他受摩擦的任何部位，如咽、翼颌韧带等处。水疱可先于或与皮肤损害同时发生。

(2) 皮肤：易出现于前胸、躯干以及头皮、颈、腋窝、腹股沟等易受摩擦处。在正常皮肤上往往突然出现大小不等的水疱，疱不融合，疱壁薄而松弛，疱液清澈或微浊 (为淡黄色的透明血清)。用手压疱顶，疱液向四周扩散；疱易破，破后露出红湿的糜烂面，感染后可化脓而形成脓血痂，有臭味，以后结痂、愈合并留下较深的色素，若疱不破，则可渐变为混浊后干瘪。

在口腔内，用舌舐及黏膜，可使外观正常的黏膜表层脱落或撕去，这些现象称 Nikolsky 征即尼氏征阳性，为本病特征。

皮肤损害的自觉症状为轻度瘙痒，糜烂时则有疼痛，也可出现发热、无力、食欲不振等全身症状。若反复发作，不能及时有效控制病情，可因感染而死亡。

(3) 其他部位黏膜：除口腔外，鼻腔、眼、外生殖器、肛门等处黏膜均可发生与口腔黏膜相同的病损，往往不易恢复正常。

2. 增殖型天疱疮

(1) 口腔：与寻常型相同，只是在唇红缘常有显著的增殖。

(2) 皮肤：常见于腋窝、脐部和肛门周围等皱褶部位，仍为大疱，尼氏征阳性，疱破后基部发生乳头状增殖，其上覆以黄色厚痂以及渗出物，有腥臭味，自觉疼痛。周围有狭窄的红晕。

(3) 其他部位黏膜：鼻腔、阴唇、龟头等处均可发生同样损害。

3. 落叶型天疱疮

(1) 口腔：该型口腔黏膜完全正常或微有红肿，若有糜烂也是表浅的，并不严重。

(2) 皮肤：如寻常型表现为松弛的大疱，疱破后有黄褐色鳞屑痂，边缘翘起呈叶状，也像剥脱性皮炎。

(3) 其他部位：眼结膜及外阴黏膜也常受累。

4. 红斑型天疱疮

(1) 口腔：黏膜损害较少见。

(2) 皮肤：表现在面部有对称的红斑及鳞屑痂，像全身性红斑狼疮的损害，患者一般全身情况良好。

（二）实验室检查

1. 天疱疮细胞检查　自新鲜水疱底，用小刀轻轻刮下少许组织做涂片，用姬氏或瑞氏染色，可见松解游离的棘细胞，其核大，染色质深均匀化，核周有一透明带，周边的疱浆浓染，棘突消失，叫棘层松解细胞，有诊断意义。

2. 血液检查　血液中的钠、钙明显下降，钾及非蛋白氮增加。血沉可增快。

3. 尿检查　尿中氯化物明显减少。

4. 自身抗体检查　间接荧光免疫技术，可在棘细胞层出现荧光。用患者血清做连续稀释滴定，其抗体滴定价常较高（在 1∶20 以上），如为 1∶120 以上则表示病情严重。

## 三、治疗

（一）支持治疗　天疱疮是一类严重的皮肤黏膜病，由于较多的水疱及不易愈合的糜烂面，大量体液丢失，患者易出现低蛋白血症、感染、电解质紊乱等，应注意补充高蛋白质食物、维生素、电解质，适当补充血浆或全血。

（二）药物治疗

1. 内用药物

（1）皮质类固醇激素：皮质激素是首选药物，明确诊断后应立即服用。常用药物如泼尼松、地塞米松等。开始量视病情而定，按病损范围和严重程度决定最初剂量。仅有口腔黏膜损害者起始量泼尼松可给予 40～60 mg/d。皮肤与口腔同时出现病损者，面积广泛损害严重者，多采用大剂量泼尼松治疗。病情好转、减轻或控制后（即原有糜烂面基本消失后），可逐渐减量，开始减药的速度可快些，如最初的 3～4 周，可每 7～10 天减总量的 10%，以后每 2～4 周减 1 次。对重症患者，当泼尼松用量减至 30 mg/d 后，减药速度应放慢，直减至维持量后逐渐停药。维持量为 10～15 mg/d，需服用半年到若干年。疗程长短视病情而定，平均需要 2～4 年。减药过程中，有新病损出现，应暂停减药。如病损大面积复发，需重新给药。地塞米松因副作用较大，一般不作为首选用药。

在皮质激素治疗前和治疗期间，应注意禁忌证和不良反应。如有高血压、糖尿病、消化道溃疡、结核等应在治愈或病情控制后使用。长期服用者应注意继发细菌或真菌感染、水电解质紊乱、骨质疏松或股骨头无菌坏死等。临床上在服用大剂量皮质激素时，应同时给予鱼肝油、钙片和保护胃黏膜的药物等。

对于红斑型天疱疮等病情较轻者，肾上腺皮质激素的用量较其他型别为小。

对于严重天疱疮患者，可以选用冲击疗法，以加快显效时间，降低副作用。为降低副作用，有利垂体和肾上腺皮质功能的恢复，还可选用间歇给药法，即大剂量给肾上腺皮质激素至病情稳定（约需 10 周），逐渐减量至泼尼松 30 mg/d，采用隔日给药或给 3 天药，休息 4 天的方法治疗。

（2）免疫抑制剂：一般于病情控制不够满意或减药不够顺利时才考虑用，可用硫唑嘌呤每日 2.5 mg/kg（每日 50～100 mg 为宜）或环磷酰胺每日 1～2 mg/kg 口服。在使用前、使用中应注意查血象，若白细胞总数低于 $4 \times 10^9$/L 应停用。

（3）环孢素：为一类菌多肽，是一种新的高效免疫抑制剂，它选择性地抑制 T 细胞，对造血系统无毒性。口服剂量为每日 6 mg/kg，使血浆浓度为 80~180 μg/L。有报道显示 2 例寻常性天疱疮用泼尼松每日 1 mg/kg，治疗效果不佳，但口服本品而不增加泼尼松剂量，10~15 天治愈，12 周后泼尼松逐渐减量，然后停用，本药剂量不变，既无皮损发生，也无结合或循环自身抗体。

（4）肝素：文献报道以肝素取代激素治疗 13 例寻常天疱疮，3 例糜烂完全愈合，6 例部分愈合，3 例糜烂面无上皮新生但无新皮损发生，1 例皮损广泛者病情加重；21 例肝素加小量激素治疗的患者中 12 例糜烂痊愈，9 例逐步愈合，未见副作用。肝素有减轻抗体对细胞的毒性作用，影响周围血淋巴细胞数量及 T 细胞、B 细胞的协调作用，并改变 T 细胞、B 细胞免疫增殖能力。

（5）抗生素：可酌情选用适当的抗生素控制感染。

（6）对症治疗药物：补充多种维生素。选用苯丙酸诺龙、丙酸睾酮肌内注射，以促进蛋白合成。

2. 血浆置换疗法　使用于病情严重、血清中抗体滴度高的患者或皮质激素疗效不佳者。本法通过去除循环抗体，从而达到缓解病情的目的。

3. 其他治疗方法　包括雷公藤多苷片及氨苯砜。雷公藤多苷效果较好，这类药物有抗炎、免疫抑制作用。

4. 局部用药　口内糜烂而疼痛者，在进食前可用 1%~2% 丁卡因液涂搽，用 0.25% 四环素或金霉素含漱有助于保持口腔卫生。此外，研究还发现，肾上腺皮质激素（激素）可干扰抗体在角质形成细胞上的反应，为激素局部应用的有效性提供了理论依据。可选用商品化的激素的软膏制剂或医院院内的激素局部使用，以促使口腔创面的愈合。

### 四、预后

自激素应用以来，本病的预后已明显好转。早期诊断，正确治疗，预后较好。有严重皮损的应该转皮肤科治疗。

（赵文华）

# 第十五节　口腔白斑病

口腔白斑病是口腔黏膜上以白色斑片或斑块为主的损害，不具有其他任何可定义的损害特征，部分可转化为癌。可将白斑分为临时性和肯定性诊断两个阶段。前者指白色的黏膜损害不能诊断为其他疾病，后者指该白色病损怀疑与某种经治疗可消除的因素有关，如经 2~4 周观察，损害无改变，应及时活检。

### 一、病因

（一）吸烟与白斑有密切的关系　白斑的发生率与抽烟时间的长短及吸烟量呈正比关系。发病部与烟接触口腔的方式和烟雾刺激的部位有关。饮酒、喜食烫食和酸辣、喜嚼槟榔等局部理化刺激也与白斑发生有关。

（二）白色念珠菌与白斑有密切关系　国内学者调查我国口腔白斑患者中，白色念珠菌阳性率为34%左右。其中除白色念珠菌外，星状念珠菌和热带念珠菌可能与白斑发生有密切关系。

（三）全身因素中包括患者的微量元素等有关　微量元素中锶（Sr）、锰（Mn）与白斑发病呈显著负相关，其中 Mn 可能更为重要。Mn 与酶的形成有关，白斑的发生与组织代谢过程有联系。

上皮代谢与维生素关系密切，维生素 A 缺乏可引起黏膜上皮过度角化。维生素 B 缺乏能改变上皮的氧化，使之对刺激敏感而易患白斑。

## 二、病理

白斑是个临床诊断名称。世界卫生组织（WHO）口腔癌前病变研究协作中心为它下的定义不包含组织学的含义。但是对于白斑病变在决定治疗方案及判定预后时，都离不开病理变化作基础。目前对于白斑的诊断，特别是对其恶变倾向的判断虽然在组织化学、组织免疫学、细胞动力学、超微结构、脱落细胞学、血卟啉荧光等方面都有研究报道，但都处于探索阶段，距实际应用还有一段距离。故目前最可靠而又简便易行的手段主要还是在光镜下观察组织病理形态的变化。

白斑一般的病理变化是上皮过度正角化或过度不全角化。粒层明显，棘层增厚，上皮钉突较大。结缔组织中有数量不等的炎症细胞浸润。疣状白斑特征为上皮增厚，表面高度角化，有角质栓塞使表面呈刺状突起。溃疡型白斑的上皮则有破坏形成溃疡。但根据上皮增殖和紊乱的程度可以将白斑的病理变化分为两种情况。

1. 上皮单纯性增生　上皮单纯性增生时没有异常的上皮细胞。表面的过度角化可为过度正角化及（或）过度不全角化。结缔组织中有炎症细胞浸润。一般来说均质型白斑多属此种病理变化。白色角化病的病理变化完全是单纯性增生，表层多为过度正角化，不能划为癌前病变。

2. 上皮异常增生　如果白斑在组织学上的变化具有上皮异常增生时，则有较大的恶变倾向。根据世界卫生组织口腔癌前病变协作中心对上皮异常增生的诊断标准有12项：①基底细胞极向改变；②上皮分层不规则，排列紊乱；③基底层增生，出现多层基底细胞；④上皮钉突呈滴状；⑤核分裂增加，丝分裂增加，有时有异常丝分裂；⑥核与浆比率增加；⑦核染色质增加；⑧核浓染；⑨核仁增大；⑩细胞多形性、异常形性；⑪棘层内出现单个细胞或细胞团角化；⑫细胞间黏合性丧失。具备以上改变中的2项者为轻度异常增生，2~4项为中度异常增生，5项或5项以上为重度异常增生。

## 三、诊断

（一）临床表现　白斑以颊黏膜口角区最常见，其次是无牙的牙槽黏膜、舌背、舌缘、唇、硬腭、口底和龈部。轻型无任何症状，常在体检时发现。轻重者局部有不适感、干燥感和粗涩感。严重者局部伴溃疡而疼痛明显，遇刺激性饮食时疼痛加重。

1. 斑块状　口腔黏膜上出现白色或灰白色的均质型较硬的斑块，质地紧密，损害形态与面积不等，轻度隆起或高低不平。

2. 颗粒状 口角区黏膜多见，呈红白相间，红色区为萎缩的赤斑，赤斑表面分布着粟粒大小、形态不规则的白色颗粒，易伴随皲裂、糜烂或溃疡而疼痛明显。本型易癌变。

3. 皱纸状 多见于口底和舌腹，表面高低起伏如白色皱纸，基底柔软，患者仅有局部粗糙不适感。

4. 疣状 好发于牙龈。呈高低不平，出现大小不同的乳头状、刺毛状突起，粗糙明显，常有皲裂、糜烂、溃疡，故出现疼痛，癌变率较高。

（二）诊断 根据临床表现，病理检查，辅以脱落细胞检查及甲苯胺蓝染色，对口腔黏膜白斑不难作出诊断。

### 四、治疗

（一）药物治疗

1. 全身治疗

（1）内分泌制剂：重症时可给雌激素和睾丸素等，但不易长期使用，以免造成内分泌紊乱及加速癌变。

（2）维生素类：维生素 A，2.5 万 U，每日 3 次，口服；或 2.5 万 U 肌注，每日 1～2 次，10 天为 1 疗程。维生素 E，50 mg，每日 3 次，口服。

2. 局部治疗

（1）除去局部的刺激因素，如戒烟酒和酸辣烫食，拔除残根残冠和不良修复体。

（2）维生素 A 酸软膏局部涂搽。或用 5－氟尿嘧啶软膏局部涂搽，可使白斑脱落。

3. 外用治疗 蜂胶药膜局部贴敷，有软化角质作用。

（二）手术治疗 上皮重度异常增生及癌变倾向较大的白斑，应早期手术切除。病损范围较小的均质型白斑，应手术治疗。病损范围较大的白斑，应分次手术切除。保守治疗无效的白斑应手术切除。

（三）其他疗法

（1）激光疗法，用 $CO_2$ 激光切除。

（2）磷和锶的放射性元素治疗。

（3）冷冻疗法，常用液氮冷冻，时间为 30 秒至数分钟，可消除白斑。

### 五、预防

白斑系癌前病变，应该定期检查，认真随访，警惕癌变。对无自觉症状者，应清除一切局部和全身的与白斑发生有关的刺激因素，如戒烟、戒酒、少吃刺激食物、矫正错𬌗、去除不良修复体等。

（赵文华）

# 第十六节　口腔扁平苔藓

扁平苔藓（LP）是一种病因不明的慢性炎症性皮肤黏膜病。皮肤和黏膜可单独或同时发病。口腔病损称为口腔扁平苔藓（OLP），是最常见的口腔黏膜病之一，发病率为 0.51%。该病好发于中年妇女。

## 一、病因

病因尚不完全清楚，归纳起来可能与下列因素有关。

（一）精神因素　OLP 发病与失眠、情绪波动、更年期或经前期精神紧张有关，这些因素去除后，病情即可缓解。

（二）内分泌因素　临床可见有的女性 OLP 患者在妊娠期间病情缓解，哺乳后月经恢复时，病损又复出现。

（三）免疫因素　OLP 是一种口腔黏膜以 T 细胞介导的炎症疾病，T 细胞由局部微血管外渗，后移行至口腔上皮，聚集在 OLP 病损内。用皮质类固醇及氯喹等免疫抑制剂有效，证明本病与免疫有关。

（四）感染因素　通过病理切片及电子显微镜检查，曾发现病损内有可疑的病毒与细菌。

（五）微循环障碍因素　据国内多项调查提示，高黏血症及微循环障碍与扁平苔藓发生有关。

## 二、诊断

（一）临床表现　口腔黏膜的损害多见于颊黏膜，常呈对称性。其次为前庭沟、舌、唇、牙龈。黏膜损害发生率约占 25%，可单发于黏膜，亦可与皮肤同时并发。多见的损害为白色条纹。根据病损形态分为以下几种类型：

1. 丘疹型　灰白色的丘疹散布在黏膜上，有时聚集形成小斑块，四周可见其他形状条纹。多无临床症状。

2. 网状型　在口腔黏膜上可见白色网状条纹。临床上无症状，偶有粗糙感。

3. 斑块型　此型多见于吸烟患者，好发于舌背及颊部。舌背乳头萎缩形成珠光白色有光泽的斑块。

4. 萎缩型　多见于舌背，为较淡的白色斑块，微凹下，舌乳头萎缩致病损表面光滑。发生在牙龈时则有充血和糜烂，邻近可见白色条纹。

5. 糜烂型　病损破溃形成糜烂面，糜烂周围有白色条纹或丘疹，疼痛明显。常发生于颊、前庭沟、舌腹、磨牙后区等部位。

6. 疱型　较少见。口腔黏膜上发生大小不一的水疱，多发生在软腭或牙龈上，易发生糜烂。其他部位可见白色条纹或丘疹。

（二）临床分型　根据其病损形态可分为以下几型。

1. **网状型** 可见稍高隆起的灰白条纹，相互交织成网状，这些病损为基本典型病损，可发生在口腔各部位，多见于颊后部和舌背部。

2. **环状型** 由灰白色微小丘疹组成细条纹，排列成环或半环形状，中心平坦，可见于舌侧缘、舌腹、唇红部、颊等部位。

3. **条纹状** 包括树枝状、线状及条索状病损，为灰白色条纹聚集交叉，粗细不一，亦可见散在针头大小灰白色丘疹。多见于龈颊移行部、前庭沟、口底、舌侧腹部、颊部等处黏膜。

4. **斑块型** 灰白色丘疹融合成斑块状，病损呈圆形或椭圆形，多不高于黏膜表面，常对称发生，亦可单侧发生。多见于舌背面两侧和颊部。

5. **丘疹型** 为灰白色针头大小丘疹，微隆起，散在或成簇样发生，常连续成细灰白花纹，见于颊或唇、舌侧腹、舌背部等。

6. **萎缩型** 此型较少见，表现为上皮萎缩变薄，有充血性红斑，甚至破溃糜烂，并可与网状病损同时存在。多发生于牙龈、舌背、颊处。

7. **水疱型** 水疱大小不一，破溃后形成糜烂面，单独水疱并不常见，多与灰白斑纹、充血糜烂伴发，在颊、唇、移行皱襞处多见。

8. **糜烂型** 常与充血红斑、角化斑纹同时并发，疼痛明显，糜烂时加重，多有自发性疼痛，形状不规则，基底平坦，上覆暗黄色假膜，边缘充血红肿，周围有灰白色斑纹，可发生于颊、唇、舌背、舌侧腹、龈颊移行皱襞等部位。

9. **色素沉着型** 此型在皮肤损害中多见，主要见于陈旧性扁平苔藓，可发生于颊、唇、舌等部位，黏膜表面光滑，呈暗褐色，深浅不一，形状也不规则，故有人认为此型是本病的愈合型或静止型。

（三）**实验室检查** 活体检查能明确诊断。

（四）**诊断** 根据口腔白色角化病损间以红色充血或正常黏膜，白色细线条帽针头大小的丘疹组成网状、环形、树枝状、斑块、条纹等图形，不难诊断。如难以确认时，可进行活检。

### 三、治疗

应详细询问病史，调整全身情况，如精神状态、睡眠、月经状况，消化及大便情况，纠正高黏血症等。如白细胞低下，应提高白细胞。

（一）**全身治疗**

1. **皮质激素** 严重糜烂型患者可小剂量短疗程应用泼尼松 5 mg 或地塞米松 0.75 mg，每日 3 次口服，疗程 3~4 周，再用维持量 1~2 周。严重者可考虑冲击疗法。

2. **磷酸氯喹** 每日 0.25~0.5 g，分 2 次口服，疗程 2~4 周，为减少消化道不良反应，可加服维生素 $B_6$。

3. **左旋咪唑** 有调节免疫功能之效，每次 50 mg，每日 3 次口服，每周连服 2 天，2 个月为一疗程，疗效较好。

4. **维生素 A 丸** 2.5 万 U，每日 3 次，口含后咽下，1~2 个月为一疗程，高脂血症忌用。

5. 维生素 A 酸片　每次 5mg，每日 3 次，2～3 个月为一疗程，治疗前和治疗中均应定期查肝、肾功能和血尿常规。

（二）局部治疗

1. 局部糜烂时可局部注射炎舒松和（或）氢化可的松，每次 0.5～1 ml，每周 2 次。可用抗生素。

2. 2%～4% 碳酸氢钠溶液与洗必泰液交替含漱，每日数次。

3. 唇红部损害可涂氟轻松软膏，但有痂皮时应先以 0.1% 依沙吖啶溶液湿敷。

4. 皮质类固醇散剂　盐酸洗必泰 0.20 g，碱式碳酸铋 1.0 g，地塞米松 0.75 mg 或倍他米松 0.5 mg，研成细末，涂敷患处，每日数次。

5. 局部封闭　糜烂型可在病损区基底部注射地塞米松或泼尼松龙，每周 1～2 次，5 次一个疗程。

6. 激光治疗　氦氖激光照射糜烂区，有促进愈合的功效。

7. 含漱与涂药　为预防与治疗糜烂型继发感染，可酌情选用抗炎类含漱剂。为止痛消炎和促进愈合，可选用溃疡散或溃疡膜外用。

8. 去除残根残冠、不良修复体、牙垢牙石，调整𬌗关系，消除牙龈炎，戒烟禁酒，避免酸、辣、烫等理化刺激因素。

（三）中医中药治疗　可辨证施治。例如肝肾阴虚，用六味地黄汤加减；气血两亏，用八珍汤加减；肝气郁结，用柴胡疏肝汤加减；肝经实火，用龙胆泻肝汤加减等。

糜烂充血反复发作者，有一定的癌变率，应长期随访观察治疗。

**四、预防**

寻找和治疗有关的全身性疾病，去除局部的刺激性因素。注意饮食调理，保持心理平稳。此外要注意口腔卫生，防止继发感染。病变区出现硬结、增厚或久溃不愈等可疑症状时，要及时做活组织检查，以防癌变。

（赵文华）

# 第十七节　慢性唇炎

慢性唇炎是唇部的慢性非特异性炎症病变，以唇部红肿糜烂、皲裂、脱屑为主要症状，常迁延数月或数年不愈。

**一、病因**

本病病因为：①物理化学刺激。气候寒冷，风吹日晒，高温露天作业及烟酒刺激等。②不良习惯。舔唇、咬唇、揭唇部皮屑等。③唇部外伤、感染处理不当。④影响卟啉代谢物质。摄入富含卟啉的某些蔬菜、水果（灰菜、菠菜、油菜、胡萝卜、橙子、无花果等）；某些西药如氯丙嗪、异烟肼（雷米封）、甲苯磺丁脲（甲磺丁脲）、磺胺等；某些中药如当归、荆芥、仙鹤草、补骨脂等。经日光曝晒后影响卟啉代谢，增加光敏感，诱发本病。

## 二、病理

非特异性炎症表现，黏膜上皮角化不全或过角化，有剥脱性缺损，上皮内细胞排列正常或有水肿，固有层淋巴细胞、浆细胞等浸润，血管扩张充血。

## 三、诊断

（一）临床表现

1. 干裂性唇炎　多发生在寒冷季节，上、下唇可同时患病，唇中部易患。唇轻度肿胀，黏膜干燥、皱缩，2~3 条皲裂，可深达黏膜下层而出血，而后形成血痂，可有白薄痂，强行撕去易出血。

患者有局部干燥、紧缩感。皲裂较深时，可感灼痛、不痒，反复用舌舔唇，以缓解不适。

2. 剥脱性唇炎　易发在夏秋季，多见青少年女性，好发于下唇，上唇也可受累，可波及整个唇部。初期无明显不适，仅有烧灼痛或刺激痛。损害表面干燥结痂，伴有鳞屑，患者剥脱后露出红而发亮的基底且可再形成新鳞屑，反复剥脱。

3. 糜烂性唇炎　因干裂性唇炎或剥脱性唇炎未及时治疗，其损害范围较小。也可因疱疹、局部外伤形成了舔唇、咬唇、撕痂习惯而继发，也有部分冬季易发。下唇多见，唇部轻肿，糜烂有脓或脓血痂皮。伴颌下淋巴结肿大。

4. 湿疹性唇炎　多见儿童，青壮年也可发病，季节更替或寒冷季节，由于患者感唇部干燥，经常舔唇，导致上、下红黏膜发白，略潮红，轻度肿大，黏膜表面皱缩。唇部周围的皮肤呈暗红色，色素沉着，有细小的皲裂，好像唇周长了一圈胡须，俗称"洋胡子"。皮肤侧瘙痒感明显。

（二）诊断　根据病程反复，时轻时重，寒冷干燥季节好发，唇红干燥脱屑，疼痛胀痒，渗出结痂等特点，可以作出诊断。

## 四、治疗

避免刺激因素，如改变咬唇、舔唇等不良习惯，戒除烟酒，忌食辛辣食物，减少风吹、寒冷刺激。干燥脱屑者可用抗生素软膏或激素类软膏，如金霉素眼膏、氟轻松软膏等。有皲裂渗出结痂时，先行湿敷，待痂皮脱落、渗出消除、皲裂基本愈合后可涂布软膏类药物。湿敷可选用 0.1% 依沙吖啶溶液、3% 硼酸溶液等。局部注射曲安奈德（确炎舒松）液、泼尼松龙混悬液等有助于促进愈合、减少渗出，每周注射 1 次，每次 0.5 ml。维生素 A 2.5 万 U/片，每日口服 1 片，可改善上皮代谢，减少鳞屑。病症轻者，也可用医用甘油或用金霉素甘油局部涂布。

（赵文华）

# 第十八节　营养不良性口角炎

## 一、病因

由营养不良、B 族维生素缺乏、糖尿病、贫血、免疫功能异常等全身因素引起，尤其是维生素 $B_2$（核黄素）缺乏，可造成体内生物氧化过程异常或脂肪、蛋白代谢障碍，短期缺乏可引起口角炎、口腔溃疡；长期缺乏，可发生综合征（以口角炎、球结膜炎、阴囊对称性红斑为特征）。

## 二、诊断

（一）临床表现　有上、下唇联合处水平浅皲裂，由黏膜连至皮肤，裂口大小、深浅、长短不等，多数为单条，也可 2 或 2 条以上，皲裂区有渗液和渗血，黄色痂皮或血痂，两侧口角往往同时受累。口角区皮肤湿、白、糜烂，无继发感染时疼痛不明显。但大张口时皲裂受牵拉扩张而疼痛加重。核黄素缺乏引起的口角炎尚可伴唇炎和内外眦、鼻翼、鼻唇沟等处的脂溢性皮炎等。

（二）诊断　口角部位的临床表现以非特异性炎症表现为主。实验室检查有助于明确诊断。

## 三、治疗

补充维生素、叶酸等。可给予维生素 $B_2$，每日 3 次，每次 5 mg 口服，或每支 5 mg，每日 1 支，肌内注射。烟酰胺（维生素 PP 片）每片 50 mg，每日 3 次，每次 1 ~ 2 片，口服，或每支 50 mg，每日 1 支，肌内注射。有糖尿病、动脉出血、青光眼、痛风、肝病和溃疡病者慎用。叶酸每日 3 次，每次 5 mg，口服，有助于纠正贫血。局部用 0.1% 依沙吖啶溶液或 0.02% 的氯己定液湿敷，去除痂皮，涂布甲紫，保持清洁干燥。在渗出不多无结痂时，可用抗生素软膏局部涂布，注意勿涂入口腔。

（赵文华）

# 第十九节　地图舌

地图舌为原因不明的丝状乳头剥脱引起的，病损形态似地图的舌部疾病。以舌背出现不规则图形红斑，中间低凹光滑，边缘稍有隆起，形似地图为临床特征。因其为舌背上丝状乳头剥脱，呈游走性的环形病变，故又有剥脱性舌炎，游走性舌炎，游走环等名称。儿童多发，尤以 6 个月至 3 岁小儿为多，亦发生于中青年，成人女性多于男性。

## 一、病因

本病目前真正的原因尚无定论，但下列因素可诱发本病：①遗传；②自主神经系统功能紊乱，如情绪波动、失眠、疲劳；③内分泌紊乱，如月经周期或月经前发病或加重；④龋齿或乳牙萌出期；⑤患慢性丝状乳头炎；⑥有胃肠道慢性病史或肠道寄生虫病。本病虽迁延，但有自愈倾向。

## 二、病理

病理检查是非特异性的，其表现为萎缩区上皮变性，乳头丧失，上皮钉突有些互相融合，结缔组织中有淋巴细胞、浆细胞浸润。病变的白色边缘为过度角化或不全角化，上皮细胞内水肿，且细胞浸润，甚至有小脓肿，或有松脱和坏死物质。

## 三、诊断

1. 男女老少均可发病，但以儿童和青少年多见。
2. 地图舌损害多发生于舌尖、舌背前部与舌侧缘，也可出现在口腔黏膜的其他部位，如腭、颊、唇等处黏膜。病损特征为丝状乳头萎缩，留下圆形或椭圆形红色光滑的剥脱区，病损外围丝状乳头增生成黄白色稍微隆起的弧形边缘，形似地图状，故得名。
3. 损害可突然出现，持续多日或几周，也可在昼夜间改变其原来的形态和位置，而原病损区又完全恢复正常，因而常常呈现恢复、消失和新生、萎缩的交替状态。
4. 一般无明显自觉症状。有时有轻度的麻刺感和烧灼感。

## 四、治疗

本病预后良好，且无明显不适感，故一般不需治疗。但应做好解释，消除患者恐惧心理。伴发沟纹舌或白色念珠菌感染者，应局部治疗，给予2%碳酸氢钠液、1%金霉素甘油等含漱、涂布或洗涤，保持口腔清洁，控制继发感染。

（赵文华）

# 第二十节　舌乳头炎

舌乳头炎包括丝状乳头炎、菌状乳头炎、轮廓乳头炎、叶状乳头炎四种，除丝状乳头炎以萎缩性损害为主外，其他舌乳头炎均以充血、红肿、疼痛为主。

## 一、病因

全身因素多见，包括营养不良、血液系统疾病、真菌感染、内分泌失调等。

## 二、诊断

（一）临床表现

1. 丝状乳头炎　丝状乳头炎表现为舌背丝状乳头萎缩，舌黏膜充血发红。

2. 菌状乳头炎　分布于丝状乳头之间的菌状乳头表现为充血水肿、肿胀和红色病损，点状分布呈草莓状，灼痛明显。

3. 叶状乳头炎　叶状乳头位于两侧舌后缘近舌根部，呈上下垂直排列的皱褶。发炎时局部充血、水肿、常有明显的刺激痛和不适感。

4. 轮廓乳头炎　轮廓乳头位于舌根部，似高粱米粒大小，人字形排列。发炎时局部疼痛充血，可有味觉障碍。

（二）实验室及其他检查　在高倍镜和裂隙灯下观察可见菌状乳头内血管明显扩张。

## 三、治疗

1. 针对病因治疗　例如纠正贫血，补充维生素和其他营养物质，抗真菌感染等。

2. 去除局部刺激因素，保持口腔卫生。可用抗炎含漱剂、止痛剂等。

3. 中医中药治疗　辨证施治。心火上炎者用清心降火法，方用导赤丹。阴虚内热者用滋阴清热法，方用知柏地黄汤。气滞血瘀者用活血理气法，方用桃红四物、血府逐瘀汤。

（赵文华）

# 第二十一节　沟纹舌

沟纹舌又称裂纹舌，以舌背上出现许多深沟为临床特征。沟的排列方向有的像叶脉，有的像脑纹，故又有叶脉舌和脑纹舌之称。本病多见于 20 岁以后，发病率随年龄的增长而增加。

## 一、病因

目前发病原因尚未明了，可能与下列因素有关。①发育异常：先天性舌发育异常，舌黏膜随舌肌的发育形成沟纹。②年龄：10 岁前发病率低，10～60 岁发病率逐步增高，60 岁以后停止。③遗传：家族中有同类病史；精神迟钝患者中发病率明显增加。④营养：B 族维生素或烟酸缺乏及自主神经功能紊乱。⑤有全身性银屑病、天疱疮、口干症、伤寒、梅毒感染、梅—罗氏综合征、唐氏综合征等，常伴有地图舌。⑥感染因素：病毒感染，迟发性变态反应等。其病理表现为舌充血、水肿、肌肉萎缩、上皮钉突过度增殖延伸。

## 二、病理

光镜下见沟纹底部上皮明显变薄，无角化层。丝状乳头变大，上皮钉突增长。上皮内微小脓肿形成。上皮下结缔组织增厚，大量淋巴细胞、浆细胞浸润。裂纹可深及黏膜下层或肌层。扫描电镜可见丝状乳头增生，毛状结构消失。裂沟和侧壁无乳头，代之以黏膜隆起，上皮细胞的排列紊乱、中断。细胞表面很少有微生物附着。

## 三、诊断

根据临床表现诊断。以舌背不同形态、不同排列、不同深浅长短、不同数目的沟纹或裂纹为特征。以舌尖抵于下前牙舌侧面将舌拱起，或用前牙轻咬舌体，可清晰见到张开的沟裂样损害，但沟底黏膜连续完整，无渗血。沟底及沟侧壁丝状乳头缺如，黏膜因萎缩变薄而常呈鲜红色。除非继发感染，患者常无自觉症状。临床分型方法众多：根据部位分为中央型和边缘型；根据形态分为脑回型、阴囊型、叶脉型、树枝型等。根据深浅分为轻、中、重三型，但分型临床意义不大。少数患者可有舌干口苦、食物刺激症状等。

## 四、治疗

（一）药物治疗

1. 全身治疗

（1）病因治疗：伴贫血或维生素缺乏者可用复合维生素 B、铁剂、烟酸等口服，精神紧张者可用谷维素、地西泮等。

（2）抗感染：如有继发感染可全身应用抗生素。

2. 局部治疗　在炎症期间，可用消炎防腐含漱剂，如 0.05% 氯己定、2% 碳酸氢钠液等。也可用 3% 过氧化氢溶液、0.02% 呋喃西林液等含漱，然后涂以 2% 甲紫。

（二）手术治疗　对数量不多的沟裂或炎症频繁发作、疼痛难忍而又顾虑甚多的患者，可切除沟裂内上皮予以缝合。

（赵文华）

# 第二十二节　萎缩性舌炎

萎缩性舌炎是指舌黏膜的萎缩性改变，由多种全身性疾病引起。除舌黏膜表面的舌乳头萎缩消失外，舌上皮全层以至舌肌都可萎缩变薄，全舌色泽红绛光滑如镜面，故又称光滑舌或镜面舌。

## 一、病因

1. 贫血　本病病因主要有：①铁质缺乏引起的低色素性小细胞贫血。若同时伴有吞咽困难和指甲扁平脆化时，称"普卢默—文森综合征"。②维生素 $B_{12}$、维生素 $B_6$ 或叶酸缺乏引起的正色素性大细胞贫血。若因缺乏内因子所致的恶性贫血，其舌炎称亨氏（Huter）或莫氏（Moeller）舌炎。③造血组织抑制引起的再生障碍性贫血。

2. 烟酸缺乏。

3. 干燥综合征。

4. 白色念珠菌感染。

### 二、病理

舌乳头萎缩或消失，黏膜上皮细胞层变薄，上皮下结缔组织萎缩，肌层变薄，毛细血管袢接近上皮表层，少量炎性细胞浸润。

### 三、诊断

（一）临床表现

（1）病变区一般局限于人字沟前至舌尖处。

（2）早期一般仅见丝状乳头萎缩。晚期菌状乳头亦萎缩，上皮变薄，舌背色红，光滑发亮，部分患者可在光滑的舌面上出现散在的浅表溃疡。可兼有自觉麻木感、灼痛、进食刺激痛、唾液减少、口干等症状。

（3）由贫血引起者，可伴有皮肤黏膜苍白、头晕耳鸣、畏寒乏力、食欲减退等症状。

（4）烟酸缺乏时，可伴皮炎、口角炎、阿弗他溃疡、腹泻、痴呆等。

（5）干燥综合征引起的舌乳头萎缩较严重，表现为黏膜变薄，多皱褶，无光泽，唾液呈泡沫状或黏丝状。并见干燥综合征的症状，如在诉病史时，甚至舌背与上腭粘连，出现顿挫性语言障碍。咀嚼与吞咽干燥性食物极其困难。常并发猖獗性龋，全口托牙佩戴困难，白色念珠菌感染等。

（二）实验室及其他检查

（1）缺铁性贫血所致萎缩性舌炎血象表现为红细胞、血红蛋白、红细胞平均容积、平均血红蛋白含量与浓度均低于正常。

（2）缺乏叶酸或维生素 $B_{12}$ 引起的营养性大细胞贫血的血象为红细胞减少，红细胞平均容积大于正常，平均血红蛋白含量可增多，血红蛋白指数大于正常。

（3）再生障碍性贫血时则有全血性贫血表现。

（4）若为干燥综合征引起的萎缩性舌炎，在唾液中可发现巨细胞病毒，血液中可找到抗涎腺导管抗体等。

### 四、治疗

（一）局部治疗  局部用多贝尔液含漱消炎防腐；口干明显可服用 1% 毛果芸香碱 12～16 ml，枸橼酸糖浆 40 ml，加蒸馏水至 200 ml 配制的人工唾液。每日数次，每次 10 ml 左右，含服。

（二）全身治疗  ①小细胞低色素性贫血：可以口服硫酸亚铁，或 10% 枸橼酸铁铵。必要时肌注右旋糖酐铁。②大细胞性贫血：肌注维生素 $B_{12}$、叶酸。③正常细胞性贫血：除给叶酸、维生素 $B_{12}$ 外，应给肝浸膏，每日或隔日肌注。白细胞明显减少时给维生素 $B_4$，或鲨肝醇。④烟酸缺乏：口服烟酰胺，或肌注烟酰胺。也可改用烟酸，应用时同时补充复合维生素 B。⑤再生障碍性贫血：病因治疗的同时可酌情给叶酸、维生素 $B_{12}$、肝浸膏。⑥干燥综合征：急性期可用免疫抑制剂或抗生素。

（赵文华）

# 第二十三节　灼口综合征

灼口综合征（BMS）是以舌部为主要发病部位，以烧灼样疼痛为主要表现的一组综合征，又称舌痛症、舌感觉异常、口腔黏膜感觉异常等。

## 一、病因

病因复杂，BMS 常不伴有明显的临床损害体征，无特征性的组织病理变化，但常有明显的精神因素，在更年期或绝经后期妇女中发病率高。因此有人倾向于本病属心理疾病或更年期综合征症状之一。

1. 局部刺激因素　不良修复体、锐利的牙尖和边缘嵴、残冠和残根、义齿中易挥发的化学成分、刺激性食物等均可成为创伤因子，导致黏膜损伤或引起局部变态反应，易继发感染（尤其是真菌感染），并致口腔黏膜出现烧灼样痛。另外，口腔内不同金属修复体间可产生微弱电流，也可引发异样感。频繁的伸舌、磨牙等不良习惯，有可能导致舌肌、咀嚼肌和相关肌筋膜紧张及疼痛。

2. 全身因素

（1）全身因素：舌痛可能是严重的全身性疾病的一种表现，B 族维生素缺乏可导致萎缩性舌炎而产生舌痛；各种类型的贫血、肝病、糖尿病、帕金森病、慢性酒精中毒以及硬皮病等也可表现为舌痛。

（2）精神因素：这是舌痛中最常见的类型。舌部无异常，疼痛无定时，常伴自主神经系统紊乱的症状，如情绪不稳定、焦虑、抑郁等，以绝经期女性多见。病史长，经多种药物治疗无效。由于患者精神紧张，反复照镜自检，强力伸舌过频，导致舌肌、筋膜的过度牵伸或拉伤而引起舌痛，陷入"自检—恐慌—再自检—更恐慌—舌痛加重"的恶性循环。

## 二、诊断

（一）临床表现　舌灼痛多见更年期女性，表现为口腔内烧灼痛、麻木胀痛、刺痛、瘙痒、异物感，有的患者还伴味觉异常、口干等表现，程度不一；好发于舌部（尤其舌尖）、颊、唇、腭及咽部黏膜；晨起灼痛感，午后加重，呈持续性疼痛，多数不影响睡眠。这些表现可持续几月或几年，但灼痛区组织的色泽、形态和功能都正常，无器质性病变。

除口腔表现外，部分患者有神经衰弱或神经症，产生失眠、多梦、烦躁、疲乏等症状。

（二）实验室及其他检查　针对不同的疾病做相应的检查。如贫血引起的舌痛可做血常规化验，颞下颌关节功能紊乱及咀嚼功能障碍引起的可做 X 线及肌电图检查。

### 三、治疗

缺乏特殊有效疗法，但心理治疗的作用不可忽视。

（一）药物治疗

1. 全身治疗

（1）维生素缺乏或营养状况不佳引起的舌痛可补充维生素 B 族药物，如维生素 $B_1$、维生素 $B_2$、维生素 $B_6$、维生素 $B_{12}$ 和叶酸及维生素 E 等。

（2）若因叶状乳头炎或菌状乳头炎引起的舌痛，则行消炎治疗（参考"舌乳头炎"）。

（3）绝经期内分泌紊乱引起舌痛者，可服用己烯雌酚、雌二醇、尼尔雌醇及黄体酮。

2. 对症处理　疼痛明显者可用 0.5% 达克罗宁液局部涂布，但不可长期频繁使用。失眠、抑郁明显者可用谷维素、艾司唑仑（舒乐安定）、阿普唑仑等。口干及唾液黏稠者可用溴己新（必嗽平）每片 8 mg，每日 3 次，每次 1～2 片，口服，或用人工唾液含服。

（二）心理治疗　详尽的体格检查过程以及耐心的解释能起到良好的心理治疗效果。随访复查能消除患者恐癌心理。可请心理专科医师采用精神支持疗法、暗示疗法等配合治疗。

（赵文华）

# 第二十四节　性传播疾病的口腔表现

## 梅　毒

### 一、病因

梅毒是由苍白螺旋体引起的一种慢性性传播疾病。主要经性接触传播，也可经胎盘传给胎儿。早期梅毒主要侵犯皮肤与黏膜，晚期梅毒可侵犯全身各组织与器官。临床将梅毒分先天与后天两类，后者分下疳、黏膜斑和梅毒树胶肿 3 期。

### 二、发病机制

梅毒螺旋体从破损的皮肤黏膜进入人体后，数小时即侵入附近淋巴结，在 2～3 日经血液循环播散全身，大约经 3 周的潜伏期，在入侵部位发生初疮（硬下疳），这是一期梅毒。此后机体产生抗体，螺旋体大部分被杀死，硬下疳自然消失，进入无症状的潜伏期，此即一期潜伏梅毒。但未被杀灭的螺旋体仍在机体内繁殖，经 6~8 周，大量螺旋体进入血液循环引起二期早发梅毒，皮肤黏膜、骨骼、眼等器官及神经系统受损。二期梅毒的螺旋体最多，随着机体免疫应答反应的建立，抗体大量产生，螺旋体又大部分被杀死，二期早发梅毒亦自然消失，再进入潜伏状态，称为二期潜伏梅毒。此时临床上虽无症状，但残存的螺旋体仍隐藏于组织或淋巴系统内，一旦机体抵抗力下降，螺旋体再次进入血液循环，发生二期复发梅毒，以后随着机体免疫的消长、病情活动与潜伏交替，2 年后进入晚期梅毒。

晚期梅毒除侵犯皮肤黏膜、骨骼等处外，尤其侵犯心血管、神经系统。也有部分患者梅毒血清滴度下降，最后阴转而自然痊愈。

以上是未经治疗梅毒的典型变化，但由于免疫差异与治疗影响，临床表现并不完全相同，有的患者可终身潜伏，有的仅有一期而无二期，或仅有三期梅毒症状。

### 三、分期

梅毒分三期，一期、二期属早期梅毒，病期在 2 年以内；三期属晚期梅毒，病期在 2 年以上。潜伏梅毒（隐性梅毒）系指梅毒未经治疗或用药剂量不足，无临床症状而血清反应阳性者。感染期限在 2 年以内，称为早期潜伏梅毒，有传染性。病程在 2 年以上，称为晚期潜伏梅毒，一般认为无传染性，但女患者仍可经胎盘传给胎儿，发生胎传梅毒（先天梅毒）。

### 四、诊断

（一）临床表现

根据传染途径不同，可将梅毒分为后天（获得性）梅毒和先天（母婴传播）梅毒。依据感染的时间 2 年为界，分为早期梅毒（一、二期梅毒）和晚期梅毒（三期梅毒）。

1. 后天梅毒　根据病变发展的不同阶段表现有所不同，早期梅毒表现为硬下疳、梅毒性横痃、梅毒疹。晚期梅毒则有树胶肿以及骨、眼、心血管和神经损害的表现。

1）一期梅毒：主要表现为硬下疳和梅毒性横痃，一般无全身症状。

（1）硬下疳：通常出现在梅毒螺旋体侵入人体 2~4 周时，在受侵的部位出现硬下疳，男性发生于阴茎包皮、系带、冠状沟或龟头；女性则多见于大小阴唇、阴唇系带、子宫颈及会阴等处。也可在舌、唇、扁桃体等部位发生。典型的硬下疳初起为单个暗红色斑丘疹或丘疹，数天内扩大形成硬结，其表面可发生坏死，形成直径 1~2 cm、圆形或类圆形的无痛性溃疡，溃疡面有少许浆液渗出物，内含大量梅毒螺旋体，传染性较强。硬下疳触之呈软骨样硬度。通常持续 3~6 周而自愈，遗留轻度暗红色浅表瘢痕或色素沉着。

（2）梅毒性横痃：为继硬下疳出现 1~2 周后，腹股沟淋巴结的肿大、变硬，一般无疼痛，不溃破，多为单侧，可持续数月。

2）二期梅毒：硬下疳发生后 6~8 周出现皮肤、黏膜梅毒疹。皮肤梅毒疹数目多、分布广，浅红色或深玫瑰红色，无自觉症状。手掌的玫瑰疹可有轻度脱屑的特征性表现。

口腔常见症状为梅毒黏膜斑，好发于咽部、扁桃体、上下唇、舌尖、舌缘及上腭。表现为浅在圆形或椭圆形糜烂，表面有光滑的灰白色水浸状渗出膜，高起于黏膜面，周围有充血发红的小斑片。去除该膜可见其下为干净而坦的红色基底。口腔黏膜斑可多发，直径为 1.5 ~ 5 cm，多无疼痛。

3）三期梅毒：为晚期病变。一般在感染 4 ~ 10 年出现。表现为树胶肿（梅毒瘤）或梅毒性舌炎。树胶肿较少见到螺旋体，往往很快发生坏死。上腭及舌背等处多见。上腭病变可使骨质破坏引起腭穿孔。舌背可因溃疡纤维化而变得不规则。

广泛的梅毒性舌炎表现为舌乳头萎缩及继发的过度角化或白斑，有恶变可能。

2. 先天梅毒 患有梅毒的孕妇通过胎盘传播给胎儿。先天梅毒者可见畸形牙：切牙呈半月形，切缘较牙冠中部窄；磨牙呈桑葚状，牙尖向中央靠拢；牙釉质发育不全。还可出现鞍鼻等特殊面容。

（二）实验室检查

1. 梅毒螺旋体检查 如暗视野显微镜检查，涂片银染色或姬姆萨染色，均易找到梅毒螺旋体，也可用特异荧光抗体法检查。

2. 梅毒血清学试验 常用快速血浆反应素环状卡片试验、血清不加热反应素试验、梅毒螺旋体血凝试验、荧光梅毒密螺旋体抗体吸收实验等。

（三）诊断

1. 接触史 后天梅毒有婚外性接触史、其丈夫有冶游史或性病史；先天梅毒父母亲有冶游史或性病史，特别是母亲有流产、死胎及早产史。

2. 临床表现及辅助检查 有各期梅毒临床症状、体征及实验室检查阳性结果，但隐性梅毒只有梅毒血清试验阳性而无临床症状。

**五、治疗**

以青霉素为首选，必须早期、足量、正规治疗，并进行治疗后追踪。

（一）卫生部卫生防疫司梅毒治疗方案（1994 年）

1. 治疗目的

（1）一期、二期梅毒：应迅速使病损失去传染性，以免传染他人，并达到临床治愈，血清反应转阴。

（2）三期（晚期）梅毒：防止发生新的梅毒损害。对已发生的梅毒损害，经治疗后梅毒性炎症在组织内可消退，但已损坏的组织被瘢痕代替，可残留部分后遗症。部分晚期患者虽经足量规则治疗，非螺旋体抗原试验血清反应也不能转阴，但不需继续抗梅毒治疗。

2. 治疗方案

1）早期梅毒（包括一期、二期、病期在 2 年以内的潜伏梅毒）

（1）普鲁卡因青霉素，80 万 U/d，肌内注射，连续 10 ~ 15 天，总量 800 万 ~ 1200 万 U。

（2）苄星卡因青霉素，240 万 U，分两侧臀部肌内注射，每周 1 次，共 2 ~ 3 次。

（3）对青霉素过敏者，盐酸四环素（或红霉素）500 mg，4 次/天，口服（2 g/d），连服 15 天（肝、肾功能不良者禁用）；或多西环素 100 mg，4 次/天，连服 15 天。

2）晚期梅毒（包括三期皮肤、黏膜、骨骼梅毒，晚期潜伏或不能确定病期的潜伏梅毒）及二期复发梅毒。

（1）普鲁卡因青霉素，80 万 U/d，肌内注射，连续 20 天。

（2）苄星青霉素，240 万 U，1 次/周，肌内注射，共 3 次。

（3）对青霉素过敏者：盐酸四环素（或红霉素）500 mg，4 次/天，口服（2 g/天），连服 30 天；或多西环素 100 mg，2 次/天，连服 30 天。

3）心血管梅毒　不用苄星青霉素，如有心力衰竭（心衰），首先治疗心力衰竭，待心功能代偿时，从小剂量开始注射青霉素，以免因贾—郝氏反应造成病情加剧或死亡。水剂青霉素，第 1 日 10 万 U，1 次肌内注射，第 2 日 10 万 U，2 次/天，肌内注射，第 3 日 20 万 U，2 次/天，肌内注射，自第 4 日起按如下方案治疗，普鲁卡因，80 万 U，肌内注射，连续 5 天为一个疗程，剂量 1 200 万 U，共两个疗程，疗程间休药 2 周，对青霉素过敏者，盐酸四环素（或红霉素）500 mg，4 次/天，口服（2 g/d），连服 30 天。

4）神经梅毒

（1）水剂青霉素 1 800 万 ~ 2 400 万 U，静脉滴注（300 万 ~ 400 万 U，每 4 小时 1 次），连续 10 ~ 14 天，继以苄星青霉素每周 240 万 U，肌内注射，共 3 次。

（2）普鲁卡因青霉素，240 万 U/d，1 次肌内注射，同时口服丙磺舒每次 0.5g，共 10 ~ 14 天。必要时继以苄星青霉素，每周 240 万 U，肌内注射，共 3 次。

（3）对青霉素过敏者可用四环素 500 mg，口服，每日 4 次，连服 30 天。

心血管梅毒和神经梅毒治疗时为避免贾—郝氏反应应加用泼尼松（强的松）。在注射青霉素前 1 天开始口服泼尼松，每次 5 mg，每日 4 次，连服 3 天。

5）妊娠期梅毒

（1）普鲁卡因青霉素，80 万 U/d，肌内注射，连服 10 天，妊娠初 3 个月，注射一个疗程。

（2）对青霉素过敏者，用红霉素治疗（禁用四环素）。服法及剂量与非妊娠期患者相同，但其所生婴儿应该用青霉素补治。

（3）有明确记载过去曾接受充分治疗，现无复发，无再染证据者，可不治疗。

6）先天梅毒

（1）早期先天梅毒（2 岁以内）：①脑脊液异常者，水剂青霉素每日 5 万 U/kg，分 2 次静脉滴注，连续 10 ~ 14 天；或普鲁卡因青霉素 5 万 U/kg，肌内注射，连续 10 ~ 14 天。②脑脊液正常者，苄星青霉素每日 5 万 U/kg，1 次肌内注射（分两侧肌内注射）。如无条件检查脑脊液者，可按脑脊液异常者治疗。

（2）晚期先天梅毒（2 岁以上）：普鲁卡因青霉素 5 万 U/kg，肌内注射，连续 10 天为一个疗程（对较大儿童的青霉素用量，不应超过成人同期患者的治疗用量）。8 岁以下儿童禁用四环素。

（3）对青霉素过敏者，可用红霉素治疗，每日 7.5 ~ 12.5 mg/kg，分 4 次口服，连服 30 天。

7）贾—郝氏反应的防治　又称梅毒治疗后增剧反应，即梅毒患者在首次使用驱梅药物时所出现的急性不良反应，常发生于用首剂抗梅毒药物治疗后 4 小时内发作，8 小时达高峰，24 小时内消退。全身反应包括发热、全身不适、头痛、肌肉骨骼痛、恶心及心悸等。此反应常见于早期梅毒中，反应时硬下疳可发生肿胀，二期梅毒疹可加重或第 1 次出现二期梅毒损害。在晚期梅毒中发生率虽不高，但反应比较严重，如麻痹性痴呆、梅毒性主动脉炎等可发生生命危险。避免该反应发生要预防为主，在治疗前 1 天给泼尼松 20 mg，分 2 次口服，持续 3 天。一旦发生时，对症处理，必要时住院治疗。

（二）美国疾病防治中心（CDC）梅毒治疗方案（1993 年）

1. 一期和二期梅毒

（1）成人：苄星青霉素 240 万 U，1 次肌内注射。

（2）儿童：苄星青霉素 5 万 U/kg，1 次肌内注射。

青霉素过敏的非妊娠患者可口服多西环素（强力霉素）100 mg，每日 2 次，共 2 周；或四环素 500 mg 口服，每日 4 次，共 2 周。

2. 潜伏梅毒

1）成人潜伏梅毒。

（1）早期潜伏梅毒：苄星青霉素 240 万 U，1 次肌内注射。

（2）晚期或病期不明的潜伏梅毒：苄星青霉素 240 万 U，肌内注射，每周 1 次，连续 3 周，总剂量 720 万 U。

2）儿童潜伏梅毒

（1）早期潜伏梅毒：苄星青霉素 5 万 U/kg 直至 240 万 U 的成人剂量，1 次肌内注射。

（2）晚期或病期不明的潜伏梅素：苄星青霉素 5 万 U/kg 直至 240 万/U 的成人剂量，每周肌内注射 1 次，连续 3 周（总剂量 15 万 U/kg），直至 720 万 U 的成人剂量。

3）青霉素过敏者的处理　对青霉素过敏的潜伏梅毒患者，只有在排除神经梅毒的情况下，才考虑使用非青霉素疗法。对青霉素过敏的非妊娠梅毒患者可给多西环素 100 mg 口服，每日 2 次；或四环素 500 mg 口服，每日 4 次。

3. 晚期梅毒　推荐治疗方案：苄星青霉素 240 万 U 肌内注射，每周 1 次，连续 3 周，总剂量 720 万 U。

4. 神经梅毒

（1）推荐治疗方案：水剂结晶青霉素 200 万 ~ 400 万 U，每 4 小时静脉注射 1 次，每日剂量 1 200 万 ~ 2 400 万 U，共 10 ~ 14 天。

（2）替代治疗方案：普鲁卡因青霉素 240 万 U，肌内注射，每日 1 次，加丙磺舒 500 mg，口服，每日 4 次，共 10 ~ 14 天。

5. 妊娠期梅毒治疗方案　应根据梅毒分期之不同对妊娠梅毒的各期患者给予适当的青霉素治疗。有专家建议，妊娠的孕妇及二期梅毒的孕妇，在接受首剂苄星青霉素 240 万 U 肌内注射 1 周后，应再接受一次苄星青霉素 240 万 U 肌内注射治疗。

6. 先天梅毒　推荐治疗方案：水剂结晶青霉素每日 10 万 ~ 15 万 U/kg（第 1 周，

每 12 小时按 5 万 U/kg 静脉给药，以后每 8 小时给药 1 次）共 10～14 天；或普鲁卡因青霉素，按 5 万 U/kg，每日单次肌内注射，共 10～14 天。

### 六、治愈标准

症状、体征消失，无并发症或并发症基本痊愈。梅毒的血清学试验转阴。但晚期梅毒患者在治疗后血清学不转阴。

### 七、随访

梅毒经充分治疗后，应随访 2～3 年。第 1 年每 3 个月随访 1 次，以后每半年随访 1 次，包括临床及血清非密螺旋体抗原试验。若在治疗后 6 个月内血清滴度未下降 4 倍，应视为治疗失败或再感染，除需重新加倍治疗外，还应考虑做脑脊液检查，以观察有无神经梅毒。多数一期梅毒在 1 年内，二期梅毒在 2 年内血清学试验转阴。少数晚期梅毒血清非密螺旋体抗体滴度低水平持续 3 年以上，可判为血清固定。

## 艾滋病

艾滋病全称获得性免疫缺陷综合征（AIDS），由人类获得性免疫缺陷病毒（HIV）引起。主要破坏人类免疫系统的 $T_4$ 细胞，使依赖 $T_4$ 细胞调节的各种免疫反应均处于失控状态，导致免疫缺陷，进而引起机会性感染、恶性肿瘤等病变。

### 一、病因

本病是一种获得性免疫缺陷综合征。病因是由一种反转录病毒——人类免疫缺陷病毒（HIV），也称艾滋病毒引起的，这是属于慢病毒的一种，该病毒的靶细胞是 $CD_4^+$ 细胞，即含有 $CD_4$ 受体的细胞，包括巨噬细胞、单核细胞、树突状细胞、T 和 B 淋巴细胞等。艾滋病毒对淋巴细胞特点是 $T_4$ 淋巴细胞有高度亲和力，所以主要侵犯 $T_4$ 细胞。病毒膜外的包膜蛋白 gp120 先与 $T_4$ 细胞表面的 $CD_4$ 受体牢固结合，随后病毒 $T_4$ 细胞融合，以病毒的 RNA 为模板，转录为双链 DNA，与宿主细胞的 DNA 相螯合，从而改变宿主细胞的 DNA 密码，以指导新的病毒 RNA 和蛋白质的合成，然后经过装配形成新的病毒颗粒，并以芽生方式从胞膜释放，再感染其他细胞，由此使大量 $T_4$ 细胞相继被感染破坏，严重损坏机体免疫功能，对多种病毒、真菌、寄生虫、分枝杆菌抵抗力下降，从而发生多种条件致病性感染。由于 HIV 感染直接损伤神经系统细胞，也可出现多种神经综合征。

艾滋病的流行病学有如下特征：传染源是艾滋病患者和病毒携带者。传播途径与乙型肝炎有相似之处，已发现在患者血液、精液、尿液、唾液、乳汁乃至泪水中均存在艾滋病病毒。目前认为其传播途径主要有以下几种，①血液传播：通过输血或血液制品而传播。药瘾者易患 AIDS 是因滥用药物注射，注射器残留血迹，又消毒不严，导致 AIDS 病原经血液传播。②直接接触传播：如通过混乱的性关系传播，男子同性恋者、异性间生殖系统直接接触也可传播。③母婴传播：这种传染的发生是在宫内或生后的早期。④

其他因素：如海地移民，他们的生活环境、供水卫生条件均差，结核和肠道传染病较多，与这些环境因素是否相关，尚在研究中。

## 二、发病机制

HIV 侵入人体后，可通过直接侵犯辅助性 T 细胞及单核—巨噬细胞或间接作用于 B 细胞和 NK 细胞等，使多种免疫细胞受损，细胞免疫及体液免疫均受到不同程度的损害而致免疫功能严重缺陷，易发生各种严重的机会性感染和肿瘤。

（一）HIV 感染引起的免疫抑制　HIV 对 $CD_4^+$ 细胞（包括淋巴细胞、单核细胞及巨噬细胞等）有特殊的亲嗜性，这种细胞嗜性是由于病毒表面有 gp120 及 gp41，前者可与上述细胞的 $CD_4$ 分子结合，后者促进病毒的膜与受累细胞膜相融合，使细胞受到感染。

免疫细胞受损表现为：①T 细胞数量及功能异常：主要为辅助性 T 细胞数量减少及功能异常。此外还可有淋巴因子减少、白介素 – 2（IL – 2）受体表达减弱、对同种异型抗原的反应性减低及对 B 细胞的辅助功能减低等 T 细胞功能异常的表现。②B 细胞数量及功能异常：其受损的机制尚不清楚。表现为多克隆化，IgG 和 IgA 增高，循环免疫复合物存在等；对新抗原的刺激反应性降低，使化脓性感染增加。③自然杀伤细胞（NK 细胞）损伤的异常表现：NK 细胞是免疫监督、对抗感染和肿瘤的细胞。HIV 感染时，其计数正常，但功能异常，抗感染和肿瘤的功能下降。可能与 HIV 感染后，细胞因子产生不足，使其功能不全有关。④单核—巨噬细胞数量和功能下降：处理抗原能力下降，使机体对抗 HIV 和其他病原体感染的能力下降。此外，单核—巨噬细胞还能作为 HIV 的储存所，携带 HIV 通过血—脑脊液屏障，引起中枢神经系统损害。

（二）HIV 抗原变异及毒力变异的影响　抗原变异能使 HIV 逃避特异的体液及细胞免疫的攻击。此外，在感染过程中变异株的毒力也在变，毒力不同可能影响疾病的进程及严重性。携带高毒力变异株的人可能在 0.5 ～ 2 年时间内从无症状期发展至艾滋病相关综合征和艾滋病（AIDS）。

（三）HIV 感染中协同因子的作用　HIV 感染常潜伏多年而不发展成 AIDS，却可能在某个时候病情迅速进展。此可能与协同因子如毒品、巨细胞病毒感染及其他持续的病毒感染等有关。

## 三、病理

病理变化呈多样性、非特异性。包括：

（一）机会性感染　由于免疫缺陷，组织中病原体繁殖多，而炎症反应少。

（二）免疫器官病变　包括淋巴结病变及胸腺病变。前者又有反应性病变如滤泡增生性淋巴结肿及肿瘤性病变如卡氏肉瘤或其他淋巴瘤。胸腺病变可见萎缩，退行性和炎性病变。

（三）中枢神经系统　神经胶质细胞灶性坏死，血管周围炎性浸润，脱髓鞘改变。

## 四、诊断

患者多有与高危人群（妓女、同性恋者、高发区国家的人群、吸毒者、血友病者）性接触史，输血或血液制品史，吸毒史，共用不洁针具史，年轻的旅馆男服务员，有与外宾密切接触史的酒吧、歌舞厅、浴室等女服务员，出国归来的劳务人员，海员，长途卡车司机等。家属中有 HIV 阳性的配偶、亲属者。

艾滋病潜伏期 1~6 年或更长，儿童潜伏期较短。患者受感染后都先经过一个隐性感染期，此时无临床症状，一般称为 HIV 感染。有 60%~70% 的感染者停止于此期，始终不出现症状。有 30%~40% 的感染者逐渐发展为艾滋病前期，即一般所称艾滋病相关综合征，只有 25% 以下的感染者最终发展为真性艾滋病。

（一）艾滋病分期

1. 潜伏期　时间长短不一，最短者 2 个月，而最长者可达 20 年，一般为 2~7 年。潜伏期内患者无自觉症状。

2. 前驱症状期　患者可有持续或间断低热，慢性腹泻，体重下降，伴疲乏、衰弱、盗汗、厌食、全身淋巴结肿大等症状。

3. 淋巴结肿大期（又称艾滋病相关症候群期）　主要表现为全身淋巴结的持续性肿大至少 3 个月，伴发热、腹泻和体重下降。

4. 艾滋病期　主要表现为机会性感染和机会性肿瘤。机会性感染多表现为呼吸系统的卡氏肺囊虫炎、中枢神经系统的隐球菌性脑膜炎和消化道的真菌、阿米巴、沙门菌感染等。机会性肿瘤多见卡波西肉瘤、淋巴母细胞瘤、免疫母细胞瘤等。

（二）艾滋病全身临床表现

1. 肺部　以孢子虫肺炎最为常见，且是本病因机会性感染而死亡的主要原因，表现为间质性肺炎。念珠菌、疱疹和巨细胞病毒、结核菌、卡氏肉瘤均可侵犯肺部。

2. 消化系统　念珠菌、疱疹和巨细胞病毒引起口腔和食管炎症或溃疡最为常见，表现为吞咽疼痛和胸骨后烧灼感。胃肠黏膜常受到疱疹病毒、隐孢子虫、鸟分枝杆菌和卡氏肉瘤的侵犯，引起腹泻和体重减轻。鸟分枝杆菌、隐孢子虫、巨细胞病毒感染肝脏，可出现肝大及肝功能异常。

3. 中枢神经系统　①机会性感染：如脑弓形虫病、隐球菌脑膜炎、巨细胞病毒脑炎等。②机会性肿瘤：如原发性脑淋巴瘤和转移性淋巴瘤。③HIV 直接感染中枢神经系统：引起艾滋病痴呆综合征、无菌性脑炎。临床可表现为头晕、头痛、癫痫、进行性痴呆、脑神经炎等。

4. 眼部　巨细胞病毒、弓形虫引起视网膜炎，眼部卡氏肉瘤等。

5. 艾滋病的皮肤表现　表现多样，常见的有：①单纯疱疹，常常复发，累及唇及口周，严重有肛周环形溃疡可达 20 cm；②带状疱疹，同性恋者出现；③传染性软疣，特别是好发于面颊、前额，短期内迅速发展；④尖锐湿疣，同性恋肛门发生大的难治的尖锐湿疣；⑤隐球菌感染，常为疱疹样损害；⑥严重泛发的毛囊炎、脓疱疮和皮肤真菌感染；⑦反应疹，为 0.2~0.5 cm 的肤色丘疹，几个至数百个，好发于头颈和躯干，瘙痒，可能是对 HIV 感染的反应；⑧药疹，使用复方新诺明治疗卡氏肺囊虫肺炎时，药疹发生率高达78%；⑨脂溢性皮炎，发生率22%～67%，可出现中度至重度的皮损；⑩黄甲，甲板远端变黄色。

（三）口腔表现　艾滋病的口腔表现是诊断艾滋病的重要指征之一，多数HIV感染者都有口腔表现，其中与HIV感染密切相关的常见口腔病损有以下几种。

1. 口腔念珠菌病　是HIV感染者最常见的口腔损害，常在疾病早期有表现，是免疫抑制的早期征象。其特点为：①发生于无任何诱因的健康年轻人；②表现为红斑型或假膜型白色念珠菌病，病情反复或加重；③红斑型多发生于上腭及舌背，偶见于颊黏膜。输血感染者红斑型较多。假膜型为黏膜上白色或黄色的膜状物，擦去后留下红色基底和出血。累及附着龈、咽部、软腭、悬雍垂的假膜型和累及颊部的红斑型白色念珠菌病具有高度提示性。具备上述三个特征之一者，应进行血清学检查以排除HIV感染的可能性。

2. 毛状白斑　是HIV感染者的广种特殊口腔病损，发生率仅次于口腔念珠菌病，对艾滋病有高度提示性。这种病变具有不同寻常的病毒感染特征，抗生素治疗无效。其特点为：①双侧舌缘呈现白色或灰白色斑块，可蔓延至舌背和舌腹；②呈垂直皱褶，有的因过度增生而呈毛茸状，不能擦去；③毛状白斑的诊断除临床表现外，尚需检测证实病损内疱疹病毒的存在。

3. 卡波西肉瘤　是一种罕见的血管恶性肿瘤，也是艾滋病患者特征性的口腔表象，发生率仅次于白色念珠菌病和毛状白斑。其特点为：①好发于腭部及牙龈，呈单个或多个紫红色、浅蓝色或褐色类似，血管瘤的斑块或结节。病变初期较平，逐渐高出黏膜，可分叶、溃烂或出血；②病理特征为交织在一起的丛状梭形细胞，血管增生，淋巴细胞及细胞浸润。

4. 口腔疱疹　单纯疱疹为HIV感染者常见的疱疹病毒损害，口腔表现较严重，范围广，可同时伴有生殖器疱疹。病程较长，反复发作，若病损持续1个月以上，应做AIDS的相关检查。带状疱疹也是艾滋病的早期表现之一，病情重，持续时间长，预后不良。

5. AIDS相关牙周病变　在艾滋病感染人群中最多见的是一系列的牙周炎。牙周炎也是艾滋病感染者最早出现的相关症状之一。其特点：游离龈呈线状充血，附着龈可有点状红斑，有自发性出血或刷牙后出血，而口腔卫生情况都良好的龈炎表现，又称艾滋病相关龈炎，如果未得到及时治疗，则牙周组织迅速破坏，早期表现为龈乳头坏死、溃疡、疼痛及出血，随后迅速地破坏牙周附着及骨组织，一些患牙的牙周组织在3～6个月竟可丧失90%以上，这种情况可累及全口牙齿。其可由线性牙龈炎发展而来，也可能在初诊时已形成牙周炎，最终牙齿松动脱落，由于牙周软组织同时被破坏，所以和一般牙周炎相比艾滋病感染者牙周袋不深。

此外也可表现为急性坏死性溃疡性牙龈，即口腔恶臭、出血、疼痛和龈乳头坏死直至消失。上述表现进一步发展可造成广泛软组织坏死，骨坏死，而形成可致命的坏疽性口炎。

6. 口腔其他表现　突发性发生单侧或双侧颏神经分布区的麻木，无原因的全口牙痛，颊部感觉异常为颏麻木综合征的表现。此外也可有复发性阿弗他溃疡，腮腺和颌下腺肿大，常为双侧，表现为柔软的、弥散性肿大，患者可能有口干、眼干、关节疼痛的症状。

（四）实验室及其他检查

1. 血常规 红细胞、血红蛋白降低，白细胞总数下降到 $4 \times 10^9/L$ 以下，淋巴细胞明显减少，多低于 $1 \times 10^9/L$，除并发血小板减少症外，血小板一般变化不大。

2. 血清抗 - HIV 检测

（1）酶联免疫吸附试验：多用做筛选，两次均阳性用免疫印迹法复核。

（2）免疫印迹法：阳性有诊断价值。

（3）放射免疫沉淀试验：最敏感、最有特异性，但操作复杂而费时未推广。

3. AIDS 病毒检查 有以下 4 种方法：①细胞培养分离病毒；②检测病毒抗体；③检测病毒核酸；④检测反转录酶。

4. 细胞免疫检查 免疫功能缺陷指标 $T_4$ 减少，$T_4:T_8 < 1$，正常值为 1.75。

5. 条件致病性病原体检查 以卡氏肺囊虫性肺炎为例，确诊有赖于组织切片或支气管分泌物中发现典型的病原体。

6. 组织病理学检查 本病并发的卡氏肉瘤须做病理组织学诊断。某些条件致病性感染亦须有关感染的组织进行活检。

（五）诊断

1. 持续或间断性低热，慢性腹泻，体重下降超过 1 个月，全身淋巴结肿大超过 3 个月。

2. 出现机会性感染和机会性肿瘤。

3. 口腔及颌面部可出现白色念珠菌感染、毛状白斑、病毒性疱疹、口腔卡氏肉瘤、急性坏死性龈口炎、牙龈炎和牙周炎、淋巴结炎、口腔结核、口腔梅毒、阿弗他溃疡、毛囊炎、脓疱疮等。

4. 实验室检查

（1）窗口期后血清抗 HIV 抗体阳性。

（2）$T_4$ 淋巴细胞计数小于 400 个/$mm^3$，$T_4:T_8$ 比值倒置，全身免疫功能低下。

## 五、治疗

艾滋病目前尚无有效的治疗方法和理想的药物，其治疗包括以下几方面。

（一）抗病毒治疗

1. 叠氮胸苷（AZT） 是反转录酶抑制剂。通过抑制反转录酶来减慢病毒复制的速度，短期内增加 $CD_4^+$ 细胞数，延长艾滋病患者的存活时间，推迟临床症状的出现，使患者的症状减轻，神经病变有所恢复。目前主张对早期病例用小剂量，成人每次 200 mg，每日 3~4 次，服用 1 年以上者效果差，可能是由于病毒变异产生耐药毒株之故，可联合其他药物如双脱氧肌苷或双脱氧胞苷应用。常见毒性反应为抑制骨髓细胞，造成全血细胞减少，可加重继发性感染，引起药物热、皮疹等。

2. 双脱氧肌苷（ddI） 是反转录酶抑制剂，可减慢病毒的复制。ddI 的半衰期长，骨髓抑制作用较小，对 AZT 耐药者无交叉耐药的情况，常与之联合应用。剂量：150~

300 mg，每日 2 次服。缺点是：在酸性环境中不稳定；易发生可逆性周围神经炎；大剂量应用时，可引起重症胰腺炎和肝炎。

3. 双脱氧胞苷（ddC） 是一种反转录酶制剂，其作用机制同 AZT 和 ddI，可使血清中 HIV－$P_{24}$ 抗原下降而 $CD_4^+$ 淋巴细胞数增加。常用剂量为 0.75 mg，每日 2～3 次。对其产生耐药性的情况也已发现。其不良反应有皮疹、胃炎、肌痛、关节炎、发热、迟发性周围神经炎、胰腺炎和食管溃疡。

4. $D_4T$ 是双脱氧胞苷的不饱和烯羟衍生物，也是一种反转录酶抑制剂，其作用和 ddC 相近，比 AZT 有效而毒性小。能降低血清 $P_{24}$ 抗原，使 $CD_4^+$ 淋巴细胞数增加。

（二）免疫调节剂

1. α－干扰素 α－干扰素在艾滋病早期预防治疗上可能有价值，有报告治疗后 T 细胞功能改善，$T_H/T_S$ 上升，NK 细胞活性增强。剂量是每次皮下注射，每日 1 次，2～4 周后改为每周 3 次，每一个疗程 8～12 周。主要不良反应为发热、乏力、流感样症状、胃肠道反应、周围血白细胞和血小板减少。

2. 白细胞介素－2（IL－2） 是 T 细胞在有丝分裂原和（或）抗原刺激下自然产生的糖蛋白，基因重组技术可使大肠埃希菌产生 IL－2。这种淋巴因子可刺激活化 T 细胞的增生，周围血淋巴细胞数增加，从而改善免疫的功能。一般临床上对艾滋病患者用重组 IL－2 连续静脉滴 24 小时，每周 5 次，共 4～8 周，剂量为每日 250 万 U。不良反应有发冷、发热、头痛、恶心、全身不适等。

3. 其他 由于设想艾滋病的免疫缺陷可能在骨髓干细胞水平的淋巴系统发生急性不可逆的损害，故采用骨髓移植并输入淋巴细胞来治疗，但临床只获得暂时缓解。由于艾滋病患者免疫系统受到破坏，故抗病毒药物难以奏效，故主张抗病毒剂与免疫增强剂联合应用。

（三）治疗条件致病性感染

1. 卡氏肺囊虫肺炎 复方新诺明是首选药物，用量每日 120 mg/kg，疗程 6～8 周，如用药 7～10 天效果不佳者，应加用或改用其他药物。其次是羟乙基磺胺戊烷脒，剂量是 4 mg/kg 肌内注射，每日 1 次，疗程 2～3 周。

2. 弓形虫病 常用乙胺嘧啶和磺胺嘧啶联合疗法，剂量前者首剂 75 mg，以后每日 25 mg，后者每日 100～200 mg/kg，分 4 次口服，疗程 2～3 周。

3. 隐孢子虫肠炎 用螺旋霉素 0.2～0.4 g，每日 3～4 次口服，疗程 3～6 周，可使症状减轻，但不能清除虫体。

4. 鼠弓形虫病 可用乙胺嘧啶和磺胺嘧啶治疗。

5. 疱疹病毒感染 对引起的皮肤黏膜和生殖器疱疹及全身播散性感染可用无环鸟苷，剂量每日 5 mg/kg，分 3 次，每 8 小时静脉滴注 1 次，疗程 2～4 周。

6. 肝炎病毒感染 可选用干扰素，特别对早期丙肝有效。

7. 其他革兰氏阳性球菌和阴性杆菌感染 耐药金葡菌可用万古霉素，阴性杆菌可用氧哌嗪青霉素或头孢唑啉等。

8. 卡波西肉瘤 可用长春新碱、长春花碱和阿霉素或博来霉素联合治疗。

9. 淋巴瘤 除上述化疗药物外，也可用泼尼松、环磷酰胺等药物。

（四）对口腔病损的治疗

1. 口腔念珠菌病 常规治疗仍以全身及局部应用抗真菌药物为主，如氟康唑口服；局部用2%~4%碳酸氢钠液漱口，克霉唑含片含服，咪康唑软膏涂擦等。治疗10~14日病变可消失，应同时进行高效抗病毒治疗，以重建免疫功能，否则易复发。

2. 毛状白斑 局部可用维甲酸和抗真菌剂，严重者用阿昔洛韦2~3 g/d，疗程2~3周。停药后易复发，可用大剂量阿昔洛韦维持治疗。

3. 卡波西肉瘤 采用手术切除，烧灼刮治或冷冻治疗，可同时配合放疗、局部化疗及生物诱导疗法。

4. 口腔疱疹 单纯疱疹可用阿昔洛韦200~800 mg/d，口服5日或5~10 mg/kg，q8h静脉滴注，连用5~7日。伴生殖器疱疹者，延长至10日。耐药者可改用膦甲酸40 mg静脉滴注，q8h。也可选用泛昔洛韦、阿糖胞苷、肌内注射干扰素等。带状疱疹可用阿昔洛韦800 mg/d或5~10 mg/kg静脉滴注8小时1次，7~10日。一般不用糖皮质激素。

5. AIDS相关牙周病变 常规洁治刮治，动作要轻柔，术后用氯己定液冲洗或含漱。若病情严重，可同时口服甲硝唑和阿莫西林，疗程7~14日。

6. 复发性阿弗他溃疡 局部使用糖皮质激素和抗菌含漱液，一般不全身使用糖皮质激素。

7. 口干症 使用毛果芸香碱、无糖树胶等以刺激唾液分泌，局部可使用含氟漱口液或凝胶以防止龋齿的发生。

8. 乳头状瘤 采用手术切除或电烙、激光治疗，有复发的可能。

## 六、预防

宣传艾滋病的预防知识；加强道德教育，禁止滥交，取缔暗娼；禁止静脉药瘾者共用注射器、针头；禁用进口血制品，必须用者须经HIV检测；女性艾滋病患者应避免妊娠，男性使用避孕套；不共用剃胡刀、牙刷等；加强入境检疫；严防艾滋病传染。

## 淋 病

淋病是由淋病奈瑟球菌（简称淋球菌）引起的泌尿、生殖器官的化脓性传染性疾病。在性传播疾病中发病率较高。

## 一、病因和发病机制

淋病奈瑟球菌，形态与脑膜炎双球菌相似，卵圆形或圆形，常成双排列。两菌接触面扁平或稍凹，像两瓣黄豆合在一起，大小为0.6~0.8 μm，革兰氏染色阴性，急性期多在白细胞内，慢性期则在白细胞外，它是嗜二氧化碳的需氧菌，不耐干热，干燥环境中1~2小时死亡，在55℃下5分钟即死亡。一般消毒剂很易将它杀灭，1:4 000硝酸银溶液2分钟可将其杀死。

淋菌的外膜含有蛋白Ⅰ、Ⅱ、Ⅲ及脂多糖等物质。根据淋菌生长所需的各种氨基酸和核酸为基础，将淋菌分为 35 个营养型。根据抗原蛋白 I 所制的单克隆抗体，将淋菌分为 46 个血清型。淋球菌有 5 种不同的菌落形态，$T_1$ 和 $T_2$ 型菌落的淋球菌有菌毛、有毒力、有传染性；$T_3$、$T_4$ 和 $T_5$ 型菌落的淋球菌无菌毛、无毒力、可能无传染性。

淋菌有两种耐药性，一种是逐渐表现出来的低度耐药性，是染色体介导的，染色体突变使细胞通透性改变造成对青霉素的耐受性增加 2~4 倍；另一种是高度耐药性，是质粒介导的，耐药质粒能够编码合成 β-内酰胺酶，能裂解青霉素的 β-内酰胺环，而使青霉素失效。这种菌株在 1976 年被分离出来，以后世界各地相继有报告，称为产青霉素酶的淋球菌（PPNG）。

淋病在世界范围内流行甚广。在我国，近年来随着性病的重新流行，淋病的发病率也呈持续蔓延趋势，并在性传播疾病中占首位，占所有性病的 50% 以上，患者多为中青年人，其中以流动性大、社交频繁的职业者多见。

人是淋球菌的唯一天然宿主，淋病患者是淋病的主要传染源。人类对淋球菌有易感性，主要通过性交传染，也有其他途径。

1. 性交直接接触传染　淋球菌对人泌尿道及生殖道上皮细胞有很强的亲和力，可直接附着在黏膜上生长繁殖，因此与患有淋病或无症状的淋球菌携带者有性接触时就很容易感染上淋病。绝大多数淋菌性尿道炎是通过阴道性交感染，但若性伴侣患有淋球菌性咽炎，通过口交也可感染。其他性接触传染方式还包括口—肛门、生殖器—肛门等。

2. 间接接触传染　主要指通过接触带有淋球菌的内裤、被褥、毛巾、浴盆、便盆等而被传染。

3. 产道传染　患有淋病的产妇在分娩时，由于孕妇的子宫颈和阴道内带有淋球菌，当新生儿出生通过产道时而被传染，可引起淋病性眼炎、淋病性口腔炎及淋病性外阴炎等。

淋球菌对单层柱状细胞和移行上皮细胞，如前尿道、子宫颈、后尿道、膀胱黏膜敏感，而对复层鳞状上皮细胞如舟状窝、阴道黏膜不敏感。因此，淋球菌首先侵入前尿道或宫颈黏膜，淋菌借助其菌毛、蛋白 II 和它释放的 $IgA_1$ 分解酶与上皮黏附，淋菌即被柱状上皮细胞吞饮，淋菌进入细胞后大量繁殖，导致细胞损伤崩解，然后淋菌逸至黏膜下层，通过其内毒素脂多糖与补体、IgM 等的协同作用，在该处引起炎症反应，多核白细胞增多，黏膜糜烂、脱落，形成典型的尿道脓性分泌物。若不及时治疗，淋菌可进入后尿道或宫颈，向上蔓延引起泌尿生殖道和附近器官炎症，如尿道旁腺炎、尿道球腺炎、前列腺炎、精囊炎、附睾炎、输卵管炎、子宫内膜炎等，严重者经血行播散全身。淋球菌可长期潜伏在腺组织深部，成为慢性淋病而反复发作。

## 二、诊断

潜伏期 1~10 日，平均 3~5 日，50%~70% 妇女感染淋球菌后无临床症状，易被忽略，但具有传染性。

（一）急性淋病

1. 症状　性交数日后出现尿频、尿急、尿痛及排尿时尿道口烧灼感等急性尿道炎症状，外阴刺痛感或烧灼感，阴道有黄色脓性分泌物流出。若前庭大腺感染，大阴唇下部出现疼痛性肿块或脓肿。若上行传播则累及内生殖器官而发生急性淋菌性盆腔炎。急性淋菌性盆腔炎患者白带增多，脓性，下腹疼痛，可伴有寒战、高热、头痛、恶心等不适。若为子宫内膜炎则月经过多、经期延长表现。若直肠子宫陷凹有积脓，可产生肛门坠胀感或坠痛。

2. **体征**　外阴、阴道口、尿道口红肿，有触痛。阴道黏膜充血，扪及有粗糙感。宫颈明显充血、水肿、糜烂、有脓性分泌物自宫颈口流出，宫颈触痛，触之易出血。尿道旁腺感染时，以手指从阴道前壁自内向外挤压尿道时，可见尿道旁腺开口处有脓性分泌物溢出。前庭大腺感染时，腺体肿胀，有明显压痛或触痛，腺体开口红肿、溢脓，若腺管阻塞也可形成前庭大腺脓肿。对急性淋菌性盆腔炎进行双合诊和三合诊检查时，根据感染部位不同，可有不同的阳性体征。其体征同急性盆腔炎。

生殖道感染淋菌，约有1%可血行播散，引起全身淋菌性疾病，称播散性淋病。表现为皮疹及由淋菌毒素刺激而引起的神经痛。还可发生关节炎、脑膜炎、肺炎、心内膜炎等，重者可出现全身中毒症状。

幼女可通过间接感染而患幼女淋菌性外阴阴道炎，外阴红肿，灼痛或尿痛，阴道脓性分泌物，肛周皮肤黏膜可发生红肿、溃破，严重时感染直肠，发生淋菌性直肠炎。

（二）**慢性淋病**　急性淋病治疗不及时或不彻底，虽然症状基本消失，但感染仍存在，进入慢性期。

淋球菌可潜伏于尿道、尿道隐窝或尿道旁腺，症状持续2个月以上，可以转为慢性。症状一般轻微，主要表现为轻度尿道疼痛，排尿时尿道不适或灼热感，尿道口轻度红肿，一般少有排脓，但挤压阴茎时，在尿道外口可见少许的脓液外溢，并可检出淋球菌。病程较长的患者，多数有会阴不适、腰痛、遗精、血精，个别出现神经症。

（三）**非性器官淋病**

1. **淋菌性结膜炎**　多见于新生儿，为出生时通过患淋病母亲的产道而感染。表现为眼睑肿胀，结膜充血水肿，并有大量脓性分泌物，若未及时处理，可导致角膜溃疡、虹膜睫状体炎，甚至失明。

2. **淋菌性口炎和咽炎**　主要见于口交者，表现为全口黏膜充血，咽部红肿、吞咽疼痛和咽部有脓性分泌物。

3. **淋菌性直肠炎**　主要见于肛交者，表现为排便疼痛和里急后重感。

（四）**播散性淋球菌感染**　少见，由淋球菌侵入血液引起，多发生于月经期妇女。患者有发热、寒战、全身不适，并可出现淋菌性皮炎、淋菌性关节炎、淋菌性腱鞘炎、淋菌性心内膜炎、淋菌性脑膜炎和淋菌性肝炎等。

（五）**实验室检查**　包括涂片、培养检查淋球菌、药敏试验及PPNG测定。

1. **涂片**　取材于尿道或宫颈分泌物，做革兰氏染色，在多形核白细胞内找到革兰氏阴性球菌。此法阳性率男性90%，女性50%~60%。慢性淋病由于分泌物中淋球菌较少，阳性率低，因此要取前列腺按摩液，以提高检出率。女性宫颈分泌物中杂菌多，敏感性和特异性差，有假阳性，因此世界卫生组织推荐用培养法检查女患者。

2. **培养**　淋菌培养是诊断的重要佐证。目前推荐选择性培养基改良的 Thayer - Martin（TM）培养基和 New York City（NYC）培养基。在36℃，含5%~10% $CO_2$（烛缸）环境中培养，24~48 小时观察结果。诊断还须经菌落形态、革兰氏染色、氧化酶试验和糖发酵试验等鉴定。培养阳性率男性为 80%~95%，女性为 80%~90%。

3. 氧化酶试验　对快速鉴定淋球菌有一定意义。

4. 糖发酵试验　用于对淋球菌菌株的进一步鉴定。

5. 直接荧光抗体检查　用于淋球菌的进一步鉴定。

6. 淋球菌 β 内酰胺酶测定法　由 β 内酰胺酶阳性的淋球菌引起的淋病，青霉素治疗无效。故此法为防治淋病提供依据。

（六）诊断　根据有可疑的性病接触史及其他直接或间接接触性病患者分泌物史。主要症状有尿痛、尿频、尿急、尿道流脓，也可无明显症状或症状轻微。或有淋病并发症或播散性淋病等临床表现。结合上述实验室检查可诊断。

### 三、治疗

治疗原则是及时、足量、彻底，由于产青霉酶的淋球菌（PPNG）菌株的出现，青霉素已不再作为首选药物。目前其他药物如壮观霉素、氟嗪酸等也有抗药菌株的发生，所以对某些难治的患者应做细菌培养与药敏试验以指导用药。

（一）卫生部（现卫健委）防疫司根据性病专家咨询委员会的意见拟定了淋病治疗方案

1. 无合并症淋病（淋球菌性尿道炎、宫颈炎及前庭大腺炎）　用普鲁卡因青霉素 G480 万 U，1 次肌内注射，分两侧臀部肌内注射；或口服羟氨苄青霉素 3 g；或口服（亦用针剂）氨苄青霉素 3.5 g，均同时顿服丙磺舒 1 g。也可口服氟哌酸（淋得治）800 mg；或氟嗪酸 600 mg。但孕妇和肝肾功能障碍者禁用。对青霉素、浆孢菌素类及丙磺舒过敏者改用四环素 500 mg，每日 4 次；或多西环素 100 mg，每日 2 次，服 7 天，孕妇儿童忌用，可用红霉素 500 mg，每日 4 次；连服 7 天。对 PPNG 感染者用壮观霉素（淋必治）2 g，1 次肌内注射；或头孢三嗪 250 mg，1 次肌内注射；或氟哌酸 800 mg，1 次口服。

2. 有合并淋病（淋球菌性输卵管炎、盆腔腹膜炎）　普鲁卡因青霉素 G480 万 U，1 次分两侧臀部肌内注射，同时顿服丙磺舒 1 g，接着服用氨苄青霉素 500 mg，每 6 小时 1 次，丙磺舒 1 g，每日 2 次，共服 10 天。对 PPNG 感染或青霉素过敏者用壮观霉素 2 g，每日肌内注射 1 次，连用 10 天。

3. 播散性淋病　一般用水剂青霉素 G1 000 万 U，每日静脉滴注 1 次，连用 3~5 天，待症状好转后改服氨苄青霉素或羟氨苄青霉素 500 mg，每日 4 次，服 7 天；或头孢三嗪 1 g，静脉注射，每日 1 次，连用 7 天。对 PPNG 感染者用头孢三嗪 1 g，每日静脉注射 2 次，5 天后改为 250 mg，每日肌内注射 1 次，用 7 天。

4. 成人淋菌性眼炎　水剂青霉素 G1 000 万 U，静脉滴入，每日 1 次，连用 5 天。对 PPNG 感染者用头孢三嗪 1 g，肌内注射每日 2 次，用 2 天。局部用等渗盐水冲洗，每隔 1 小时冲洗 1 次，冲洗后用 0.5% 红霉素液滴眼。

5. 淋球菌性口炎或咽炎　头孢三嗪 250 mg，1 次肌内注射；或氟哌酸 800 mg，1 次口服；或复方新诺明（SMZco）每次 2 片，每日 3 次，服 7 天。氨苄青霉素、羟氨苄青霉素及壮观霉素对本病无效。

6. 淋球菌性直肠炎　头孢三嗪 250 mg，1 次口服，或壮观霉素 2 g，1 次肌内注射；或氟哌酸 800 mg，1 次口服。氨苄青霉素、羟氨苄青霉素和四环素对本病无效。

7. 新生儿淋菌性眼炎　头孢曲松钠 25 ~ 50 mg/kg（单剂量不超过 125 mg），静脉注射或肌内注射，每日 1 次，连续 7 天。高胆红素血症，尤其是未成熟儿须慎用。

或头孢噻肟 25 mg/kg，静脉注射或肌内注射，每日 1 次，连续 7 天。

或壮观霉素 40 mg/kg，肌内注射，每日 1 次，连续 7 天。

如分离的淋球菌对青霉素敏感，可用水剂青霉素每日 10 万 U/kg，分 2 次静脉或肌内注射（1 周龄以下的婴儿每日分 4 次），连续 7 天。

局部处理同成人淋菌性眼炎。如对患儿的治疗效果不好，应考虑患儿有可能有衣原体感染。

8. 儿童淋病　体重在 45 kg 以上的儿童按成人方案治疗。体重 <45 kg 者可用头孢曲松钠 125 mg，1 次肌内注射；或头孢噻肟 25 mg/kg，肌内注射，每 12 小时 1 次；或壮观霉素 40 mg/kg，1 次肌内注射。

如分离的淋球菌对青霉素敏感，可用普鲁卡因青霉素 10 万 U/kg，1 次肌内注射；或阿莫西林 50 mg/kg，1 次口服。选择此两种药物时，均应同时顿服丙磺舒 25 mg/kg（最大量 1 g）。

9. 妊娠期淋病　头孢曲松钠 250 mg，1 次肌内注射；或头孢噻肟 1 g，1 次肌内注射；或壮观霉素 4 g，1 次肌内注射。

为预防同时存在的衣原体感染，用上述药物后疗效不好者可服用红霉素 500 mg，每日 4 次，连服 7 天。

以上方案也有可能发生治疗失败或再感染情况，随访甚为重要。疗程结束后第 4 或第 8 天，应从原取材料部取材做淋球菌涂片和培养，若仍有症状，培养阳性，应做药敏试验，选用敏感药物复治。一般经正规治疗后，淋病复发，可能为再感染，需对患者进行教育，予以复治，并尽可能追访性伴。所有淋病者患病后 6 周，应做梅毒血清检查。

（二）美国疾病防治中心（CDC）制定的淋病治疗方案（1993 年）

1. 青年和成人的淋球菌感染

1）无并发症的淋球菌感染：推荐治疗方案：头孢曲松钠 125 mg，1 次肌内注射，或头孢克肟 400 mg，1 次口服；或环丙沙星 500 mg，1 次口服；或氧氟沙星 400 mg，1 次口服；加上可能并发沙眼衣原体感染的有效治疗方案，如多西环素（强力霉素）100 mg，口服，每日 2 次，共 7 天。

2）淋菌性结膜炎：推荐治疗方案，头孢曲松钠 1 g，1 次肌内注射，生理盐水冲洗感染眼睛 1 次。

3）播散性淋球菌感染

（1）推荐初始治疗方案：头孢曲松钠 1 g，肌内注射或静脉注射，每 24 小时 1 次。

（2）替代初始治疗方案：头孢噻肟 1 g，静脉注射，每 8 小时 1 次；或头孢唑肟 1 g，静脉注射，每 8 小时 1 次。对 β - 内酰胺抗生素过敏的患者可用壮观霉素 2 g，肌内注射，每 12 小时 1 次。

（3）推荐的连续治疗方案：所有方案应持续治疗至症状好转后 24 ~ 48 小时，然后转用以下方案：

头孢克肟 400 mg，口服，每日 2 次，共 1 周；或环丙沙星 500 mg，口服，每日 2 次，共 1 周。

4）淋菌性脑膜炎和心内膜炎：推荐的初始治疗方案：头孢三嗪 1 ~ 2 g，静脉注射，每 12 小时 1 次。

2. 婴儿淋球菌感染

（1）新生儿淋球菌性眼炎：推荐治疗方案：头孢曲松钠 25 ~ 50 mg/kg，1 次静脉注射或肌内注射，不超过 125 mg。

（2）婴儿播散性淋球菌感染：推荐治疗方案：头孢曲松钠 25 ~ 50 mg/（kg·d），静脉注射或肌内注射，每日 1 次，共 7 天，如果脑膜炎确诊，用 10 ~ 14 天，或头孢噻肟 25 mg/kg，静脉注射或肌内注射，每 12 小时 1 次，共 7 天，如果脑膜炎确诊，用 10 ~ 14 天。

（3）母亲有淋球菌感染的婴儿的预防性治疗：缺乏淋球菌感染证据时的推荐方案：头孢曲松钠 25 ~ 50 mg/kg，1 次静脉注射或肌内注射，不超过 125 mg。

3. 儿童淋球菌感染

1）儿童的推荐治疗方案

（1）儿童体重 > 45 kg：与成人的治疗方案相同。

（2）儿童体重 < 45 kg：头孢曲松钠 125 mg，1 次肌内注射，适用于无并发症的淋菌性外阴阴道炎、子宫颈炎、尿道炎、咽炎或直肠炎的儿童。

2）替代方案：壮观霉素 40 mg/kg（最大量 2 g），1 次肌内注射。对体重 < 45 kg，患有菌血症、关节炎或脑膜炎的儿童：头孢曲松钠 50 mg/kg（最大量 1 g），肌内注射或静脉注射，每日 1 次，共 7 天（脑膜炎治疗时间应增加到 10 ~ 14 天，最大剂量可达 2 g）。

4. 新生儿眼炎预防　推荐预防方案：1% 硝酸银溶液，用药 1 次；或 0.5% 红霉素眼膏，用药 1 次；或 1% 四环素眼膏，用药 1 次。

**四、预防**

加强法制教育，进行综合治疗，取缔暗娼及嫖客，杜绝婚外性行为。加强性病防治宣教及监测，加强对公共厕所、旅馆饭店旅客用品、医院医疗用具等的消毒，切断传染源。加强个人卫生，尽量不与他人共用用具。夫妇双方有一方患病，对方应积极检查治疗。患者污染过的物品、用具要废弃和及时消毒，以防间接传播。新生儿出生后，应选用 0.5% 红霉素眼膏、1% 四环素眼膏、1% 硝酸银溶液滴眼，以防淋菌性结膜炎。

（赵文华）

# 第二十五节　口腔黏膜病的护理

## 一、一般检查的护理配合

（一）检查器械及用品

1. 准备检查器1份，另加口镜1个，以便于医师扩展口腔内视野，利于检查诊断。

2. 消毒干棉球适量，供擦干病损部位，保持清晰视野用。

3. 胸巾一块。

4. 冲洗器1个。

5. 漱口水1杯。

6. 触诊检查时，准备指套1~2个。

7. 检查舌部疾患时，准备消毒纱布1~2块，用以牵拉患者舌部。

8. 进行白色念珠菌涂片检查时，需准备10%氢氧化钾溶液、载物片、盖玻片、酒精灯及压舌板等。

9. 病损不易分辨时，准备放大镜1个。

（二）护理配合

1. 有全身症状，需测试体温或查血化验者，应于患者就诊前进行上述检查，并做好记录。

2. 安排患者就诊，调整椅位及灯光，为患者围好胸巾。

3. 在医师进行检查的过程中，要主动巡视，了解医师有无器械及物品的短缺，如有短缺及时添加。

4. 协助医师对哭闹患儿进行检查治疗。

5. 向患者或患儿家长介绍所用药物的使用方法及注意事项。

6. 治疗结束及时撤换污染器械及物品。

7. 做好卫生宣教及解释工作，使患者能够做到自我护理。

（1）由于口腔内细菌种类繁多，故当口腔黏膜出现糜烂、溃疡、水疱、角化异常等病损时，极易引起继发感染而使病情加重。因此，在患者就诊时，要向患者强调保持口腔卫生的重要性，教会患者保持口腔卫生的正确方法，对需使用含漱药而又因某些原因不能含漱的患者，要向患者或其家属讲解并示范口腔内擦洗的方法。

（2）黏膜病患儿需进行口腔擦洗时，应嘱咐家长，防止幼儿将异物或污物吸入呼吸道引起不良后果。

（3）对患有疱疹性口炎的患者，要提醒家长经常擦洗患儿流出口外的唾液，防止口腔周围组织及胸前皮肤发生疱疹。

（4）患有雪口病的患儿，要求家长重视喂养卫生，并采取相应的预防措施，如喂养用具的消毒及清洗，喂养前、后注意洗手等。

（5）口腔黏膜病患者，因疼痛或恐癌而精神紧张者为数众多。因此，在护理工作中，要关心、体贴患者，耐心解答问题，做好解释工作，消除患者对疾病的恐惧心理，使患者积极接受并配合医师进行检查、治疗。

## 二、活体组织检查的护理配合

对经过临床各项检查后仍不能确诊，符合活检要求的口腔黏膜病患者，应进行活体组织检查，以根据病理检查结果，协助临床作出正确诊断。

（一）适应证

1. 溃疡表面有颗粒样增生或基底有硬结浸润者。

2. 白斑表面形成溃疡或出现颗粒样增生者。

3. 扁平苔藓有糜烂，长期不愈或出现颗粒样增生者。

4. 口腔黏膜上有肿块或其他组织有增生表现者。

5. 原因不明的溃疡、红斑等病损，抗感染、抗炎治疗后2~3周仍不愈合者。

6. 需与临床其他相似疾病进行鉴别诊断者。

（二）护理配合

1. 安排患者于椅位，调节灯光。

2. 准备消毒药品，如75%酒精棉球，2.5%碘酒等。

3. 根据患者的身体状况，准备所需麻药。

4. 活检当中，及时供应需添加的器械及物品。

5. 随时观察患者的反应，如有不适，采取相应措施进行处理。

6. 准备适量外用生理盐水，清洗创面。

7. 如术者单独操作困难，需助手协助时，护理人员应按要求洗手、戴无菌手套后，协助术者扩展视野、清创及缝合。

8. 准备并交由医师填写病理报告单或免疫病理单。

9. 标本取好后，立即用10%甲醛固定，及时送有关科室检查。需做电镜及免疫学等方法检查的标本，切勿用甲醛固定。

（三）注意事项

1. 进行活体组织检查前，应对患者进行血液常规检查，结果正常者，方可进行活检。

2. 活检部位有感染者，应先进行抗感染治疗，以免影响病理结果及伤口愈合。

## 三、局部治疗的护理配合

（一）局部湿敷

1. 适应证　适用于慢性唇炎、多形红斑、盘状型红斑狼疮等病的治疗。

2. 用药　0.1%依沙吖啶液。

3. 方法及步骤

（1）准备检查器1份，消毒棉球适量。

（2）准备小药杯1个，内装0.1%依沙吖啶液约10ml。

（3）用器械把消毒棉球调整成稍大于病损部位的片状，浸入到依沙吖啶液中。

（4）为患者围好胸巾。充分暴露并擦干患病部位，置依沙吖啶棉片于患部，时间 15～30 分钟。

4. 注意事项 操作时动作应轻柔。注意保护患者衣服，以免被药液污染。

（二）局部烧灼

1. 适应证 适用于少而小的溃疡。

2. 用药 10% 硝酸银。

3. 方法及步骤

（1）准备检查器 1 份、消毒棉球适量。

（2）2% 丁卡因适量，相当于溃疡大小的 10% 硝酸银棉球 2～3 个。

（3）隔离唾液，暴露并擦于溃疡面，用 2% 丁卡因涂于溃疡面止疼，然后将硝酸银棉球轻触溃疡面至颜色变白后取下。

4. 注意事项 勿使药液流至正常皮肤及黏膜，以免药液损伤健康组织。

### 四、口腔黏膜病常用的特殊注射法

（一）转移因子注射法

1. 作用 转移因子是从健康人白细胞中提取的小分子肽类物质。主要作用为将细胞免疫活性转移给受体，以提高其细胞免疫功能，增加巨噬细胞的吞噬作用，抗细胞内感染。

2. 用途 用于治疗某些使用抗生素难以控制的病毒性或霉菌性细胞内感染（如带状疱疹、白色念珠菌感染）等。对恶性肿瘤也可作为辅助治疗剂，对自体免疫疾病亦有一定的治疗作用。

3. 注射部位 选择淋巴回流丰富的部位，如腋窝或腹股沟附近的皮下组织。口腔黏膜病常选用腋窝淋巴结周围。

4. 注射方法

（1）暴露注射部位。

（2）常规消毒皮肤。

（3）采用皮下注射法，将药液缓慢推入。

5. 剂量 每周 1～2 次，每次注射 1 mg。

6. 注意事项

（1）每次注射后应密切观察患者反应，如有不适，应对症处理。

（2）记录患者姓名、年龄、病历号及注射日期。

（3）药物低温（0 ℃以下）保存。

（二）厌氧棒状杆菌菌苗注射法

1. 作用 厌氧棒状杆菌菌苗为该菌的死菌悬液，是强的非特异性免疫增强剂。主要作用机理尚不清楚，可能为通过激活巨噬细胞，使其吞噬能力加强。亦有认为系刺激 B 细胞增生，促进高效价 IgM、IgG 抗体的合成。

2. 用途 主要用于腺周口疮患者以及免疫功能低下或缺乏者。

3. 注射部位 选择上臂三角肌前上方 1/3 部位。

4. 注射方法

（1）暴露注射部位，常规皮肤消毒。

（2）采用皮下注射法，将药液缓慢推入。

5. 剂量　每周一次，10 次为一疗程，初次注射剂量为 0.5 mg，如无不适可增至 1 mg或更多，但不能超过 1.5 mg。

6. 注意事项

（1）如发现患者不适应立即停药。

（2）药物低温（4 ℃以下）保存。

（张丽伟）

# 第六章 口腔局部麻醉与拔牙术

## 第一节 口腔局部麻醉

局部麻醉简称局麻，是指用局部麻醉药暂时阻断机体一定区域内神经末梢和纤维的感觉传导，从而使该区疼痛消失。确切的含义应该是局部无痛，即除痛觉消失外，其他感觉如触压、温度感等依然存在；患者仍保持清醒的意识。局麻适用于一般的口腔颌面外科手术，特别是门诊手术。

（一）药物麻醉　有表面麻醉、浸润麻醉、阻滞麻醉。

1. 表面麻醉　氯乙烷局部喷射，数秒钟即可达到麻醉效果。用1%～2%丁卡因局部涂布可达到浅表麻醉目的。

2. 浸润麻醉　常选用1%～2%普鲁卡因注射于手术区局部。

3. 阻滞麻醉　常选用2%普鲁卡因或2%利多卡因注射于神经干周围，使神经传导受阻。

（二）针刺麻醉　针刺麻醉，又名针麻。针麻是在患者的某些穴位上给以针刺激，使患者在清醒状态下接受拔牙手术的一种麻醉方法。针麻是中西医结合的成果之一，其优点是简便、经济、安全，有利于拔牙创口的愈合，减少生理功能紊乱，尤其适用于对注射麻药过敏者。缺点是手术时可出现牵拉反应及镇痛不全，麻醉效果不稳定，这在很大程度上限制了针麻的普遍应用。

拔牙时常用的针刺穴位有合谷、内关穴。拔上颌前加四白、迎香、人中穴；上颌后牙加颧髎穴；下颌前牙加承浆、颊车、人迎穴；下颌后牙加颊车。

如果针刺后留针并通以电流，又称电针麻醉。

（三）指压麻醉　指压麻醉是用手指压迫穴位，以达手术无痛之目的。本法操作简便，不用针，不用药，易于掌握，非常适用于松动牙及乳牙的拔除。拔牙时，术者用手指用力按压穴位，使其产生的"酸、麻、胀"感达高峰，即可拔牙。指压麻醉拔牙穴位有：上颌前牙用四白、颧髎；上颌后牙用下关、颧髎；下颌前牙用地仓或承浆、颊车；下颌后牙用颊车（耳垂前方的下颌升支内缘及应拔牙齿的颊侧根尖部）。

（四）激光麻醉　激光麻醉是用激光照射穴位，产生麻醉作用进行无痛拔牙的一种麻醉方法。它比针麻更安全，患者毫无痛苦。临床常用低功率的氦氖激光器。照射穴位基本上同针麻或指压麻醉取穴。

（五）冷冻麻醉　冷冻麻醉是应用药物使局部组织迅速散热，皮肤温度骤降，以至局部痛觉消失，从而达到暂时麻醉的效果。常用的药物是氯乙烷，又名氯化乙烷。冷冻麻醉方法简便，可用于切开黏膜下脓肿，三度松动的牙齿及乳牙的拔除。氯乙烷的毒性较强，吸入后对呼吸有抑制作用，故心脏病患者忌用。因其易燃，不能靠近火陷，且与氧气混合可发生爆炸，应用时均应予以注意。

（六）局部麻醉的并发症及其防治

1. 晕厥

（1）病因：晕厥系因神经反射引起的一时性中枢缺血所致。一般可因患者害怕手术、精神过于紧张、饥饿、疲劳、失眠、体弱、疼痛刺激以及天气闷热等情况而致。

（2）临床表现：一般表现为头晕、胸闷、面色苍白、恶心、全身冷汗，四肢厥冷无力，脉快而弱，血压短暂下降和呼吸困难；重者可有短暂的意识丧失。

（3）防治：对惧怕手术者，麻醉前应消除紧张情绪，应尽量避免空腹时进行麻醉手术。对睡眠不足或疲劳饥饿者应待其体力恢复再拔牙。如患者出现晕厥症状，应停止注射，使之平卧，放低头颈，松解衣物，保持呼吸畅通；较重者，嗅以芳香氨、酒精或樟脑等兴奋剂以刺激呼吸中枢，氧气吸入和静脉注射高渗葡萄糖，并停止手术；轻者晕厥恢复后可继续进行拔牙手术。

2. 中毒、过敏、特异质反应

（1）原因：中毒是单位时间内血液中麻醉剂浓度过高，超过机体耐受力所致的中毒反应；过敏是指患者曾使用过某种麻醉剂，当再次应用时即出现不同程度的毒性反应；特异质反应是注入小剂量麻醉剂后，即可引起类似中毒的严重反应，出现虚脱、惊厥，甚至死亡。

（2）临床表现：中毒、过敏与特异质反应的临床表现相似，但发病的急缓各不同。一般是中毒反应较慢，过敏反应稍快，特异质反应最急。中毒时，轻者可表现为兴奋、多语、烦躁不安、心率加快或昏沉思睡。重者出现昏晕、胸闷、恶心、呕吐、寒战、心率过速、面色苍白或发绀，甚至惊厥，生理反应消失，以致呼吸循环衰竭而死亡。过敏者可分为迟缓反应与即刻反应，迟缓反应的表现为血管神经性水肿、荨麻疹、药疹、哮喘和过敏性紫癜等；即刻反应重的可立即进入休克状态。特异质反应临床最少见，一旦发生，后果严重。

（3）防治：注射麻醉剂时，速度要慢，用药量大者浓度要低，并严密观察患者，如出现症状，应立即停止注射。轻者，按晕厥处理；较重者根据呼吸血压变化，给予吸氧、输液、兴奋呼吸及升压等药物；严重者，可给苯巴比妥钠、地西泮及 2.5%硫苯妥钠做静脉缓慢注射。对于过敏及特异质反应的防治，术前要详问病史，注射麻醉前做过敏试验。

3. 感染

（1）原因：多因注射器、麻醉剂、注射部位等消毒不彻底，或者注射时针尖经过脓肿区，将细菌带入深部组织而引起。

（2）临床表现：感染在表浅部位者，症状较轻。深部感染的症状往往较重，如发热、头痛、全身不适、白细胞升高、局部剧烈疼痛，严重者可发展成蜂窝织炎。当上颌结节、下颌孔注射发生感染时，由于部位较深，主要表现为张口受限，深部跳痛及发热等全身症状。

（3）防治：严格遵守无菌操作，注射器、麻醉剂及穿刺点要消毒彻底，注射针头不可通过污染区；用抗感染药物抗炎，形成脓肿者应切开引流。

4. 血肿

（1）原因：系注射过程中针尖刺破血管所致。

（2）临床表现：上颌结节注射刺破翼静脉丛，眶下孔注射刺破眶下血管，相应区域突然出现局部肿胀，黏膜或皮肤颜色暗紫，以后逐渐转变为黄色以至消失。

（3）防治：正确掌握穿刺点、方向及深度；注射针应光滑无钩，注射沿骨膜上滑行推进，以免刺伤血管。若血肿发生，应立即局部压迫止血。出血当天，局部冷敷，1~2天改用热敷以促进血肿吸收，亦可注射止血药物。为防止血肿感染，可适当给予抗菌药物。

5. 注射针折断　注射针的质量差、锈蚀、缺乏弹性等，均可发生断针。折断处常位于针头与针体连接处。当行上牙槽后神经、下牙槽神经阻滞麻醉时，常因进针较深，注射针刺入组织后骤然移动；或操作不当，使针过度弯曲而折断；或注射针刺入韧带、骨孔、骨管时用力不当，或患者躁动等均可使针折断。

防治原则：注射前一定要检查注射针的质量，不用有问题的注射针。注射时，按照注射的深度选用适当长度的注射针，至少应有 1 cm 长度保留在组织之外，不应使注射针全部刺入。注意操作技术，改变注射方向时不可过度弯曲注射针，在有阻力时不应强力推进。

如发生断针，立即嘱患者保持张口状态，不要做下颌运动，若有部分针体露在组织外，可用齿钳或镊子夹取；若针已完全进入组织内，可将另一针在同一部位刺入作标志，行 X 线定位摄片，确定断针位置后，再行手术取出。切勿盲目探查，以免使断针向深部移位，更加难于取出。

6. 暂时性面瘫　一般多见于下牙槽神经口内阻滞麻醉时，由于注射针偏向内后不能触及骨面，或偏上超过乙状切迹，致麻药注入腮腺内麻醉面神经而发生暂时性面瘫；也偶见于咀嚼肌神经阻滞注射过浅。这种情况待麻醉药作用消失后，神经功能即可恢复，故不需特殊处理。

7. 神经损伤　注射针穿刺，或注入混有酒精的溶液，都能造成神经损伤，出现感觉异常、神经痛或麻木。临床上，多数神经损伤是暂时性、可逆性的病变，轻者数日后即可恢复，不需治疗；严重的神经损伤则恢复较慢，甚至有完全不能恢复者。由于对神经损伤程度的判断难以完全肯定，因此，凡出现术后麻木症状仍未恢复者，应早期给予积极处理，促进神经功能的完全恢复。可以采用针刺、理疗，给予激素（损伤早期）、维生素 $B_1$ 或维生素 $B_{12}$ 等。

8. 暂时性牙关紧闭　牙关紧闭或张口受限，可发生于下牙槽神经口内阻滞麻醉时，但比较罕见。由于注射不准确，麻醉药注入翼内肌或咬肌内，使肌肉失去收缩与舒张的功能，并停滞于收缩状态，因而出现牙关紧闭。除感染所致的牙关紧闭外，一般都是暂时性的。大多在 2~3 小时自行恢复。

9. 暂时性复视或失明　可见于下牙槽神经口内阻滞麻醉时，由于注射针误入下牙槽动脉且未回抽，推注的局麻药可逆行，经脑膜中动脉、眼动脉或其主要分支入眶，引起眼肌、视神经麻痹而出现暂时性复视或失明。这种并发症待局麻药作用消失后，眼运动和视力即可恢复。强调推注局麻药前坚持回抽是预防这种并发症的有效方法。

（赵文华）

# 第二节　牙拔除术

牙拔除术是口腔颌面外科最基本的手术，是治疗某些牙病和由其引起的一些局部或全身疾病的手段，也是应用最广泛的手术。牙拔除术与其他外科手术一样，不仅能造成局部软组织不同程度的损伤，也会造成骨组织的损伤，引起出血、肿胀、疼痛等反应，以及不同程度的体温、脉搏、血压的波动等。有全身疾病的患者，有时拔牙可给患者带来严重的后果。因此，要求医师不仅要掌握拔牙技术本身，深入了解软硬组织创伤愈合的知识，还应深入了解各种全身疾病及牙拔除术可能对其产生的影响及措施预防。

牙拔除术对患者可产生明显的心理影响，更普遍的是患者会对拔牙产生恐惧和精神紧张。因此，对患者的心理状况的了解和消除他们的各种顾虑，是医护人员应尽的责任。

此外，牙的拔除是在有唾液和存在大量微生物的情况下进行的。术中应注意执行无菌操作的原则。

## 一、适应证

1. 因龋坏，牙冠严重破坏已不能修复，而且牙根或牙周情况不适合做桩冠或覆盖义齿。

2. 晚期牙周病，牙齿松动已达Ⅲ度，经常牙周溢脓，影响咀嚼功能。

3. 严重的根尖周病变，已不能用根管治疗、根尖手术或牙再植术等方法进行保留。

4. 额外牙、错位牙、埋伏牙等导致邻牙及组织创伤，影响美观，或导致牙列拥挤。

5. 乳牙滞留，影响恒牙正常萌出，或根尖外露造成口腔黏膜溃疡。如恒牙先天缺失，乳牙功能良好，可不拔除。

6. 反复引起冠周炎，或引起邻牙牙根吸收和破坏，位置不正，不能完全萌出的阻生牙，一般指下颌第三磨牙。

7. 牙外伤导致牙冠折断达牙根，无法恢复的牙齿。

8. 因正畸需要进行减数的牙和因义齿修复需拔除的牙。

9. 颌骨良性肿瘤累及的牙，恶性肿瘤进行放射治疗前为预防严重并发症而需拔除的牙。

10. 引起上颌窦炎、颌骨骨髓炎、颌面部间隙感染的病灶牙，可能与某些全身性疾病，如风湿病、肾病、眼病有关的病灶牙，在有关科室医师的要求下拔牙。

## 二、禁忌证

拔牙的禁忌证是相对的，下列情况不宜拔牙：血液病（如血友病、再生障碍性贫血、血小板减少症、白血病等）、心血管病、严重的甲状腺功能亢进、急性传染病、严重的慢性病（如肝脏病、肾脏病、糖尿病）、月经期、妊娠期、急性炎症等。

## 三、操作规程及护理

1. 医护人员用肥皂及流动水洗手，必要时刷手，以 1:500 肝炎洗消液泡手 1 分钟。

2. 患者取坐位，为患者围胸巾，调节灯光、椅位、头托。拔上颌牙时，患者张口时上颌𬌗面应与地面呈 45°角，但应特别注意勿使患者头过度后仰，以防止拔除的牙齿误吞入食管和呼吸道内。拔除下颌牙时，患者正坐，张口时下颌牙𬌗面与地面平行。

3. 医生在手术中的位置，取决于拔除牙齿的部位，一般均立于患者的右前方，拔下颌前牙也可立于患者的右后方，亦即四手操作法中 8～12 点的工作位（见四手操作法），医生站立的姿势，应平稳舒适，以利于拔牙过程中各种技术操作活动。

护士在配合时，应站于患者左侧，亦即四手操作法中 2～4 点的工作位，以利传递器械、吸唾液或血液，协助劈凿牙齿和护托下颌骨，保护颞颌关节不受损伤。

4. 请患者漱口，常用漱口水有 0.05% 氯己定，多贝尔液等。

5. 协助医生消毒口腔黏膜及口周皮肤，并将吸好的麻药递给医生进行注射，10 分钟后即可拔牙。

6. 分离牙龈，使牙龈与牙面分开，以免拔牙时撕裂牙龈。

7. 医生右手握钳，左手必须保护其他牙齿和固定上、下颌骨，钳子位置要正确，以免损伤邻牙，并再次核对，以免拔错牙。

8. 挺松牙齿，注意找好支点，以免牙挺滑脱造成周围软组织损伤。

9. 根据各牙根的解剖不同，进行扭转或摇动，动作要轻柔，力量要均匀。

10. 牙拔出后，用刮匙探查一下牙槽窝，如有肉芽组织或碎片应刮除。

11. 以棉卷（或纱卷）压迫拔牙窝，嘱患者咬住压迫止血。

## 四、拔牙后注意事项及护理

①咬紧纱布 30 分钟后吐出。拔牙后当日不能漱口，并不吮吸拔牙创口，次日可刷牙，但勿伤及创口。②术后 24～48 小时唾液微带血色属正常现象，但不断吐出血块或鲜红血液，必须立即复诊。③口内拔牙创口有轻微疼痛或不适，可给予止痛药。若出现剧烈疼痛，或 2～3 天疼痛加重，应及时就诊。④拔牙手术后应食用温热饮食、不饮酒，不用患侧咀嚼硬食物。⑤阻生牙拔除或手术后损伤较大的拔牙手术，术后 24～48 小时，可产生水肿反应，甚至出现张口受限，此时应在患侧面部放置冰袋或口腔内含冰块冷敷，以减少组织水肿反应。⑥手术后所缝合的拔牙创口，缝线应在术后 5～7 天拆除。⑦急性炎症期拔牙，应酌情给予抗生素及止痛药物 2～3 天，以控制感染。

（赵文华）

# 第七章　口腔颌面部感染

## 第一节　智齿冠周炎

智齿冠周炎是指智齿（第三磨牙）萌出不全或阻生时，牙冠周围软组织发生的炎症。常见于18～25岁的青年，临床以下颌智齿冠周炎多见。

### 一、病因

人类种系发生和演化过程中，随着食物种类的变化，带来咀嚼器官的退化，造成颌骨长度与牙列所需长度的不协调。下颌第三磨牙是牙列中最后萌出的牙，因萌出位置不足，可导致程度不同的阻生。阻生智齿及智齿萌出过程中，牙冠可部分或全部为龈瓣覆盖，龈瓣与牙冠之间形成较深的盲袋，食物及细菌极易嵌塞于盲袋内；加之冠部牙龈常因咀嚼食物而损伤，形成溃疡。当全身抵抗力下降、局部细菌毒力增强时可引起冠周炎的急性发作，因此智齿冠周炎主要发生在18～30岁智齿萌出期的青年人和伴有萌出不全阻生智齿的患者。

### 二、诊断

（一）临床表现　炎症早期冠周牙龈红肿、疼痛，尤以咀嚼吞咽时明显。炎症加重时，可出现颜面下颌角部位红肿、压痛，伴有不同程度张口受限，颌下淋巴结肿大、压痛，严重者可出现明显的全身反应。口内检查可见智齿呈不同方向阻生，智齿的牙冠被红肿的龈瓣覆盖，在冠周龈瓣下有较深的盲袋，轻压龈瓣有时会有脓液溢出。感染可向周围组织扩散，引起间隙感染或下颌骨骨髓炎。

（二）并发症　冠周炎在磨牙后区形成骨膜下脓肿，感染可向颌周间隙蔓延，有以下扩散途径：感染向前方，顺外斜线在第一磨牙颊侧前庭沟处形成脓肿、穿破而形成瘘，易误诊为第一磨牙根尖感染或牙周病变；感染在咬肌前缘与颊肌后缘之间向外前方扩散形成颊部脓肿，破溃后可在面颊部形成经久不愈的瘘管；感染循下颌支外侧面向后，可形成咬肌间隙脓肿或边缘性骨髓炎；感染沿下颌支内侧往后，可形成翼颌间隙、咽旁间隙或扁桃体周围脓肿；感染向下颌体内侧扩散，可形成颌下间隙脓肿及口底蜂窝织炎。

（三）诊断　根据病史、临床表现、口腔检查及X线片等可得出正确诊断。应注意与第一磨牙的感染、磨牙后区癌肿和扁桃体周围脓肿引起的疼痛和张口受限相鉴别。

### 三、治疗

智齿冠周炎发病初期，仅有轻微的症状，常被患者忽视而延误治疗，致使炎症迅速发展甚至引起严重的并发症。因此，早期诊断、及时治疗是非常重要的。

智齿冠周炎的治疗原则：在急性期应以消炎、镇痛、切开引流、增强全身抵抗力的治疗为主。当炎症转入慢性期后，若为不可能萌出的阻生牙则应尽早拔除，以防感染再发。

（一）全身药物治疗　急性炎症期，微热、睡眠障碍，全身不适，除对症治疗外，可服用抗生素或清热解毒的中草药，以控制感染。

（二）局部治疗

1. 保持口腔清洁　每日进食前后可用温热盐水，或 1∶5 000 呋喃西林溶液及含漱剂含漱，以清除口腔内食物残渣及细菌堆积，达到口腔清洁效果。

2. 龈袋冲洗　用带有弯钝针头的注射器抽吸 3% 过氧化氢及生理盐水插入龈瓣间隙进行反复冲洗，充分洗净龈瓣间隙的食物残渣及脓液，至无脓性分泌物时用碘甘油、碘酚或 2% 碘酒涂入龈袋内，以烧灼水肿的肉芽组织，达到消炎、消肿、止痛的目的。冲洗时动作宜轻柔缓慢，注意勿损伤软组织。

3. 物理疗法　智齿冠周炎的急性期，局部红肿、疼痛，可选用超短波、红外线、紫外线激光等方法协助治疗。

4. 外科疗法　冠周脓肿形成后应立即切开引流。急性炎症消除后，尽早拔除阻生牙。对位置正常的垂直阻生，可考虑做冠周龈瓣切除，以免炎症再发。慢性智齿冠周炎合并有颊瘘时，除拔除阻生智齿外，还需搔刮瘘管。

（曲千里）

## 第二节　口腔颌面部间隙感染

### 概述

口腔、颜面、颈部深面的知名解剖结构，均有致密的筋膜包绕。在这些解剖结构的筋膜之间有数量不等而又彼此连续的疏松结缔组织或脂肪组织填充。由于感染常沿这些阻力薄弱的结构扩散，故将其视为感染发生和扩散的潜在间隙。根据解剖结构和临床感染常表现的部位，将其分为不同名称的间隙，如咬肌间隙、翼下颌间隙、颌下间隙、颞间隙、下颌下间隙、咽旁间隙、颊间隙、口底间隙等。口腔颌面部间隙感染均为继发性，常见为牙源性或腺源性感染扩散所致，损伤性、医源性、血源性较少见。感染多为需氧和厌氧菌引起的混合感染，也可为葡萄球菌、链球菌等引起的化脓性感染，或厌氧菌等引起的腐败坏死性感染。感染累及潜在筋膜间隙内结构，初期表现为蜂窝织炎；在脂肪结缔组织变性坏死后，则可形成脓肿。化脓性炎症可局限于一个间隙内，也可波及相邻的几个间隙，形成弥散性蜂窝织炎或脓肿；甚至可沿神经、血管扩散，引起海绵窦血栓性静脉炎、脑脓肿、败血症、纵隔炎等严重并发症，在感染发生、发展过程中表现出程度不同的化脓性感染的全身症状。

### 一、病因

最常见为牙源性感染，如下颌第三磨牙冠周炎、根尖周炎、颌骨骨髓炎等；其次是腺源性感染，可由扁桃体炎、唾液腺炎、颌面部淋巴结炎等扩散所致，在婴幼儿中多见。继发于创伤、面部疖痈、口腔溃疡和血源性感染者已少见。

间隙感染的病原菌以溶血性链球菌为主，其次为金黄色葡萄球菌，常为混合性细菌感染，厌氧菌所致的感染少见。

### 二、诊断

(一) 临床表现

1. 原发病 发病前均有原发病史，如根尖周炎、牙周炎、智齿冠周炎、牙周脓肿、化脓性颌骨骨髓炎等。

2. 局部症状 炎症区红肿热痛高突，发硬，功能障碍及区域淋巴结肿痛。炎症累及咀嚼肌部位导致不同程度的张口受限；如病变位于口底、咽旁，可有进食、吞咽、语言障碍甚至呼吸困难。腐败坏死性蜂窝织炎的局部皮肤呈弥漫性水肿、紫红或灰白、无弹性、有明显凹陷性水肿，由于有气体存在于组织间隙可触及捻发音。感染的慢性期，由于正常组织破坏后被增生的纤维所代替，因此局部形成较硬的炎症浸润块，并出现不同程度的功能障碍，有的脓肿形成未及时治疗而自行溃破，则形成长期排脓的瘘口。

3. 全身症状 可见发冷发热、头痛项强、全身不适、乏力、食欲减退、口干渴、便秘、尿赤、局部淋巴结肿大、白细胞计数增高，血沉加快。舌质红、苔黄、脉数等。病情严重而时间长者，由于代谢紊乱，可导致水与电解质平衡失调、酸中毒，甚或伴肝、肾功能障碍。严重感染患者，伴有败血症或脓毒血症时，可以发生中毒性休克。慢性患者因长期处于消耗状态，可表现为全身衰弱、持续低热、营养不良，以及出现不同程度的贫血。

(二) 诊断 根据病史、临床症状和体征，结合局部解剖知识、白细胞总数及分类计数等，配合穿刺抽脓等方法，可以做出正确诊断。一般化脓性感染，抽出的脓液呈黄色稠脓或桃花样脓液，而腐败坏死性感染，脓液稀薄呈暗灰色，常有腐败坏死性恶臭。

### 三、治疗

颌面部间隙感染的处理原则与概论所述相同。如果经过抗炎治疗或脓肿切开引流后，临床表现仍无好转，而肿胀继续增大时，应排除恶性肿瘤继发感染的可能。

由于间隙和解剖部位各异，感染涉及间隙的多寡不一，以及感染来源和病原菌的不同，每个患者的局部及全身表现也各具特征，治疗方法自然也各有侧重，临床上需区别对待，下面就各间隙的临床特点及局部处理原则予以分别叙述。

眶下间隙感染

眶下间隙位于眼眶下方、上颌骨前壁与面部表情肌之间。其上界为眶下缘，下界为上颌骨牙槽突，内界为鼻侧缘，外界为颧骨。间隙中有从眶下孔穿出之眶下神经、血管以及眶下淋巴结。此外，尚有行走于肌间的内眦动脉、面前静脉及其与眼静脉、眶下静脉、面深静脉的交通支。

感染多来自上颌前牙和第一前磨牙的根尖感染，较少来自鼻侧及上唇底部的化脓感染。

**一、诊断**

（一）临床表现　以眶下区红肿热痛最明显，上下眼睑水肿造成睁眼困难，鼻唇沟变浅或消失，脓肿压迫眶下神经时疼痛加剧。由于病灶牙的位置不同，脓肿相应部位不同，切牙局限在上唇底；尖牙及前磨牙局限在鼻侧和尖牙窝。该区前庭沟丰满，有压痛和波动感。感染还可向邻近间隙扩散，引起眼眶蜂窝织炎、颧、颊部蜂窝织炎、海绵窦血栓性静脉炎。

（二）诊断

1. 以眶下区为中心肿胀、皮温升高、压痛，伴眼睑水肿，睑裂变窄，鼻唇沟消失。
2. 口内上颌尖牙和前磨牙区前庭沟丰满膨隆，触到波动感时，可穿刺出脓液。
3. 患者可有发热、白细胞总数增高。

**二、治疗**

1. 全身应用抗生素及必要的支持疗法。
2. 脓肿形成时，从口腔内上颌尖牙或前磨牙根尖部前庭沟最膨隆处切开直达骨面后，建立引流。
3. 急性炎症消退后，治疗病灶牙。

颊间隙感染

颊间隙有广义狭义之分。广义的颊间隙系指位于颊部皮肤与颊黏膜之间颊肌周围的间隙。其上界为颧骨下缘，下界为下颌骨下缘，前界从颧骨下缘至鼻唇沟经口角至下颌骨下缘的连线，后界浅面相当于咬肌前缘，深面为翼下颌韧带。间隙内除含蜂窝组织、脂肪组织及颊脂垫外，尚有面神经分支、腮腺导管、颌外动脉、面前静脉通过，以及颊淋巴结、颌上淋巴结等位于其中。狭义的颊间隙系指咬肌与颊肌之间存在的一个狭小筋膜间隙，颊脂体正位于其中，此间隙亦称为咬颊间隙。

颊间隙借血管、颊脂体突及脂肪结缔组织与颞下间隙、颞间隙、咬肌间隙、翼下颌间隙、眶下间隙相通，成为感染相互扩散的通道。

### 一、诊断

（一）临床表现　颊间隙感染的临床特点取决于脓肿形成的部位，在颊部皮下或黏膜下的脓肿，病程进展缓慢，肿胀及脓肿的范围较为局限。但感染波及颊脂体时，则炎症发展迅速，肿胀范围波及整个颊部，并可向相通间隙扩散，形成多间隙感染。

（二）诊断

1. 以颊肌所在位置为中心红肿、压痛明显，皮温升高，可有凹陷性水肿，张口轻度受限。

2. 脓肿形成时，可穿刺出脓液。

3. 患者可有发热、白细胞增高。

### 二、治疗

1. 全身应用抗生素及必要的支持疗法。

2. 脓肿形成时，根据脓肿的部位从口腔内或由面部脓肿区顺皮纹方向切开引流；脓肿位置较低者，也可由下颌下切开，向上潜行分离至脓腔建立引流。

3. 急性炎症消退后，治疗病灶牙。

## 颞间隙感染

颞间隙位于颧弓上方的颞区，借颞肌分为颞浅与颞深两间隙，借脂肪结缔组织与颞下间隙、咬肌间隙、翼下颌间隙、颊间隙相通。

颞间隙感染常由咬肌间隙、翼下颌间隙、颞下间隙、颊间隙感染扩散引起。耳源性感染（化脓性中耳炎、颞乳突炎）、颞部疖痈以及颞部损伤继发感染也可波及颞间隙。

### 一、诊断

取决于是单纯颞间隙感染或伴有相邻多间隙感染，肿胀范围可仅局限于颞部或同时有腮腺嚼肌区、颊部、眶部、颧部等区广泛肿胀。病变区表现有凹陷性水肿、压痛、咀嚼痛和不同程度的张口受限。脓肿形成后，颞浅间隙脓肿可触及波动感，颞深间隙脓肿则需借助穿刺抽出脓液才能明确诊断。

### 二、治疗

1. 静脉给予大剂量、有效抗生素，最好能有药敏试验结果参考，全身支持疗法是必需的。

2. 脓肿形成时，根据脓肿的深浅、脓腔的大小而采用不同形式的切口：浅部脓肿可在颞部发际内做单个皮肤切口即可；深部脓肿可做两个以上与颞肌纤维方向一致的直切口；当疑有颞骨骨髓炎时，可沿颞肌附着做弧形皮肤切口，切开颞肌附着，由骨面翻起颞肌，使颞鳞部完全敞开引流。

颞间隙脓肿切开引流后，如肿胀不消，脓液不减，探得骨面粗糙，经 X 线摄片确定已发生骨髓炎时，应积极行死骨及病灶清除术，以免进一步发生颅内感染。

## 颞下间隙感染

颞下间隙位于颞下窝内。上界为蝶骨大翼下方的颞下面，下界为翼外肌下缘，前界为上颌骨的后外侧面及上颌骨颧突的后面，后界为下颌骨髁突、茎突及其所附着的肌，内界为蝶骨翼突外板的外侧面及咽侧壁，外界为下颌支上份内侧面、喙突及颧弓。颞下间隙内充满着脂肪结缔组织，并有众多神经血管通过与周围间隙相通，一旦发生炎症，易向相邻的间隙扩散，如翼下颌间隙和颞间隙等。颞下间隙感染多来自相邻间隙感染扩散，也可由于上、下颌磨牙区的病灶牙，以及上颌结节、圆孔、卵圆孔的阻滞麻醉时引起。

### 一、诊断

（一）病史　有牙源性感染或局部注射史。

（二）临床表现　张口受限，患侧上颌结节黏膜转折处红肿、压痛，颧弓上下及颌后靠上部有肿胀压痛；脓肿形成时，可穿刺出脓液；患者的全身中毒症状明显，如高热、头痛。

（三）实验室及其他检查

1. 周围血检验　白细胞总数增高，中性粒细胞明显升高。

2. CT 检查　可见颞下区结构肿胀，边界不清，脓肿形成时可有局限低密度区。

### 二、治疗

1. 全身给予大剂量、有效抗生素及全身支持疗法。

2. 脓肿形成时，及时进行切开引流。单侧颞下间隙脓肿，可经上颌结节外侧切开；或伴翼下颌间隙感染时，由下颌下切开贯通翼下颌及颞下间隙，达到有效引流；如同时伴有颞间隙感染应由颞上线切开颞肌下达颞下间隙直至下颌下缘的上下贯通引流。

3. 急性期过后，治疗病灶牙。

## 咬肌间隙感染

该间隙位于咬肌与下颌支外侧骨板之间，其周界上、下、前、后、内、外分别为颧弓下缘、下颌骨下缘、咬肌和下颌支前缘、下颌支后缘、下颌支外侧骨板、咬肌和腮腺。此间隙四周被致密筋膜包围，中间为疏松结缔组织。

感染最多见来自下颌第三磨牙冠周炎，也可见于下颌磨牙的根尖感染和下颌骨骨髓炎。

### 一、诊断

（一）病史　常有急性下颌智牙冠周炎史。

（二）临床表现　以咬肌为中心的红肿、跳痛、压痛，张口受限严重；当脓肿形成，凹陷性水肿明显，因咬肌肥厚，不易扪得明显波动，可根据 5~7 天病程结合穿刺抽出脓液证实；患者高热、白细胞总数增高。

### 二、治疗

1. 全身给予大剂量抗生素。
2. 脓肿形成时，应及时沿下颌角下缘做弧形切口，分开咬肌附着进行引流。
3. 炎症缓解后，治疗病灶牙。

## 翼下颌间隙感染

翼下颌间隙位于下颌支内侧骨壁与翼内肌外侧面之间。前界为颞肌及颊肌，后为腮腺鞘，上为翼外肌的下缘，下为翼内肌附着于下颌支处，呈底在上、尖在下的三角形。此间隙中有从颅底卵圆孔出颅之下颌神经分支及下牙槽动、静脉穿过，借蜂窝组织与相邻的颞下、颞、颊、下颌下、舌下、咽旁、咬肌等间隙相通；经颅底血管、神经还可通入颅内。

常见为下颌智牙冠周炎及下颌磨牙根尖周炎症扩散所致；下牙槽神经阻滞麻醉时消毒不严或拔下颌智齿时创伤过大，也可引起翼下颌间隙感染；此外，相邻间隙，如颞下间隙、咽旁间隙炎症也可波及。

### 一、诊断

（一）病史　多有急性下颌智牙冠周炎史。
（二）临床表现　翼下颌韧带区红肿、压痛；颌后区及下颌角内侧肿胀、压痛；张口受限；患者呈急性病容，发热、白细胞总数增高。

### 二、治疗

1. 全身给予大剂量抗生素及支持疗法。
2. 脓肿形成时，及时由下颌角下做弧形切开，切开部分翼内肌附着进行引流；也可由翼下颌韧带外侧纵行切开进入翼下颌间隙建立引流。
3. 炎症缓解后，治疗病灶牙。

## 舌下间隙感染

舌下间隙位于舌和口底黏膜之下，下颌舌骨肌及舌骨舌肌之上。前界及两侧为下颌体的内侧面，后部止于舌根。由颏舌肌及颏舌骨肌又可将舌下间隙分为左右两部，二者在舌下肉阜深面相连通。舌下间隙后上与咽旁间隙、翼下颌间隙相通，后下通入下颌下间隙。

下颌牙的牙源性感染，口底黏膜损伤、溃疡，以及舌下腺、下颌下腺导管的炎症均可引起舌下间隙感染。

### 一、诊断

（一）临床表现

1. 一侧舌下肉阜区及口底颌舌沟黏膜水肿，舌下皱襞肿胀，口底抬高，舌体移向健侧。

2. 患者进食、吞咽、讲话困难，严重时有张口障碍和呼吸不畅。

3. 脓肿形成，可由口底扪得波动及穿刺出脓液；有时脓肿可由口底自行溃破溢脓。

4. 患者可伴发热等全身症状。

（二）诊断

1. 一侧舌下肉阜区及口底颌舌沟黏膜水肿，舌下皱襞肿胀，口底抬高，舌体移向健侧，扪诊压痛明显，下颌下淋巴结可有肿大压痛，下颌下腺腺体也受炎症激惹，有肿大变硬、压痛。

2. 患者进食、讲话困难、语言不清，似含橄榄状，重者表现为呼吸不畅。

3. 脓肿形成，口底可扪及波动感，穿刺抽出脓液。

### 二、治疗

1. 全身给予大剂量抗生素。

2. 脓肿形成时，及时由口底丰满波动区进行切开引流。

## 咽旁间隙感染

咽旁间隙位于咽腔侧方翼内肌、腮腺深部与咽上缩肌之间，呈倒立锥体形。底向上通颅底，尖向下达舌骨大角平面；内界为咽上缩肌，外界为翼内肌和腮腺深叶，前界在上方有颊咽筋膜与翼下颌韧带，下方在下颌下腺之上，后界为椎前筋膜的外侧份。咽旁间隙感染多来源于牙源性的炎症，特别是下颌智牙冠周炎，也可由邻近组织，如腭扁桃体炎或邻近间隙感染扩散引起。

### 一、诊断

1. 有急性下颌智牙冠周炎、急性扁桃体炎，或有邻近间隙感染史。

2. 咽部表现　咽侧壁红肿，局部疼痛剧烈，吞咽和进食时更甚。

3. 颈部表现　颈部舌骨大角平面肿胀、压痛，下颌下及颈深上淋巴结肿大、压痛。

4. 张口受限。

5. 脓肿形成，可穿刺出脓液。

6. 患者呈急性病容，发热、白细胞总数增高。严重时可出现语言不清、呼吸急促、脉搏浅快。

## 二、治疗

1. 全身给予大剂量、有效抗生素及支持疗法，必要时给氧。
2. 脓肿形成时，张口不受限患者应及时由翼下颌韧带稍内侧纵行切开，进行引流；张口受限患者应由下颌角以下做弧形切开，向前上、内分离进入脓腔建立引流。
3. 炎症控制后，治疗病灶牙。

## 下颌下间隙感染

下颌下间隙位于下颌下三角内。上界为下颌骨下缘，前下界为二腹肌前腹，后下界为二腹肌后腹和茎突舌骨肌，深面是下颌舌骨肌和舌骨舌肌。间隙内有下颌下腺、下颌下淋巴结、血管和神经、脂肪组织，感染可向舌下、颏下、翼下颌及咽旁等间隙扩散。

成人感染常来自下颌磨牙根尖感染和第三磨牙冠周炎，婴幼儿常继发于化脓性下颌下淋巴结炎。

### 一、诊断

1. 有下颌磨牙的化脓性根尖周炎、智牙冠周炎、牙周炎或下颌下淋巴结炎史。
2. 下颌下三角区肿胀，压痛。
3. 脓肿形成，皮肤潮红，可触及波动感，穿刺抽出脓液。
4. 患者有发热、白细胞总数增高。

### 二、治疗

下颌下间隙形成脓肿时范围较广，脓腔较大，但若为淋巴结炎引起的蜂窝织炎，脓肿可局限于一个或数个淋巴结内，则切开引流时必须分开形成脓肿的淋巴结包膜方能达到引流的目的。

下颌下间隙切开引流的切口部位、长度应参照脓肿部位、皮肤变薄的区域决定。一般在下颌骨体部下缘以下 2 cm 作与下颌骨下缘平行切口；切开皮肤、颈阔肌后，用血管钳钝性分离进入脓腔。如系淋巴结内脓肿应分开淋巴结包膜，同时注意多个淋巴结脓肿的可能，术中应仔细检查，予以分别引流。

## 口底蜂窝织炎

口底蜂窝织炎是口底弥散性多间隙感染，包括双侧下颌下、双侧舌下和颏下间隙在内的 5 个间隙感染，所以又称为多间隙感染。感染性质可以是化脓性、腐败坏死性或凝固坏死性感染，后者较少见，但临床表现极为严重。1836 年 Ludwig 称腐败坏死性口底蜂窝织炎为咽峡炎。该病多因机体抵抗力差，细菌毒力强，导致弥散性感染。

感染来源：下颌牙的化脓性或坏疽性根尖周炎、第三磨牙冠周炎扩散；口咽部软组织损伤后继发口底多间隙感染扩散；扁桃体炎、口炎、颏下或下颌下淋巴结炎扩散。

### 一、诊断

1. 局部表现 下颌下、口底和颏下广泛、弥散性肿胀，压痛明显。

2. 病情的发展迅速，红肿范围可短期内波及颈部、上胸、面部。

3. 全身症状严重，发热、寒战、烦躁或嗜睡，体温可达40℃及以上，白细胞总数升高，核明显左移。全身抵抗力差时，体温可不升高，但全身中毒症状明显。

### 二、治疗

口底蜂窝织炎不论是化脓性病原菌引起的感染或腐败坏死性病原菌引起的感染，局部及全身症状均很严重。其主要危险是呼吸道的梗阻及全身中毒反应。在治疗上，除经静脉有针对性的应用足量广谱抗菌药物，控制感染的发展外，还应着重进行全身支持疗法，如输液、输血，必要时给予吸氧、维持水电解质平衡等治疗；若有呼吸困难或窒息症状时应及早切开气管，以保证呼吸通畅，并应积极早期行切开减压及引流术，达到减压和排除坏死物质，减轻机体中毒目的。化脓性口底多间隙感染应在脓肿部位切开，而腐败坏死性者则应做下颌下区广泛切开，以利腐败坏死组织的及时引流；并用3%过氧化氢冲洗。对腐败坏死性病菌感染，有条件者，尚可在引流术后辅以高压氧治疗。

## 颌面部间隙感染的护理

（一）一般护理

1. 耐心向患者解释病情及治疗计划，减轻紧张情绪，消除顾虑。

2. 提供安静舒适的环境，减少不良刺激，让患者充分休息。

3. 遵医嘱给予止痛剂、镇静剂，应用抗生素治疗原发病灶。对于病情严重者给予全身支持疗法，输血输液，维持电解质平衡。

4. 给予高营养、易消化的流质饮食，张口受限者采取吸管进食。

5. 保持口腔清洁 病情轻者，嘱其用温盐水或漱口液漱口，重者进行口腔护理，用3%过氧化氢清洗。

6. 感染控制后，嘱患者及时处理病灶牙，对不能保留的患牙及早拔除。

（二）病情观察与护理 注意生命体征的变化，严密观察局部及全身症状。脓肿形成协助医师切开引流。如肿胀严重引起呼吸困难者，必要时行气管切开术。

（三）健康教育

1. 积极防治牙源性感染。

2. 患者宜吃软食或半流质饮食。

3. 注意口腔卫生。

（曲千里）

# 第三节　颌骨骨髓炎

由细菌感染以及物理或化学因素，使颌骨产生的炎性病变，称为颌骨骨髓炎。颌骨骨髓炎的含义，并不单纯限于骨髓腔内的炎症，而系指包括骨膜、骨密质和骨髓以及骨髓腔内的血管、神经等整个骨组织成分发生的炎症过程。

根据颌骨骨髓炎的临床病理特点和致病因素的不同，可分为化脓性颌骨骨髓炎与特异性颌骨骨髓炎。另外，还有物理性（放射线）及化学性因素引起的颌骨坏死而继发感染的骨髓炎。

临床上以牙源性感染引起的化脓性颌骨骨髓炎最为多见，特异性骨髓炎（结核、梅毒等）较少。近年来，由于颌面部恶性肿瘤放射治疗的广泛应用，致使放射性颌骨坏死伴发的骨髓炎有增多的趋势。本节重点介绍常见的化脓性颌骨骨髓炎。

## 化脓性颌骨骨髓炎

### 一、病因

化脓性颌骨骨髓炎多见于青壮年。最多由牙槽脓肿、牙周炎、第三磨牙冠周炎等牙源性感染而来，其次因粉碎性骨折或火器伤等开放性损伤引起骨创伤感染，也可由败血症或脓毒血症经血循环感染。因下颌骨骨质致密，周围有致密筋膜及肥厚肌肉，当下颌骨感染后，脓液不易引流。下颌骨血运差，感染血管栓塞后，易有大块死骨形成。因此，下颌骨骨髓炎较上颌骨骨髓炎常见，病情也比上颌骨骨髓炎严重。但婴幼儿颌骨骨髓炎多见于上颌骨。病原菌主要为金黄色葡萄球菌，其次为链球菌，少数为其他化脓菌，常见为混合性感染。

### 二、诊断

（一）临床表现　颌骨骨髓炎的临床发展过程可分为急性期和慢性期两个阶段。

1. 急性期　全身发热、寒战、疲倦无力、食欲下降，白细胞总数增高，中性多核粒细胞增多；局部有剧烈跳痛、口腔黏膜及面颊部软组织肿胀、充血，可继发颌周急性蜂窝织炎；病源牙可有明显叩痛及伸长感。

2. 慢性期

（1）下颌骨骨炎主要诊断依据是全身症状轻，体温正常或仅有低热，机体呈慢性中毒消耗症状。病情发展缓慢，多有瘘道存在和慢性长期溢脓。有时可见死骨排出或探及活动的死骨，严重者可发生病理性骨折。

（2）上颌骨骨髓炎除病灶牙及邻牙松动外，牙龈及面部皮肤可出现瘘孔排脓，全身症状不明显，进食、睡眠正常。

（二）实验室及其他检查

1. 血常规　白细胞总数增加，分类中性分叶增多，有时出现核左移。

2. X线检查　急性期常看不到有骨质破坏，慢性期颌骨明显破坏后 X 线摄片检查才具有诊断价值。颌骨骨髓炎的 X 线表现为骨质破坏与骨质增生两个方面，前者的典型变化是骨小梁排列紊乱与死骨形成，后者主要为骨膜反应与增生。

（三）诊断　根据病史、病因，临床表现及 X 线摄片检查等，对颌骨骨髓炎一般均不难得出较正确的诊断。

急性颌骨骨髓炎的主要诊断依据是全身及局部症状明显，与间隙感染急性期表现相似。病源牙以及相邻的多数牙出现叩痛，松动，甚至牙槽溢脓。患侧下唇麻木是诊断下颌骨骨髓炎的有力证据。上颌骨骨髓炎波及上颌窦时，可有上颌窦炎的症状，有时从患侧的鼻腔溢脓。

慢性颌骨骨髓炎的主要诊断依据是瘘道形成和溢脓；死骨形成后，可从瘘孔排出小死骨片；瘘道用探针检查可触知骨面粗糙。全身症状不明显，进食、睡眠正常。

### 三、治疗及护理措施

1. 急性颌骨骨髓炎治疗　与急性颌面部间隙感染相同。但应尽早拔除患牙及邻近松动牙，使脓液从拔牙窝内排出。

2. 慢性颌骨骨髓炎的治疗　颌骨骨髓炎进入慢性期有死骨形成时，必须用手术去除已形成的死骨和病灶后方能痊愈。由于中央型及边缘型骨髓炎的颌骨损害特点不同，故手术方法及侧重点也不尽一致。

慢性中央型骨髓炎，常常病变范围广泛并形成较大死骨块，可能一侧颌骨甚至全下颌骨均变成死骨。病灶清除应以摘除死骨为主，如死骨已完全分离则手术较易进行。

慢性边缘型骨髓炎，受累区骨密质变软，仅有散在的浅表性死骨形成，故常用刮除方式清除。但感染侵入松质骨时，骨外板可呈腔洞状损害，有的呈单独病灶，有的呈数个病灶互相通连；病灶腔洞内充满着大量炎性肉芽组织，此时手术应以刮除病理性肉芽组织为主。

3. 积极治疗牙槽脓肿、牙周炎、第三磨牙冠周炎等牙源性感染，对粉碎性骨折或火器伤等开放性损伤应认真清创。早期诊断，早期治疗。

## 婴幼儿上颌骨骨髓炎

### 一、病因

本病多见于新生儿和 3 岁以内的幼儿，是非牙源性化脓性感染。感染主要来自鼻源性、外伤性及血源性感染。常见致病菌多为金黄色葡萄球菌、链球菌，其次是肺炎球菌。

## 二、诊断

（一）临床表现

1. 急性期　发病急，先有全身毒血症或败血症体征，患儿常突然高热、寒战、哭闹、烦躁不安、不愿进食，甚至呕吐。严重者出现嗜睡、意识障碍等中毒症状。检查患侧面颊、眶周组织红肿，上下眼睑肿胀，结膜充血水肿，感染波及眶内时，眼球突出，动度受限，有时自内眦或眶下区皮肤穿破流脓。有时鼻腔内有脓性分泌物流出，形成瘘管。

2. 慢性期　脓肿穿破或切开引流后，全身及局部症状逐渐减轻、遗留长期不愈合的瘘管。探查瘘管可触及粗涩骨面或感染的牙胚。若恒牙胚和颌骨受破坏可影响发育，出现牙颌畸形。

（二）实验室及其他检查　白细胞增高达 $20 \times 10^9/L$ 及以上。因骨质重叠，牙胚充满其内，X 线片不易发现颌骨破坏区。

（三）诊断　主要靠病史、临床表现和局部检查，而 X 线片因牙胚较多和骨质重叠，不易发现骨质破坏，对诊断帮助不大。

## 三、治疗

急性期以全身抗感染及支持疗法为主。出现脓肿给予及时切开引流。

慢性期注意冲洗瘘道，保持引流通畅。若瘘道口小，内有活动死骨片或松动牙胚存在，可在口内切开或扩大面部瘘道口进行搔刮术，但应注意轻柔，不要过分搔刮，以免破坏正常骨质和损伤牙胚，影响上颌骨生长发育。

## 四、护理措施

积极治疗鼻源性、外伤性及血源性感染病灶，早期诊断及治疗，加强护理。

（曲千里）

# 第四节　婴幼儿化脓性淋巴结炎

面颈部有丰富的淋巴组织，它能将口腔、颌面部的淋巴回流、汇集到所属的区域淋巴结内；最后经过颈深淋巴结及颈淋巴干进入颈内静脉。

淋巴结有过滤与吞噬进入淋巴液中的微生物、颗粒物质（如尘埃、异物、含铁血黄素）与细胞（肿瘤细胞等）的功能，而且还有破坏毒素的作用。因此，它是防御炎症侵袭和阻止肿瘤细胞扩散的重要屏障。口腔颌面部的许多疾病，特别是炎症和肿瘤，常出现相应引流淋巴结的肿大。因而熟悉淋巴引流的解剖对各部位发生淋巴结肿大的诊断有重要意义。

面颈部淋巴结炎与口腔及牙源性感染的关系密切，故主要表现为下颌下、颏下及颈深上群淋巴结炎，有时也可见到面部、耳前、耳下淋巴结炎。

**一、病因**

多因上呼吸道感染、扁桃体炎、麻疹、猩红热、颜面皮肤疖肿、口腔黏膜损伤及乳牙病灶引起。常见为颌下淋巴结炎，其次为颈上深淋巴结炎。

**二、诊断**

（一）临床表现 患儿发病较急，早期淋巴结充血、水肿、变硬，可扪及活动肿大的淋巴结，有压痛。此时全身反应较轻，易被忽略。感染由浆液期进入化脓期后，可穿破淋巴结被膜，炎症波及周围组织。此时，红肿范围广泛，压痛明显，淋巴结与周围组织粘连，因而不能扪清其周界。脓肿表浅者如颌下脓肿可触及波动感，颈深上脓肿因被胸锁乳突肌覆盖，不易扪及波动感，但压痛明显，患区皮肤有炎性浸润块，压之有凹陷性水肿。此时全身症状明显，高热、寒战，甚至抽搐，白细胞增高。

（二）诊断 根据病史、临床表现及局部穿刺抽出脓液即可确定诊断。

**三、治疗及护理措施**

全身应用抗生素控制感染。同时加强全身支持疗法，给予高热量、易消化饮食，必要时可小量输血，提高机体抗病能力。当脓肿形成，穿刺抽出脓液后，应及时切开引流，排出脓液，减轻中毒症状。

（曲千里）

# 第五节 颜面部疖、痈

面部皮肤是人体毛囊及皮脂腺、汗腺最丰富的部位之一，又是人体暴露部分，接触外界尘土、污物、细菌机会多，易招致损伤，因此引起单一毛囊及其附件的急性化脓性炎症者称疖，其病变局限于皮肤浅层组织。相邻多数毛囊及其附件同时发生急性化脓性炎症者称痈，其病变波及皮肤深层毛囊间组织时，可顺筋膜浅面扩散波及皮下脂肪层，造成较大范围的炎性浸润或组织坏死。

**一、病因**

常为金黄色葡萄球菌感染。正常的毛囊及其附件内常有细菌存在，但只有在局部因素影响或全身抵抗力下降时，细菌才开始活跃引起炎症。皮肤不洁或剃须等引起皮肤的损伤均可成为局部诱因；全身衰竭、患消耗性疾病或糖尿病的患者也易发生疖、痈。

**二、诊断**

（一）疖

1. 颜面皮肤是疖的好发部位，初起皮肤出现圆形微红、突起的小硬结，有疼痛及烧灼感，进而硬结逐渐扩大，呈一锥形突起。

2. 顶部出现黄白色小脓头，红肿和疼痛加剧。

3. 经过数日，脓栓破溃、脱落，可逐渐愈合。

4. 一般无全身症状，偶有畏寒、发热等。

（二）痈

1. 痈常见于唇部，初起时，唇部皮肤发红、变硬、疼痛，以后随感染的发展，皮下出现蜂窝织炎，范围扩展至唇红缘；而呈现紫红色、质地坚硬的浸润块，表面可有多个淡黄色脓点。

2. 炎症发展，表面相继出现多个脓头及溃孔，唇部红肿，疼痛加重。

3. 全身有中毒症状，如畏寒、发热、头痛、食欲差。

4. 可引起颅内海绵窦血栓性静脉炎、败血症或脓毒血症而危及生命的严重并发症。

（三）并发症  当颌面疖、痈受到挤压、搔抓或不恰当的治疗如热敷、石炭酸烧灼、切开引流等，局部炎症可迅速扩散，全身症状亦加重，上唇和鼻部危险三角区内静脉少瓣膜，与颅内海绵窦相通，促使感染容易沿着面部静脉，向颅内扩散，并发海绵窦血栓性静脉炎。

### 三、治疗

本病与其他部位疖、痈不同，主张保守治疗。在炎症早期，无显著全身症状时应以局部治疗为主，同时选择必要的药物治疗。

1. 局部治疗  切忌挤压、挑刺、热敷或用石炭酸（酚）、硝酸银烧灼，以防止感染扩散。唇痈还应限制唇部活动，如语言及咀嚼等。进食可用管喂或鼻饲流质。

疖早期用2%碘酊涂搽局部，每日1次，保持局部清洁。痈的局部治疗宜用高渗盐水或含抗生素的盐水纱布局部持续湿敷。急性炎症得到控制，局部肿胀局限，并已形成明显的皮下脓肿而又久不溃破时，才可考虑在脓肿表面中心、皮肤变薄的区域做保守性的切开引出脓液，切忌分离脓腔。已溃破或切开引流后，局部仍以高渗盐水纱布持续湿敷，已脓污的盐水纱布及时更换。湿敷一般应持续到脓液消失，创面趋于平复为止。

2. 全身药物治疗  对面部疖伴有局部蜂窝织炎和面痈患者应全身给予抗菌药物，疑有败血症、脓毒血症或海绵窦静脉炎等全身化脓性感染并发症患者应反复做血细胞培养，根据结果选择用药。如致病菌一时未能确定，可暂时选用对金黄色葡萄球菌敏感的药物，如青霉素、新型青霉素、头孢菌素族及红霉素等或2种抗菌药物的联合应用。以后根据治疗效果、病情演变及细菌培养结果，调整药物。

对于重症患者应加强全身支持疗法，如卧床休息，加强营养、输液或小量输血，补充水、电解质溶液，纠正酸中毒。若出现中毒性休克时，应积极采取综合措施，并尽快纠正循环衰竭所出现的低血压。出现全身合并症时，应配合内科积极治疗。

### 四、护理措施

1. 密切观察患者生命体征的变化及药物疗效，警惕并发症的发生。如患者出现患侧眼睑水肿、眼球突出、眼压增高、运动受限、视力减退、畏光流泪，以及结膜下水肿或淤血，全身高热、头痛，甚至神志昏迷，应警惕是感染沿无瓣膜的面前静脉逆行引起的海绵窦血栓性静脉炎。如同时发生脑膜炎、脑脓肿，则出现剧烈头痛、恶心、呕吐、颈项强直、血压升高、呼吸深缓、惊厥、昏迷等脑膜激惹、颅内高压和颅内占位性等病变的体征。若患者出现全身高热（常在39℃以上）、烦躁、谵妄或神志淡漠、反应迟钝、嗜睡或昏迷，皮肤有出血点或小脓点，白细胞总数及中性粒细胞比例明显增高，可能为败血症或脓毒血症。如出现血压下降、脉搏细速，可能为中毒性休克。发现以上异常情况，应及时汇报医生，积极配合给予对症治疗和护理措施。

2. 提供舒适安静的休息环境，嘱患者卧床休息。唇痈患者应限制唇部活动，如说话及咀嚼等。进食可用管饲或鼻饲流质，增加液体摄入。按医嘱及时使用抗生素。体温过高者予以物理降温或根据医嘱使用解热镇痛药。

3. 健康指导。向患者介绍颜面部的生理特点，让患者知道疖、痈处理不当可导致的严重后果。告诉患者当面部发生疖、痈时，切忌搔抓、挤压、挑刺、热敷或用苯酚（石炭酸）、硝酸银烧灼等，一定及时到医院请医生处理，防止感染扩散。

（曲千里）

# 第六节 化脓性涎腺炎

化脓性涎腺炎主要发生在腮腺与颌下腺，舌下腺与小涎腺较少，这是由于腮腺与颌下腺的导管粗大且较长，易造成逆行感染。临床上以慢性炎症较多，亦可急性发作。

## 化脓性腮腺炎

急性化脓性腮腺炎以前常见于腹部大手术以后，称之为手术后腮腺炎。由于加强了手术前后处理，加强体液平衡和口腔清洁，以及有效的抗菌药物的应用，手术后并发的腮腺炎近年已很少见。所见的大多是慢性腮腺炎基础上的急性发作或系邻近组织急性炎症的扩散。

### 一、病因和病理

急性化脓性腮腺炎的病原体常为金黄色葡萄球菌，链球菌及肺炎双球菌较少见。其发病原因为：①多数患者在急性传染性或慢性消耗性疾病发病过程中，由于涎腺分泌减少，自洁能力减退，口腔细菌繁殖较快，细菌经腮腺导管逆行进入腺体。亦有少数为淋巴结炎，或临近组织的炎症扩散，或腮腺区创伤发炎，蔓延至腮腺，二者均可引起化脓性感染。②腹部较大外科手术后，由于脱水致唾液分泌减少，缺乏机械冲洗，抗菌能力降低，细菌经腮腺导管上行感染引起。③由脓毒败血症和败血症的血源性扩散感染引起，但少见。④颌下腺结石阻塞。

慢性化脓性腮腺炎的病因尚不清楚，一般认为与下列因素有关。①逆行感染：由于涎石、异物或瘢痕挛缩致使导管狭窄或阻塞，阻碍唾液排出，逆行感染所致。常见细菌是绿色链球菌及肺炎双球菌。②急性化脓性腮腺炎转变而来：急性化脓性腮腺炎治疗不彻底，可以转变成慢性化脓性腮腺炎。③流行性腮腺炎合并化脓性感染：患流行性腮腺炎的患者因唾液分泌减少，口腔自洁作用差，细菌逆行感染致合并化脓。

本病病理改变为：①急性化脓性腮腺炎感染的涎腺导管上皮细胞及其周围组织充血、肿胀、管腔狭窄，其分泌物内的细菌、脓细胞、脱落的上皮细胞可以形成小栓子阻塞导管，导致逆行感染。炎症渗出物常形成小脓灶，或几个小脓灶合成一个大脓灶。腮腺腺叶之间有结缔组织间隙，故其内脓灶常为多发。镜下见涎腺组织坏死，其间为多个化脓灶，导管扩张，管腔中有多数中性粒细胞聚集，导管周围结缔组织中有炎症细胞浸润，以中性粒细胞为主。炎症消退后，纤维化愈合明显。②慢性化脓性腮腺炎：镜下见腺泡萎缩消失，腺导管上皮增生，有时导管上皮可呈鳞状化生，腺管扩张，腺管内有炎症细胞，腺管周围及间质中有淋巴细胞及浆细胞浸润，有时形成淋巴滤泡，腺组织内有纤维修复。

## 二、诊断

（一）临床表现　发病前可有大手术后机体衰弱、患急性传染病、消耗性疾病久病卧床等。

急性化脓性腮腺炎多为单侧性，发病急，腮腺区明显肿胀，皮肤发亮微红。剧痛常伴张口受限，腮腺导管口及黏膜充血水肿，压迫腮腺区导管口有脓液溢出，另外也可伴有发热等全身表现。如有脓肿形成，未及时切开引流，亦可蔓延波及颞颌关节、咽旁间隙，甚至发生全身脓毒败血症。慢性期口内有咸味感，进食疼痛，分泌脓液更多，尤以晨起显著，导管呈条索状。

（二）实验室及其他检查　急性期白细胞总数增多，中性粒细胞比例上升。慢性期碘油造影X线片显示导管因间断扩张和缩窄呈腊肠状，腺体内出现脓腔。

## 三、治疗及护理措施

治疗原则是抗感染、支持疗法和适时切开引流。

（一）一般治疗和护理

1. 改善全身机体状况　增加营养，补充液体，必要时输血等。

2. 保持口腔清洁　如3%过氧化氢清洗口腔，药物性漱口水含漱。

3. 刺激唾液分泌，保持导管通畅　如饮用酸性饮料柠檬粉。

（二）抗菌药物治疗　选用对感染细菌敏感的抗生素或广谱抗生素，大剂量静脉用药。

（三）中医治疗　初期腮腺区局部肿痛，患者恶寒、发热不适，宜内服荆防败毒散，局部敷以二味拔毒散；若热毒肿甚，宜内服普济消毒饮，外用六合丹围药，局部贴敷；若有溃破，以五味消毒饮加减之。

（四）切开引流　手术指征：药物及其他保守治疗无效，局部有明显的凹陷性水肿；局部有跳痛并有局限性压痛点；腮腺导管口脓液排除不畅；穿刺腮腺抽出脓液。

手术在局部浸润麻醉下完成，引流要彻底、通畅，并每日冲洗换药。

（五）腮腺切除　反复发作，保守治疗无效，造影显示腺体破坏，脓腔形成，导管扩张者，应做腮腺全切除。术后按颌面外科术后护理。

## 颌下腺炎

颌下腺导管粗大，位于口底，开口于舌下。颌下腺是混合腺，分泌物较稠且流速缓慢，容易产生涎石，也可因异物进入导管致导管狭窄或阻塞，造成排泄不畅引起逆行性感染。颌下腺炎以慢性经过较多，亦可急性发作。

### 一、诊断

（一）临床表现　口底、舌根部肿胀、疼痛，颌下三角区肿胀压痛，颌下腺导管口红肿，有脓性分泌物溢出，病程可由数月至数年。反复发作者，颌舌沟可扪及稍粗的硬性索条状导管，或有较硬结节状结石，颌下腺较硬并有压痛。X线摄片可发现涎石，无涎石的慢性颌下腺炎可行造影检查。X线片上常呈现出粗细不均匀导管，末梢扩张呈葡萄状。

（二）实验室及其他检查　急性期白细胞计数增加。下颌横断殆片或颌下腺侧位片有时可显示结石或异物影像。

### 三、治疗

1. 颌下腺炎急性期主要采用保守治疗。全身应用抗生素控制感染，局部热敷理疗，饮酸性饮料刺激唾液分泌，使导管引流通畅。

2. 如果已化脓，在颌下缘下 1.5~2 cm 处切开引流，炎症消退后，切除结石或异物。

3. 慢性颌下腺炎早期，若发现导管结石应予以摘除，加服化瘀软坚汤：桃仁 10 g，红花 10 g，川芎 6 g，赤芍 10 g，蒲黄 6 g，昆布 10 g，海藻 10 g，香附 10 g，银花 10 g，柴胡 6 g，夏枯草 12 g。每日 1 剂，水煎 2 次，日服 2 次。若结石较小或位于导管近心端及腺体内，可用排石汤：海金砂 15 g，金钱草 15 g，芦根 30 g，龙胆草 12 g，黄连 6 g，黄芩 6 g，鸡内金 10 g，玄参 10 g，茯苓 10 g，太子参 10 g。先将药物用冷水浸泡 1 小时，再煎服，每日 1 剂。

4. 长期反复发作的慢性颌下腺炎及排石失败者，宜做颌下腺摘除。

### 三、护理措施

1. 及时按医嘱用药，严密观察病情，注意生命体征的变化，严密观察局部及全身症状，做好护理记录。警惕并发症的发生，如海绵窦血栓性静脉炎、败血症、脓毒血症、窒息等。

2. 体温过高时，进行降温处理，如头部湿敷、温水浴、酒精擦浴等。

3. 为患者提供安静舒适的休息环境。急性期感染严重者应卧床休息，注意静养，尽量少说话，减少活动，避免不良刺激。

4. 耐心向患者解释病情及治疗计划，减轻紧张情绪；鼓励患者说出心理感受，消除焦虑感。

　　5. 给予高热量、高蛋白、高维生素的流质或半流质饮食，张口受限者采用吸管进食。

　　6. 病情轻者，嘱其用温盐水或漱口液漱口。病情严重者，每日行口腔护理 3 次，用 0.1%～0.2% 氯己定液或 1%～1.5% 过氧化氢液清洗。

（曲千里）

# 第八章　口腔颌面部损伤

## 第一节　概　论

口腔颌面部属人体的显露部位，无论平时或战时都易遭受损伤。由于口腔颌面部解剖和生理特点，受伤后的表现除具有共性外，还有其特殊性。因此在口腔颌面部损伤的救治工作中，一定要有整体观念，对伤员应做全面系统的检查，迅速判断伤情，分清轻重缓急。先抢救生命，待生命体征平稳后，尽早进行专科救治，以免延误时机，造成不良后果。

口腔颌面部损伤的特点如下。

（一）口腔颌面部血循环丰富在损伤时的利弊　由于血循环丰富，伤后出血较多或易形成血肿；组织水肿反应快而重，如口底、舌根或下颌下等部位损伤，可因水肿、血肿而影响呼吸道通畅，甚至引起窒息。另一方面，由于血运丰富，组织再生修复和抗感染能力较强，创口易于愈合。因此，清创术中应尽量保留组织，争取初期缝合。

（二）容易感染　口腔颌面部腔窦多，如鼻腔、口腔、鼻窦等腔窦内存在着病原菌，外伤后可将牙上附着的结石和细菌等带入深部组织，引起创口感染。颌骨骨折线上的龋坏牙有时可导致骨创感染，影响骨折愈合。

（三）容易并发颅脑损伤　颌面部紧邻颅脑，尤其是上颌骨与颅底紧密连接，重度损伤时常同时并发颅脑损伤。诊治患者时务必充分注意。

（四）容易发生窒息　外伤后颌骨骨折片及软组织移位，软组织水肿、血肿以及各种异物的存留，均易梗阻上呼吸道而造成窒息。

（五）容易出血　颌面部血运丰富，血管吻合支多，加之静脉瓣缺乏，所以伤后易引起大量出血。而且颌面部皮下组织疏松，筋膜间隙多，伤后易形成组织内血肿，易继发感染或纤维化形成瘢痕。但因血运丰富，组织的愈合能力和抗感染能力均较强，因此也利于创伤治疗。

（六）易致功能障碍和颜面畸形　颌面骨折或颞下颌关节损伤均可影响咀嚼功能。而且口腔颌面部也是呼吸道及消化道的入口，对呼吸、咀嚼、吞咽、语言及表情等方面有重要生理功能。损伤后引起的组织移位、缺损或面神经损伤，都可造成颜面畸形和功能障碍，给患者生活和精神上带来极大痛苦。

（张丽伟）

# 第二节　口腔颌面部损伤的急救与护理

急救的根本目的是抢救生命，必须全面了解伤情，分清主次和轻重缓急，然后采取正确的急救措施。现场处理时，应从威胁生命最主要的问题开始。因此，首先是处理窒息，然后依次为出血、颅脑损伤、休克等。现场救治时应随着体征的改变及时地采取有效措施。

（一）解除窒息

1. 原因

（1）阻塞性窒息：由四种原因引起。①异物性：由损伤后的血凝块、呕吐物、碎骨片、碎牙片及砂石等异物阻塞咽部而引起窒息。②移位性：上颌骨横断骨折时，由于重力和肌肉牵拉的作用，骨折块向下、后移位，发生压迫舌根，阻塞咽腔而引起窒息。下颌骨颏部粉碎性骨折或两侧颏孔区同时骨折时，由于降颌肌群的牵拉，可使下颌骨前部向下、后移位，发生舌后坠而引起窒息。③狭窄性：口底、舌根、咽侧及颈部损伤后，可发生血肿或水肿，压迫呼吸道而引起窒息。面部烧伤患者，因吸入热汽和烟雾使器官内壁水肿，导致管腔狭窄而引起窒息。④阀门性：撕裂的黏膜瓣盖住咽腔而引起窒息。

（2）吸入性窒息：昏迷的患者直接把血液、唾液、呕吐物及其他异物吸入气管、支气管或肺泡内而引起。

2. 临床表现　前驱症状是患者烦躁不安、出汗、鼻翼扇动、吸气长于呼气，或出现喉鸣；严重时出现发绀、三凹症状（吸气时胸骨上窝、锁骨上窝、肋间隙深陷），呼吸急速而表浅；继之出现脉弱、脉快、血压下降、瞳孔散大。如不及时抢救，可致昏迷、呼吸心跳停止而死亡。

3. 急救与护理　窒息是口腔颌面部伤后的一种危急并发症，严重威胁伤员的生命。急救的关键在于早期发现，及时处理。如已出现呼吸困难，更应分秒必争，迅速而准确做好一切准备，熟练地配合医师立即进行抢救。

抢救窒息时应分秒必争，当机立断，可因地制宜、就地取材。

（1）使患者平卧，松解颈部和胸部衣扣。如患者清醒，让其面部向下，使口腔中血液或分泌物自然流出。

（2）配合医师迅速用缠裹纱布的手指掏出口内异物，用吸引器或大号注射器吸尽血液及分泌物、呕吐物。

（3）如系舌后坠引起窒息可用舌钳迅速牵出后坠舌体，必要时在舌头后 2 cm 处用粗线或别针贯穿全层舌组织，将舌体前端牵出口外，将牵拉线固定在颌前衣扣或绷带上。

（4）昏迷患者采用侧卧位或俯卧位，颈部垫高，头偏向健侧，便于分泌物外流，防止误吸。

（5）上颌骨横断骨折后，游离部分下坠至舌背也可致窒息。可在清除口腔分泌物后，以木质压舌板横放于上颌磨牙殆面上，将移位的上颌骨折起并用绷带固定于头上。

（6）昏迷患者经上述处理后，再放入导气管。因下颌前部损伤呈粉碎性骨折的患者，即使患者清醒也要放入导气管，以保持口咽腔道的通畅。

（7）如上述处理均不奏效，须行紧急气管切开术。

（二）出血 对于出血的急救，应根据损伤部位、出血的性质（毛细血管渗血，静脉出血、动脉破裂出血）和现场条件而采取相应的处置措施。

1. 压迫止血

（1）指压止血：在紧急情况下，可将出血部位主要动脉的近心端，用手指压迫于附近的骨骼上，暂时止血，而后采取其他止血措施。

（2）包扎止血：先将软组织复位，然后在损伤部位覆盖多层纱布，再用绷带加压包扎。包扎时要用适当的压力，避免压力过大，加重骨折块移位。

（3）填塞止血：开放的洞穿性创口，可配合医师用纱布填塞，绷带加压包扎。在颈部及口底创口内填塞纱布时，应注意保持呼吸道通畅，防止压迫气管及咽腔，发生窒息。对鼻出血的患者，排除脑脊液漏后，采取油纱条填塞止血。如效果不好，加用鼻后孔止血。

2. 结扎止血 紧急情况下，可用血管钳夹住血管断端，连同止血钳一起包扎转送。条件允许时，可将创口内出血的血管断端结扎。较严重的出血，局部不能彻底止血时，可做颈外动脉结扎。

3. 药物止血 药物用于伤口局部或全身起到止血目的。

4. 密切观察生命体征及病情变化，并详细记录。

（三）包扎 包扎是急救过程中不可缺少的治疗措施，起到压迫止血、暂时固定骨折、保护创面、防止再污染的作用。颌面部常用的包扎方法如下。

1. 四尾带包扎法 将绷带撕（剪）成四尾形，颏部衬以棉垫，将左右后两尾结在头顶前，左右前两尾结在枕骨结下，然后再将两尾末端结扎于头顶部起包扎和制动作用。

2. "十字"绷带包扎法 用绷带先围绕额枕部缠绕2～3圈后，自一侧反折由耳前区向下绕过颏部至对侧，再由耳前区向上越过顶部呈环形包绕，如此反复数次，末端用胶布固定。或在围绕额枕部2～3圈后将绷带穿越绕头绷带而不用反折方法亦可达到同样效果。

（四）合并颅脑损伤的急救与护理 严重的颌面部损伤，可同时伴有不同程度的颅脑损伤。凡发现合并颅脑损伤的患者，应卧床休息，减少搬运，暂时停止一切移动性的检查，必要时请专科医师会诊，发现鼻腔或外耳道有脑脊液外漏时，应严禁填塞及冲洗，以免引起颅内感染。脑脊液漏一般短期内自行愈合；如有颅内压增高，可用脱水疗法。

（五）休克 口腔颌面部严重创伤可引起休克，其原因多为出血性和创伤性。因此对严重创伤的患者应严密观察全身情况，注意测量血压、脉搏、呼吸，并做好记录。同时应做好急救准备，随时向医师报告病情。

（六）运送 运送伤员时应注意保持呼吸道通畅。对昏迷的伤员，应采用俯卧位，额部垫高，使口鼻悬空，以利于引流和防止舌后坠。一般伤员可采用侧卧位，避免血凝块及分泌物堆积在咽部。

运送途中，应严密观察全身与局部情况，防止发生窒息和休克等危重情况。

（七）预防与控制感染　口腔颌面部的开放性创面，常被细菌、泥土、沙石等污染，甚至异物嵌入组织内，因此感染对患者的危害性，有时比原发损伤更为严重。所以，预防和控制感染，也是急救治疗中的主要问题。对开放性创口，应尽早进行清创缝合，如没有条件，应早期包扎创口，以避免继续污染。伤后及时注射破伤风抗毒素，及早使用广谱抗生素。

（张丽伟）

# 第三节　口腔颌面部软组织损伤

口腔颌面部血运丰富，具有伤口愈合快的有利条件，因此对有可能存活的软硬组织，早期缝合的适应证更广，甚至包括已游离的组织应予以保存和复位缝合。此外，颌面部损伤后初期处理的时间没有明确规定，主要根据处理前伤口的状态决定，如果伤口没有严重感染，伤后 3 天都可以进行清创缝合，这与其他部位伤的处理有明显不同。

## 一、闭合性损伤

软组织闭合性损伤指体表软组织浅层及其他无伤口的软组织损伤。常见的有擦伤和挫伤。

（一）擦伤　面部擦伤多发生于较为突出的部位，如颏、额、颧、鼻唇等。临床表现主要是表皮破损，并有少量渗血和疼痛，创面上常附有沙粒或其他异物。

治疗：主要是清洗创面和预防感染。多数情况下可任创面暴露而无须包扎，待其干燥结痂，自行愈合。如发生感染，应行湿敷，一般 1 周左右即能愈合。

（二）挫伤　挫伤是皮下组织遭受损伤而无开放性创口。多由钝性物体撞击或跌、打伤所致。伤处的小血管和淋巴管破裂，常有组织内溢血，形成淤斑，甚至发生血肿。主要特点是局部皮肤变色、软组织肿胀和疼痛。挫伤的治疗主要是止血、镇痛、预防感染、促进血肿吸收和恢复功能。小面积的血肿早期可用冷敷和加压包扎止血。如血肿较大，可在无菌条件下，用粗针头将血液抽出，然后加压包扎。已形成血肿者，1~2 天可用热敷、理疗或以中药外敷，促进血肿吸收及消散。血肿如有感染，应予切开，清除脓液及腐败血凝块，建立引流，并应用抗生素控制感染。

## 二、开放性损伤

开放性损伤指皮肤或口腔黏膜的完整性受到破坏而有伤口的损伤。常见的有割伤、刺伤、撕裂伤、挫裂伤、咬伤、烧伤、火器伤及混合性损伤等。

（一）刺、割伤　刺伤是因尖锐的刀、锥、钉、笔尖、树枝等物的刺入而发生。创口小而伤道深，多为非贯通伤。刺入物可将沙土和细菌带至创口深处。切割伤的组织边缘整齐，深浅不一，伤及大血管时可大量出血。如切断面神经，则发生面瘫。刺、割伤的治疗应行早期外科处理，即清创术。

1. 清创 先清洗局部皮肤，剪短伤口周围毛发，伤口用无菌纱布保护，然后用肥皂水、生理盐水或新洁尔灭溶液将周围皮肤洗净。需要时，用酒精或乙醚擦洗皮肤上油垢。然后，在麻醉下用1.5%~3%的大量过氧化氢溶液和生理盐水冲洗伤口，并用纱布拭平。

2. 缝合 首先要彻底止血，缝合前检查有无贯通道口，防止感染扩散。暴露的骨面应用细针、细线或无损伤尼龙线缝合，以减少瘢痕形成。

（二）撕裂或撕脱伤 撕裂或撕脱伤为较大的机械力量将组织撕裂或撕脱，如长发辫被卷入机器中，可将大块头皮撕脱，严重者甚至可将整个头皮连同耳廓、眉毛及上眼睑同时撕脱。撕脱伤伤情重，出血多，疼痛剧烈，易发生休克。其创缘多不整齐，皮下及肌组织均有挫伤，常有骨面裸露。撕裂伤的处理应及时清创，复位缝合。如撕脱伤有血管可行吻合者，应即行血管吻合组织再植术；如无血管可供吻合，在伤后6小时内，将撕脱的皮肤在清创后，切削成全厚或中厚层皮片作再植术。如撕脱的组织瓣损伤过重，伤后已超过6小时，组织已不能利用时，则在清创后，切取皮片游离移植，消灭创面。

（三）咬伤 常被犬、鼠、猪等动物咬伤，被人咬伤的也有发生。大动物咬伤可造成面颊或唇部组织撕裂、撕脱或缺损，甚至骨面裸露。处理咬伤时，应根据伤情，清创后将卷缩、移位的组织复位、缝合；如有组织缺损则用邻近皮瓣及时修复；缺损范围较大者，先作游离植皮，修复创面，后期再行整复。如有骨面裸露，无软组织可供覆盖者，可行局部湿敷，控制感染，等到肉芽组织覆盖创面后，再作游离植皮。对狗咬伤的病例，应预防狂犬病。

（四）颌面部特殊部位损伤的处理

1. 颊部贯通伤 治疗原则是应尽早关闭穿通伤口和消灭创面。如无组织缺损，可将口腔黏膜、肌和皮肤分层缝合，对轻度的组织缺损可做局部转移皮瓣关闭创面，对较大的缺损应尽早做游离植皮。

2. 舌外伤 舌为肌性器官，血运丰富，活动度大，黏膜较脆易撕，缝合时应采用粗针粗线深缝合，针孔距创缘5 mm以上，以防创口裂开或缝线松脱，大的损伤最好用褥式加间断缝合法，有利于消除死腔和防止创口裂开。

3. 腭部损伤 多见于儿童，也可见于成年人，常因玩耍时用竹筷或玩具刺伤腭部。局部如无组织缺损，清创后应进行严密缝合，较小的损伤不缝合也可自愈；如有组织缺损而致口腔鼻腔穿通，不能直接缝合时，应转移邻近黏骨膜瓣以关闭通道；缺损不多者，可在腭部两侧作松弛切口，拉拢缝合；缺损较多者，应作黏骨膜瓣转移修补。

4. 腮腺与导管损伤 清创缝合时应严密分层缝合腺体包膜、皮下组织及皮肤，局部加压包扎。术后肌注阿托品以减少唾液的分泌。当导管损伤后，应及时找出断端，自涎腺导管开口穿入塑料管，然后将断端对位缝合，1周后取出塑料管；对于严重损伤无法保留腮腺功能者，可将导管结扎，腮腺区加压包扎，使用药物抑制腺体分泌，使腮腺萎缩而达到治疗目的。

5. 鼻部损伤　如无组织缺损，应按正常解剖位置作对位缝合；组织缺损不大者，可作转移瓣或游离植皮关闭创面；如缺损较大或伴有软骨断裂，在清创缝合时，应将软骨置于骨膜中，然后关闭创面，术后患侧鼻孔可放置橡皮管，这样既可起到鼻成形的作用，又可促使伤口的愈合。

6. 眉睑部损伤　眉部损伤后及时做准确的对位缝合，避免出现眉毛断裂，错位畸形。睑部损伤缝合时应保持眉毛下缘到上睑缘的垂直长度，如有组织缺损应作全厚皮片移植术，以防睑外翻畸形。术后涂抗生素药膏于结膜囊内以减少摩擦和预防感染。

（五）颜面部烧伤　面部烧伤在战时与和平时期均常见。颜面部烧伤除具有一般烧伤的共性外，其特殊性如下：①头面部皮下组织疏松，血管、神经及淋巴管丰富，烧伤后组织反应大而快，水肿严重，渗出多。在伤后 24 小时内水肿逐渐加重，48 小时后最明显；②颜面凹凸不平，烧伤深度常不一致，加上颜面为人体仪表至关重要的部位，鼻、唇、眼睑、耳、面等处烧伤后，组织缺损或瘢痕挛缩畸形造成容貌的毁损，如睑外翻、唇外翻、鼻孔缩窄、小口畸形等，伤员的精神创伤较其他部位的烧伤更为严重；③颜面烧伤的同时，常可因热空气或烟雾吸入而发生呼吸道灼伤，伤后由于黏膜水肿，可出现呼吸困难，甚至有窒息的危险。必要时需立即进行气管造口术；④颜面烧伤创面易受到口鼻腔分泌物或进食时的污染而感染，不易护理；⑤颜面部与颈部相连，该部位烧伤常伴有颈部烧伤，可引起颏、颈粘连以及颈部活动受限。

治疗与护理：颜面部烧伤的治疗应遵循全身与局部相结合的原则，并注意颜面部烧伤的特点。全身治疗与一般外科相同。Ⅰ度烧伤局部创面无须特殊处理，主要是防止创面的再度损伤。Ⅱ度烧伤主要是防治感染。清创前，应剃净创面周围的毛发，然后用灭菌生理盐水或消毒液冲洗创面，并清除污物。水疱完整的可以保留，较大的水疱可抽出其内的液体。颜面部的烧伤创面一般都采用暴露疗法，创面上可喷涂虎杖、桉叶浓煎剂，促使创面迅速干燥，争取早期愈合。如痂下积液、积脓，应及时用抗生素液湿敷，脱痂引流，以免创面加深。对Ⅲ度烧伤患者，清创后应待创面生长肉芽组织，尽早进行刃厚皮片移植以消灭创面。还应注意固定头颈部成仰伸位，以防止瘢痕粘连可能造成的颏颈挛缩。

（六）口腔颌面部火器伤　口腔颌面部火器伤是指由于枪弹伤及爆破伤引起的口腔颌面部多器官损伤。

诊断：

1. 损伤类型有非贯通伤、贯通伤、切线伤及不规则软、硬组织撕裂缺损等，常引起功能障碍。

2. 创面多不规则，创口内存在骨碎片、牙碎片、弹片或其他各种异物，它们常被挤压至周围组织内。

3. 由于组织损伤、移位、水肿及异物与分泌物的存在，可发生呼吸道梗阻甚至窒息。伤口大量出血及疼痛可导致休克。

4. 注意生命体征变化，同时确定有无颌面部以外的其他部位损伤。

5. X 线摄片可了解组织损伤情况，如异物深部定位。

治疗与护理：口腔颌面部火器伤由于致伤因素复杂，伤道周围又分为坏死区、挫伤区和震荡区，坏死区和挫伤区不易区分，因此处理比较特殊。清创时切除坏死组织一般不超过 5 mm，这与普通创伤和其他部位伤的处理是不同的，清创时要敞开创面，清除异物，彻底止血，充分引流，尽早使用抗生素控制感染。伤后 2~3 天如无感染征象，进一步清创后可做初期缝合。对于严重肿胀或因大量组织缺损而难以做到初期缝合的伤口，可用定向减张缝合以缩小创面。对于有骨膜相连的骨折片，应尽量保留，在延期缝合时作妥善固定。对深部非贯通伤，缝合后必须做引流。如有创面裸露，则用抗生素溶液湿敷，待新鲜肉芽组织形成后尽早用皮瓣技术修复。

（张丽伟）

# 第四节　牙和牙槽骨损伤

牙和牙槽骨损伤，在颌面部损伤中较为常见，尤其是上下颌前牙位于牙弓前缘突出部分，损伤机会更多。

## 一、牙挫伤

牙挫伤是由于直接或间接外力撞击所致。其主要特点是牙周膜和牙髓受损而产生充血、水肿。临床表现为受伤牙松动、疼痛、伸长，有牙周膜炎甚至牙髓炎的表现。若牙龈同时受伤，则可伴发出血，局部肿胀。治疗时，对牙周膜损伤的牙，应做简单结扎固定。如牙髓受损，应做牙髓或根管治疗。

## 二、牙折断

按解剖位置可分为冠折、根折和冠根联合性折断。冠折最为常见，如冠部有轻微的折断，无明显刺激症状或感觉异常，又不影响功能和美观，可不做特殊处理。如部分冠，有刺激症状又影响功能，可先行脱敏治疗，观察确无症状后，可用釉质黏合剂及同类材料修补缺损部位，如冠折露髓者，先行牙髓治疗，再作套冠、桩冠等专科治疗处理，如冠根、根联合折断者，将患牙拔除。

## 三、牙脱位

较大的外力撞击，可能使牙脱位。根据损伤程度又可分为部分脱位和完全脱位两类。部分脱位又有牙的移位、半脱位及嵌入深部等。半脱位或嵌入深部者复位后用金属丝作牙间固定 2~3 周，完全脱位者可按牙再植术处理。

## 四、牙槽突骨折

检查时摇动一牙，相邻数牙向同一方向移动，则证实该部位牙槽突骨折。治疗时，先将牙槽骨复位，一般用弓杆单颌固定 3~4 周。

（曲千里）

# 第五节　颌骨骨折

颌骨骨折有一般骨折的共性，但由于颌骨解剖生理上的特点，颌骨骨折的临床表现及处理原则具有特殊性。

## 上颌骨骨折

上颌骨是面中部最大的骨骼，左右各一，两侧上颌骨在中线连接，构成鼻腔基部的梨状孔。上颌骨上方与颅骨中的额骨、颞骨、筛骨及蝶骨相连；在面部与颧骨、鼻骨、泪骨和腭骨相连，故骨折时常并发颅脑损伤和邻近颅面骨骨折。

**诊断**

（一）临床表现
1. 上颌骨骨折局部表现肿痛、淤血、张闭口运动异常或受限等与下颌骨骨折相似。
2. 若合并颅脑创伤，可有昏迷、喷射性呕吐及头痛史，并可有脑脊液鼻漏。
3. 眶内眶周组织内出血者则有"眼镜症状"，结膜下出血，眼球移位则有复视。
（二）上颌骨骨折分为三型
1. Le Fort Ⅰ型　骨折线自梨状孔底部，牙槽突及上颌结节上方向两侧水平延伸至翼突。
2. Le Fort Ⅱ型　骨折线横过鼻骨，沿眶内侧壁斜向外下到眶底，再经上颌缝到翼突，还波及筛窦、额窦及颅前窝，并可出现脑脊液鼻漏。
3. Le Fort Ⅲ型　骨折线横过鼻骨，经眶尖、颧额缝向后达翼突根部，形成颅面分离，常同时有颅脑伤，出现颅底骨折或眼球创伤等。
临床上骨折可不典型，三型表现可互有交叉，也可同时伴有鼻骨、颧骨等骨折。
（三）X线　可明确诊断，一般可采取华特位、头颅后前位或CT片等。

## 下颌骨骨折

下颌骨是颌面部最大，位置最突出，而且骨质结构致密，唯一可活动的骨骼，所以当接受多方面的暴力时，下颌骨骨折较上颌骨多见。

**一、解剖特点**

下颌骨有四处相对的薄弱区，也是骨折的好发部位。
1. 下颌颏部正中联合区　位于两侧下颌突连接处。
2. 颏孔区　位于下颌骨牙弓弯曲的部位。
3. 下颌角区　位于下颌体与下颌升支交界处。

4. 髁状突颈部　此处骨面薄而细小，无论直接或间接暴力均容易发生骨折。

## 二、诊断

（一）临床表现

1. 骨折移位　下颌骨骨折后，造成骨折片移位的因素很多，如骨折的部位、外力的大小和方向、骨折线的方向和倾斜度以及肌肉牵引的方向等，其中咀嚼肌的牵引作用起主要作用。

颏部并发骨折无明显错位，如为双侧骨折由于附着肌的牵引，骨折片可向下后移位；如为粉碎性骨折或有骨缺损，骨折片由于下颌舌骨肌及开颌肌群的牵引，可造成舌后坠而引起呼吸困难，甚至窒息的危险。

颏孔区骨折，由于开颌肌群和降颌肌群的作用使前牙开𬌗。

髁状区突骨折后，如双侧骨折线均在翼外肌附着下方，双侧下颌升支被拉向上方，可出现后牙早接触，前牙呈开𬌗状；如髁状突高位骨折，骨折片移位不明显，咬合关系多无异常。

2. 𬌗关系错乱　𬌗关系错乱是颌骨骨折最常见的体征。当下颌骨骨折后，由于骨折片的移位而导致咬合关系的紊乱，根据骨折不同的部位，可有不同程度的牙齿早接触、反𬌗或开𬌗等，影响咀嚼功能。

3. 功能障碍　张口受限、局部出血、血肿、水肿、疼痛等，致使咀嚼、呼吸、吞咽、语言等功能障碍。严重的颏部粉碎性骨折，可发生呼吸窘迫和呼吸道梗阻，必须引起足够的重视。

（二）X 线检查　常拍摄下颌骨骨侧位片、后前位片和全景片，髁突骨折的伤员应加拍颞下颌关节片，必要时拍摄颞下颌关节断层片，从而明确骨折类型、范围、性质，以及有无邻近骨骼的损伤。

下颌骨骨折，诊断并不困难，但应注意骨折后的一些并发症，如髁突区受到严重创伤，可同时伴有颞骨骨板的损伤，致使此区肿胀明显，外耳道流血；如合并颅中凹骨折时，可出现脑脊液耳漏，应注意鉴别。

## 颌骨骨折的治疗要点及护理措施

颌骨骨折治疗原则是尽早进行复位和固定，恢复正常咬合关系，同时注意整体与局部的关系，发现有生命体征时，要以抢救生命为主，待全身情况稳定后，再进行清创复位固定，及时给予抗感染、镇痛等药物。必要时使用营养疗法增加其抵抗能力，为骨折的愈合创造良好的有利条件。

（一）合并软组织伤的处理　清创后先缝合口内创口，再行骨折固定，最后缝合外部创口。有裸露的创面应采用皮瓣或皮片覆盖修复。

（二）骨折线上牙的处理　在颌骨骨折治疗中常利用牙行骨折段的固定，应尽量保存，即使在骨折线上的牙也可考虑保留；但如骨折线上的牙已松动、折断、龋坏、牙根裸露过多或有炎症者，则应予拔除，以防骨创感染或并发颌骨骨髓炎。儿童期颌骨骨折后，如恒牙胚已暴露并有感染可能者，也应去除。

（三）骨折的复位与固定　骨折的复位与固定必须协调一致，有时复位后立即进行固定，有时先牵引复位后才能固定。一般情况下，上颌骨骨折以颅面骨为复位、固定的基础，称为颅颌牵引固定。下颌骨以上颌骨为复位、固定的基础，称为颌间牵引固定。

1. 复位方法　常见的复位方法有手法复位、牵引复位和切开复位，可根据不同骨折情况选用。

（1）手法复位：对单纯颌骨骨折的早期，骨折尚未发生纤维性愈合，骨折片活动，用手可将其恢复到正常位置。复位可在局麻下进行，时间越早效果越好，尽量争取1周内复位固定。

（2）牵引复位：用于手法复位不满意，骨折时间长或多发性骨折。牵引复位分为颌间牵引和口外牵引2种。颌间牵引是先在上下颌牙列上放置牙弓夹板，而后按骨折片需要复位的方向套橡皮圈作牵引，使其逐渐恢复到正常咬合位置；口外牵引法主要用于上颌骨骨折，当上颌骨骨折应用颌间牵引无效，又有其他骨面骨折，骨折片呈后退嵌入式时应用。

（3）切开复位：用于开放性骨折、不能用手法复位的复杂性骨折或已发生错位愈合的骨折病例，可根据解剖位置切开软组织，显露出骨折断端，在骨折线两侧钻孔，用不锈钢丝或微型钢板固定，以便恢复正常殆关系，促进骨折准确愈合。

2. 固定方法

1）单颌固定：适应于无明显移位的单纯性颌骨骨折。方法是将牙弓夹板置于已骨折的颌骨上做牙间固定，此方法的优点是固定后患者仍可张口活动，能保持口腔清洁卫生，同时还可因功能性运动增加局部血运，有利骨折的愈合；缺点是固定力量较差。

2）颌间固定：颌间固定是临床最常用的固定方法，优点是使骨折的颌骨能在正常咬合关系的位置上愈合，可用于治疗各个部位的颌骨骨折。颌间固定是利用上下颌牙齿作结扎或安置夹板，将上下颌固定在正常咬合关系的位置上。双侧上颌骨骨折时，也可用颌间固定来保持正常关系，但为了限制下颌骨运动，必须加颅颌固定。常用的结扎固定方法有以下几种。

（1）简单颌间结扎法：系将上下颌相对的几组单个牙各自用不锈钢丝结扎后，再用手法把骨折片恢复到正常位置，最后使各牙的结扎丝相对扭结在一起，必要时可进行交叉结扎固定。此法简便，但应注意选择好适应证。

（2）孔环颌间结扎法：也称"8"字拴丝法，此法适用于骨折片无明显移位的单纯性下颌骨骨折的早期，经手法复位良好，而且骨折线两侧上下颌都有2个以上稳固的牙齿，否则不宜采用。操作方法是采用直径为0.2~0.5 mm的不锈钢丝，以每2个相邻的牙作为一个结扎单位，左右上下颌各1~2组，在两牙之间的唇颊侧形成一个眼孔状小环，先将其扭结固定，在上下颌需要的相对部位都结扎成小环，再用一不锈钢丝穿过上下颌的小环，交叉并相互扭紧，即可将上下颌固定在一起。

（3）带钩牙弓夹板固定法：用有一定强度和弯曲度的带钩金属成品夹板（也可用铝丝临时制作），分别用不锈钢丝拴结在上下颌牙齿上，再利用橡皮圈套在上下颌夹板的挂钩上，作弹性牵引复位和固定。此法简便易行，对恢复咬合关系最为准确和稳固。

3）颅颌固定：主要用于双侧上颌骨横断骨折或颅颌分离的骨折，利用头颅部固定骨折的上颌骨。有外固定法和内固定法2种。

（1）外固定法：有以下几种方法。

口内牙弓夹板石膏帽固定法：先在上、下颌牙列上安置牙弓夹板。再在头部打石膏帽，在其两侧埋置向外伸出的金属支架，备作牵引固定用。然后两侧各用一根直径为0.5 mm 的不锈钢丝，一端结扎在第一磨牙处的牙弓夹板上，另一端自前庭沟顶部穿出颧面部皮肤，固定于两侧石膏帽伸出的支架上。

口外须牙弓夹板或金属托盘固定法：用特制的焊有口外须的牙弓夹板固定在上颌牙列上或将金属托盘（加印模膏或碘仿纱布）戴入上颌，用乳胶管和或其他弹性材料将伸出口外的口外须悬吊在石膏帽上，行弹性牵引固定。

头颏石膏绷带固定法：先做颌间固定，恢复正常咬合关系后，将下颌往上提，用石膏绷带按交叉十字绷带法缠绕，从而将颅骨与上、下颌骨整体固定在一起。此法简便，但应注意在枕突、额突及下颌颏部等骨性突起处，要衬以棉垫，以防发生压伤。缺点是石膏较重，目前应用已不多。

（2）内固定法：又分以下几种方法。

金属丝颅骨悬吊法：在上颌牙弓上安置牙弓夹板，然后用不锈钢丝将牙弓夹板悬吊固定在颅骨上。根据上颌骨高、中、低位骨折的不同部位，可以固定在额骨颧突、颧骨或眶下缘等部位。在确定固定部位后，做小切口，显露骨缘，钻一小孔，穿过不锈钢丝，将其两端穿入腰椎穿刺针头，将针头由切口内刺入，通过软组织至口腔前庭，使钢丝带入口内；也可用有孔探针将钢丝引入口内，然后在复位的情况下，将钢丝结扎固定在两侧牙弓夹板上，待骨折愈合后，可从口内抽去结扎丝。

骨间结扎固定法：根据 X 线摄片所显示的骨折部位，分别做小切口，分离至骨折处，撬动复位，或切断、凿断错位愈合处的纤维组织或骨组织，使之重新复位。然后在骨折线两侧的骨断端旁钻孔，穿过不锈钢丝做结扎固定。常做骨间结扎固定的部位有眶下缘、颧额缝及颧上颌缝等处。

近年国内外已较多采用小型钢板和螺钉，对骨折固定更加牢固可靠，称为坚强内固定。

（四）髁突骨折的治疗原则

1. 闭合性高位髁状突骨折以保守治疗为主。单侧或双侧后牙垫以橡皮垫，加用吊颌帽或殆间牵引，使下颌骨升支下降，恢复殆关系。

2. 开放性骨折或低位斜行骨折，如错殆明显应考虑骨间结扎。

3. 固定一般2～3周，早期练习张闭口运动，防止继发关节强直。

（五）儿童颌骨骨折的治疗原则　儿童颌骨骨折较少见，即使骨折，移位一般也不大。由于儿童期正值恒乳牙交替，在恒牙萌出后，其咬合关系还要自动进行调整，因此对复位，特别是对咬合关系恢复的要求不如成年人高。在乳牙列的儿童，由于牙冠较短，牙根吸收，不甚牢固，很难做牙间或颌间结扎固定。鉴于上述种种原因，儿童期的颌骨骨折多用保守治疗，特别是多采用颅颌绷带及自凝塑胶夹板固定。对严重开放性创伤，或骨折片移位大者也可采用手术复位，但应尽量避免损伤恒牙胚。

（曲千里）

# 第六节　颧骨及颧弓骨折

颧骨是上颌骨和颅骨之间的主要连接支架，构成面中部的外侧面，在面部的外形中起着重要的作用。

颧骨及颧弓骨折的分类方法很多，简单的可分为颧骨骨折、颧弓骨折、颧骨颧弓联合骨折和复杂骨折。颧弓骨折分为双线型和三线型。

## 一、诊断

（一）临床表现

1. 骨折移位　颧弓骨折段由于打击力量的方向而向内移位，尚可因咬肌的牵拉而向下移位，局部呈现塌陷畸形。但在受伤数小时后，由于局部反应性肿胀，塌陷畸形变得不明显，此时容易造成漏诊。

2. 张口受限　因内陷的骨折段压迫颞肌并阻碍喙突运动而出现张口受限。内陷不明显的伤员，则可不出现张口受限或轻微受限。

3. 复视　颧骨构成眶外侧壁和眶下缘的大部分，颧骨骨折移位后，眼球可因失去支持，眼肌撕裂及外侧韧带随着下移，而发生移位性复视。移位 2 mm 以内者可自行调整恢复，重者可发生持久性复视。

4. 出血和淤血　如骨折伴有上颌窦黏膜破裂出血，血液可由患侧鼻腔流出。颧骨眶壁损伤后局部出血，可浸入眶周皮下、眼睑和结膜下。眶周皮下组织疏松，在眶周可形成明显淤斑。

5. 神经症状　如伤及眶下神经，可出现眶下区皮肤麻木感。如面神经颧支受损，可出现患侧眼睑闭合不全。

（二）诊断　颧骨、颧弓骨折的诊断，主要依据损伤病史，临床表现以及 X 线摄片检查明确诊断，除视诊外，还应该进行触诊检查，了解骨折局部有无明显的移位和骨擦音。作 X 线检查时，常取鼻颏位和颧弓位，读片时应作两侧对比研究，一般颧骨或颧弓骨折均可做出明确的诊断。

## 二、治疗

颧骨、颧弓骨折的治疗，主要是正确的复位。凡有张口受限的患者，都应进行复位，对畸形严重者，虽无功能障碍，根据情况，也应考虑进行复位。如移位不大，畸形不明显，又无功能障碍者，也可不予特殊治疗。颧骨、颧弓骨折的复位主要靠手术复位，视伤情，可选择以下几种常用的手术复位方法。

（一）巾钳牵拉复位法　用于单纯颧弓骨折，不用做皮肤切口。在局部消毒及麻醉后，利用巾钳的锐利钳尖刺入皮肤，深入到塌陷的骨折片深面或钳住移位的骨折片，紧握钳柄向外提拉、牵引复位。颧弓骨折复位的标准是伤员不再有张口受限。如用此法达不到目的，可改用其他方法。

（二）颧弓部单齿钩切开复位法 在颧弓骨折处表面皮肤做一小横切口，切开皮肤、皮下组织，直达颧弓表面，探明骨折片移位情况，用单齿钩插入骨折片深部，将移位的骨折片拉回原位。

（三）口内切开复位法

1. 前庭沟切口法 自上颌第一磨牙远中沿前庭沟向后做 1 cm 长切口，切开黏膜及黏膜上组织，然后用长而扁平的骨膜分离器从切口伸向颧骨和颧弓的深面，向外、向前和向上撬动，另一手放在颧面部，用手指感觉复位的情况。复位后缝合口内创口。

2. 下颌支前缘切口法 在口内下颌支前缘部做约 1 cm 长纵切口，将扁平骨膜分离器插入切口，在喙突外侧经喙突颞肌腱和颞肌浅面达骨折的颧弓下方，向外侧抬起骨折片，然后将钝器前后移动，以恢复颧弓完整的外形。

（四）颞部切开复位法 在伤侧颞部常规消毒铺无菌巾，局麻下平行发际缘做 2～3 cm 长的切口，切开皮肤、皮下组织、颞筋膜，在筋膜与颞肌之间，伸入细长的骨膜分离器，直达颧骨或颧弓下方。骨膜分离器下方垫一纱布卷作为支点，用力将骨片向外撬动复位。复位时另一手放在颧骨、颧弓颊侧皮肤上，即可感觉到凹陷的骨面抬起，同时可听到骨折断端相接触的响声，张口范围增大，证明复位成功，最后逐层缝合切口。此法简单易行，可达到良好的效果。

对于多发性骨折或游离的骨折片，用上述复位方法不能复位者，可采用局部切口，直接暴露骨折面进行复位。必要时，可在骨折断端上钻孔用不锈钢丝拴结固定，复位时要注意外形的恢复及检查张口度。

（曲千里）

# 第九章 颞下颌关节疾病

## 第一节 颞下颌关节紊乱病

颞下颌关节紊乱病（TMD）是口腔科常见病、多发病。流行病调查资料显示发生率在20%～80%。同义词有颞下颌关节紊乱综合征等。TMD的病因尚未完全阐明，是多因素疾病，常常有心理因素参与，是一组疾病的总称，一般认为属肌骨骼病性质，累及咀嚼肌群，关节或二者均受累及。不包括病因清楚或有局部其他疾病累及咀嚼肌和关节的疾病，如化脓性颞下颌关节炎，创伤引起的急性创伤性关节炎，下颌髁突骨瘤等。也不包括全身性关节疾病在颞下颌关节的反映如类风湿性关节炎等。虽然TMD病期长，常常反复发作，但预后较好，一般不发生关节强直，但是至今无根治和特效的疗法。

### 一、病因

颞下颌关节紊乱病的发病原因目前尚未完全阐明。病因学说很多，有的学者强调殆因素是本病的病因，有的则完全否定殆因素而强调精神心理的原因。不论哪一种学说都不能圆满解释本病发病的过程以及临床的各种症状。何况颞下颌关节紊乱病是一组疾病，各种类型很多，对每一位患者的病因更要作具体分析，因此多数学者根据实验和临床研究只提出和本病发病的有关因素，并且都认为是多因素发病。一般认为与以下因素有关。

1. 咬合斜面的早期接触和错殆。任何咬合斜面的早期接触，不仅在咀嚼运动时改变了咬合压力的平均分布，引起牙周组织的功能紊乱，而且更重要的是改变了正中殆时髁状突在关节凹中的正常位置，以致破坏了关节内部组织之间的平衡关系，而逐渐形成创伤。此时如深覆殆、开殆、反殆等错殆，也都能导致下颌运动失调和髁状突移位。

2. 殆面过度磨耗，颌间垂直距离过低，导致髁状突在关节凹内移位而致病。

3. 缺牙殆牙齿长期缺失后，往往发生以下2种情况：一种是由于个别牙的缺失未及时修复，引起对殆牙伸长而形成锁殆，严重阻碍下颌的侧向和前伸运动；另一种是两侧磨牙缺失过多，或一侧磨牙缺失，改变了正常的颌间高度，使髁状突移位而致病。

4. 单侧咀嚼习惯。深龋、牙髓病、牙周炎、慢性炎症或缺牙等，都是引起单侧咀嚼习惯的常见原因。在长期的单侧咀嚼习惯影响下，由于两侧的功能不协调，而影响颌骨和肌的发育，因此改变了关节形态及面部外形。

## 二、诊断

（一）临床表现　多见于青年女性，发病前可有精神创伤、失眠或神经衰弱等诱发因素。其发展分为功能紊乱、结构紊乱和关节器质性破坏三个阶段，各个阶段的临床表现有所不同，有一定的自限性和反复性。典型的颞下颌关节紊乱病，具有以下三个主要临床症状。

1. 疼痛　主要表现为开口和咀嚼运动时关节区或关节周围咀嚼肌群的疼痛。一般无自发痛，有时在症状发作时（如急性滑膜炎）也有自发痛。经久不愈或病程迁延的患者可有关节区酸胀不适及面颊、颞区钝痛等症状。咀嚼肌痉挛或关节存在器质性破坏时，相应的肌组织和关节区可有压痛。部分肌—肌筋膜疼痛患者存在"扳机点"，压迫"扳机点"可引起远处的牵涉性疼痛。

2. 弹响和杂音　患者在开闭口运动的不同阶段可以出现明显的弹响和杂音。可复性关节盘前移位时，开口运动中会出现"咔、咔"的弹响音，多为单音，有时为双音。不可复性关节盘移位或关节盘穿孔、破裂时，可在开闭口运动中产生"咔叭、咔叭"的破碎音。

3. 下颌运动异常　主要表现为开口度异常（过大或过小）、开口型异常（偏斜或歪曲）及关节绞锁三种类型。两侧翼外肌功能亢进时，开口运动过程中髁状突可超越关节结节，因颞下颌关节半脱位致使开口度过大。关节盘后区损伤和慢性滑膜炎患者则可以出现开口度过小。一侧翼外肌痉挛或不可复性关节盘前移位时，可以出现开口型偏向患侧。如果关节盘脱出或发生破裂穿孔，则容易出现关节绞锁症状。

近年来，国内外许多学者发现绝大多数患者存在偏头痛，建议把偏头痛列为本病的第四个主要症状。此外，部分患者还伴有不同程度的耳科症状，如耳闷、耳鸣、耳痛、听力下降等。

（二）实验室及其他检查　X线摄片常示髁状突位置不正常及运动受限。后期可有关节头或关节盂骨质破坏和形态改变，必要时关节造影。

（三）诊断　根据病史，存在上述主要症状诊断颞下颌关节紊乱病并不困难。辅助诊断常用的方法有：①X线平片（关节薛氏位和髁突经咽侧位），可发现有关节间隙改变和骨质改变，如硬化、骨破坏和增生、囊样变等。②关节造影（上腔造影因操作容易而多用、下腔造影国内应用较少），可发现关节盘移位、穿孔、关节盘诸附着的改变以及软骨面的变化。近年来，不少学者应用关节内镜检查，可发现本病的早期改变。如关节盘糜烂、表面粗糙变薄。滑膜充血，渗出、增生。关节骨面软骨剥脱、骨面裸露。关节腔内有絮状物，纤维素渗出以及关节盘和关节面粘连，瘢痕条索等。由于本病有很多类型，治疗方法各异。因此，应作出具体类型的诊断。如翼外肌痉挛，可复性关节盘移位或关节盘穿孔等。

## 三、治疗

（一）心理治疗　首先要重视心理治疗，要使患者对疾病有正确认识，有信心、耐心，在治疗时应先解决疼痛、张口受限现象。

（二）药物治疗

1. 普鲁卡因  对关节区疼痛患者，可取 0.5% 普鲁卡因 1 ~ 2 ml，必要时可用氢化可的松混悬液 0.5 ~ 1 ml 加 2% 普鲁卡因 1 ml，行关节囊封闭，注射时患者半张口，由髁状突后上方进针，刺入关节腔（也可注射在关节囊周围）。每周 1 ~ 2 次，5 ~ 7 次为一疗程。对张口度过大，或关节半脱位，多表示翼外肌功能亢进，可用 0.5% 普鲁卡因 5 ml 翼外肌封闭。由下颌骨乙状切迹上缘中部垂直进针，深 2.5 ~ 3 cm，缓慢注射。每日 1 次，7 次为一疗程。

2. 氯乙烷  可用氯乙烷成细雾状间断喷射在关节区及周围的皮肤上（须用敷料保护好眼、鼻、口），配合按摩，每日 1 ~ 2 次，对缓解开口困难有效。

3. 卡马西平  每次 0.2 g，每日 3 次，连服 3 ~ 7 天，效果良好。

4. 其他  可酌情选用维生素 C、维生素 $B_1$、维生素 $B_{12}$，吲哚美辛，镇静剂等。

（三）物理治疗  红外线、超短波照射，药物离子透入。

（四）纠正咬合紊乱

1. 如有早期接触者，则必须调𬌗。

2. 牙列缺失数多者，则须及时修复。

3. 如颌间垂直距离过短，髁状突后移位者，则可在上下牙列间做一修复体以增高咬合，此修复体称为𬌗垫。制作时应注意：①𬌗垫必须在正中𬌗的基础上制作；②𬌗增高后，仍需要保留 1 ~ 2 mm 的𬌗间空隙，以保持下颌骨的休息位置。

（五）中医治疗

1. 验方

（1）五倍子细粉适量与醋调成膏状，摊在牛皮纸上约 0.3 cm 厚，先取 20 mg 麝香置于颧髎、颊车穴处，每穴 10 mg，再敷五倍子膏，以胶布固定，贴 48 小时换药，有良效。

（2）红花、当归、苏木、鸡血藤、羌活，煎水局部熏洗热敷，每日 2 次，每次 20 分钟，以行血通络止痛。

2. 针灸治疗  可取下关、颊车、太阳、听宫等穴，用平补平泻手法针刺。也可用耳针。

3. 按摩治疗

（1）下颌关节痛点按揉法：患者取坐位，头部靠于椅背，术者站在患者一侧，用拇指或小鱼际肌按揉下颌关节痛处，然后令患者张口以拇指按揉颞部之咬肌处及下颌关节痛点区，以促使下颌关节肌肉解除痉挛。

（2）下颌关节运动法：患者取坐位，头部靠于椅背，张口。术者两手拇指裹纱布后，以两手四指托住下颌，双手拇指伸入口内置于牙床上。双手配合，使下颌骨做一上一下运动，而后再向左右运动。每次治疗上下左右各运动 8 ~ 12 次。

（曲千里）

# 第二节　颞下颌关节脱位

髁突滑出关节窝以外，超越了关节运动的正常限度，以至不能自行复回原位者，称为颞下颌关节脱位。按部位可以分单侧脱位和双侧脱位；按性质可分急性脱位、复发性脱位和陈旧性脱位，按髁突脱出的方向、位置又可分前方脱位、后方脱位、上方脱位以及侧方脱位，后三者主要见于外力损伤时。临床上以急性和复发性前脱位较常见，后方脱位、上方脱位和侧方脱位比较少见，其脱位的方向、位置由打击的力量和方向决定，并常伴有下颌骨骨折和颅脑损伤症状。

## 一、病因

本病多因下颌骨受暴力撞击，开口过大（见于大笑、打哈欠和拔牙等口内手术时）等突发性外因引起。

## 二、诊断

急性前脱位可为单侧，亦可为双侧。双侧脱位的症状：①下颌运动失常，患者呈开口状，不能闭口，唾液外流，语言不清，咀嚼和吞咽均有困难；检查时可见前牙呈开牙合、反牙合，仅在磨牙区有部分牙接触。②下颌前伸，两颊变平，因此脸形也相应变长。③因髁突脱位，耳屏前方触诊有凹陷，在颧弓下可触到脱位的髁突。X线片可见髁突脱位于关节结节前上方。单侧急性前脱位的症状类同，只是以上症状显示在患侧，患者开闭口困难，颏部中线及下前切牙中线偏向健侧，健侧后牙呈反牙合。

因暴力所致的脱位，应与下颌骨髁颈骨折相鉴别。后者牙合中线偏向患侧（单侧骨折）或前牙呈开牙合状态（双侧骨折），髁突颈部有明显压痛，皮下血肿。X线检查可证实。

根据上述临床表现，结合X线检查可作诊断。

## 三、治疗

（一）手法复位　复位前应加强心理护理，让患者做好思想准备，精神不宜紧张，肌组织要放松才能使复位顺利进行，必要时复位前可给镇静剂。

1. 口内手法复位

（1）患者坐位，头位置低于术者的肘关节平面。

（2）术者两大拇指裹以纱布，置于下颌磨牙牙合面及磨牙后三角区，其余四指置于口外下颌骨下缘。

（3）大拇指用力向下，其余四指托下颌前部向上，使髁状突下降。

（4）在使髁状突下降时患者大多紧张，甚至与术者所施之力对抗。因此，须嘱患者放松，用谈话等方式分散其注意力，以达咀嚼肌松弛之目的。

（5）髁状突下降后，使下颌向后下方推移即可自行复位。术者此时必须迅速将大拇指滑向口腔前庭，以免咬伤。

2. 口外手法复位

（1）患者和术者的体位同口内法。

（2）术者拇指放在患者两侧突出的髁状之前缘（即下关穴）。

（3）用力将髁状突向下向后方挤压，此时患者感觉下颌酸麻。

（4）术后同时用两手的食、中指托住两下颌角，以环指、小指托住下颌下缘，各指配合将下颌角部和下颌体部推向前上方。此时，髁状突即可滑入关节凹。

（二）硬化剂注射　对于复发性脱位者，可注射硬化剂治疗。

（三）手术治疗　对陈旧性脱位，可采用手术治疗。

### 四、护理措施

1. 复位前，应做好患者的思想工作，精神不宜紧张，肌组织要放松，与术者密切配合。

2. 在关节周围行按摩、热敷，解除局部痉挛以利复位。

3. 协助术者用纱布缠大拇指，防止被患者咬伤。

4. 复位完毕，协助以绷带作颅颌固定 2 ~ 3 周，限制开颌运动，开口不宜超过 1 cm，避免再次脱位。

5. 嘱患者不吃过硬食物，以利韧带、关节盘、关节囊修复。

6. 颞颌关节脱位后首先要安定患者情绪，以便治疗。要限制张口运动，若有习惯性脱位者，应避免咬硬物。

（曲千里）

## 第三节　颞下颌关节感染性关节炎

颞下颌关节感染性关节炎相当少见，分为化脓性与非化脓性两种。其中化脓性者较多，结核和梅毒性关节炎也曾有报告。本部分重点介绍化脓性关节炎，其常见致病菌为葡萄球菌和链球菌。

### 一、诊断

（一）临床表现

1. 颞下颌关节区红、肿、热和压痛。可有自发性跳痛，晚间、平卧时更甚。

2. 开口受限或开口困难，视化脓性感染程度而不等。

3. 咀嚼时患侧关节区痛，以至不能咀嚼食物，甚至在静止时磨牙区分离不能接触，否则引起剧烈疼痛，如关节腔内有大量渗出或化脓，患者可呈开口状。

4. 轻微的感染可无全身症状。局部感染较重者可出现全身中毒症状，如畏寒、发热、头痛等。

（二）实验室检查及其他检查

1. 血化验见血细胞总数增高，中性粒细胞比例上升，核左移，有时可见细胞中毒颗粒。

2. X 线片可见关节间隙增宽，后期可见髁突骨质破坏。但早期可以无阳性所见。

3. 关节腔穿刺，可见关节液混浊，甚至为脓液。涂片镜下可见大量中性粒细胞，抽出的关节液应做细菌培养药物敏感试验。

## 二、治疗

1. 全身应用足量、有效的抗生素。

2. 如有积液，可先穿刺抽出积液，局部注入抗生素。

3. 一般不宜做关节切开引流，如化脓性炎症仍不能控制、中毒症状严重，则应做关节切开引流术。

4. 急性炎症控制后，可用康复理疗治疗，防止关节内粘连而影响功能的恢复。

（曲千里）

# 第四节　阻塞性睡眠呼吸暂停综合征

阻塞性睡眠呼吸暂停综合征（OSAS）是一种病因十分复杂而又尚未完全阐明的病理状态，属睡眠中呼吸调节紊乱。这种病理状态不仅有睡眠打鼾和日间极度嗜睡（EDS），还由于低通气或呼吸暂停引起反复发作的低氧血症，二氧化碳增高，pH 值失代偿，可导致心肺血管和其他重要生命器官并发症，甚至发生猝死。因此 OSAS 是一种有潜在致死性的睡眠呼吸紊乱性疾病。

睡眠呼吸暂停的定义是睡眠中口鼻气流中止超过 10 秒。根据呼吸暂停的不同原因和表现分为：①阻塞性睡眠呼吸暂停，即在睡眠中因上气道阻塞引起的呼吸暂停，表现为口鼻腔气流停止而胸腹呼吸动作尚存在。②中枢性睡眠呼吸暂停，即口鼻腔气流和胸腹呼吸动作同时停止。③混合性睡眠呼吸暂停，即上述二者并存，以中枢性呼吸暂停开始，继以阻塞性睡眠呼吸暂停。睡眠中潮气量减小，即呼吸气流降低超过正常气流强度的 50%，伴血氧饱和度下降 4% 以上称为呼吸不全或低通气。目前国际上多数学者认为 OSAS 的定义是：睡眠时口鼻气流停止 ≥10 秒，每小时呼吸暂停加低通气 5 次以上即睡眠呼吸紊乱指数（RDI）＞5，或每晚 7 小时内呼吸暂停加呼吸低通气达 30 次以上者。

OSAS 的发病率在 1% ～4%，65 岁以上发病率为 20% ～40%，男性发病明显高于女性，约 5∶1。引起 OSAS 的原因很多，本节主要叙述因关节强直或颌骨发育障碍造成的下颌后缩畸形和下颌畸形造成的 OSAS 的临床表现、诊断和治疗。

## 一、病因

（一）中枢性　又称膈肌型，呼吸暂停时无呼吸动作。一般认为 OSAS 由颅脑外伤、肿瘤、梗塞、炎症等病因引起延髓呼吸中枢化学感受器对 $CO_2$ 敏感性降低所致。

（二）阻塞性　有呼吸动作但无有效的呼吸气流，一般认为系上呼吸道阻塞性病变如鼻中隔偏曲、鼻息肉、腺样体肥大、扁桃体肥大、鼻咽部肿瘤、颜面发育异常等所引起。另外，肥胖及性激素代谢失调也与本病的发生有关。

（三）混合性　兼有上述两型的病因。

## 二、发病机制

（一）中枢性睡眠呼吸暂停　中枢性睡眠呼吸暂停的发生机制尚不明确，下列因素均可能参与发病。

1. 由醒觉转入睡眠时，呼吸中枢对各种不同的呼吸刺激（如对高碳酸血症、低氧血症、肺的刺激、胸壁和上气道的机械受体和呼吸运动的阻力负荷等）的反应性减低，尤以在快速眼动睡眠期明显。

2. 中枢神经系统对低氧血症和其他病理状态下引起的呼吸反馈控制不稳定。

（二）阻塞性睡眠呼吸暂停　经过生理学、放射学和纤维内镜观察，引起阻塞性睡眠呼吸暂停的三个基本的特征已阐明，这就是：①上气道阻塞的位置在咽部；②咽腔的大小在于咽肌使咽肌关闭的压力和使咽腔开放压力二种力的平衡；③阻塞性睡眠呼吸暂停的患者通常有咽解剖和结构异常。

## 三、诊断

（一）临床表现

1. 打鼾　鼾声如雷，响度超过 60 dB，严重影响他人睡眠。患者醒后不能自觉。

2. 憋气　即呼吸暂停，频繁发作，每次持续数十秒，憋醒时患者奋力呼吸，胸腹部隆起，肢体不自主骚动。憋气与睡眠姿势有一定关系，早期病例憋气常在仰卧位发生，侧卧位减轻或消失。

3. 白天嗜睡　患者总感睡眠不足，在阅读、看电视、听报告等场合，特别在安静的环境很易入睡。患者精神不振，记忆力减退，工作效率低。

4. 心血管症状　患者常表现为心律失常、高血压，严重者出现右心衰竭。

5. 肥胖　患者食欲特好，尤其喜欢油腻食物，加上白天嗜睡及活动量减小，因此，70% 的患者属肥胖型。

（二）实验室及其他检查　要求多科合作进行全面检查，须作多项睡眠图仪检查（PSG）。口腔科医生应详细检查上呼吸道有无阻塞的病变。一经确诊为 OSAS，应判定其类型。纤维鼻咽镜结合 Mueller 动作为检查 OSAS 发生原因之一，即纤维镜检查上气道时紧闭口、鼻，用力吸气，观察口咽—软腭及喉咽—舌根平面的关系。

## 四、治疗及护理措施

本病无严重症状的，一般可不治疗，重者可选用下列方法：

（一）一般治疗与护理

1. 戒酒，避免应用中枢抑制药物，包括安眠药、睾酮等。后者常用以治疗阳痿，已证明它与 OSAS 有关。酒精对 OSAS 患者的中枢抑制作用较常人明显，更应避免。

2. 对于超重的患者，不论应用何种方法减肥对患者皆有益，但也有减肥后未能获益者，可能与减肥程度不够或个体差异有关。

3. 睡眠位置的选择，避免仰卧。使用舌保持器以免舌堕入口咽腔，可给予经鼻持续气道正压通气（NCDAP）。亦有将电极经皮刺入舌下神经附近刺激，见舌收缩有些前伸且明显缩小使睡眠呼吸暂停改善。

4. 连续正压呼吸可改善下咽部功能，减少打鼾，但患者往往不能耐受其对睡眠的干扰。

（二）药物治疗

1. 麻黄素　对有鼻塞者，睡前可用 1% 麻黄素生理盐水滴鼻，每侧 2 滴。

2. 普罗替林　5~30 mg 睡前服，每晚 1 次。其为非镇静性三环类抗抑郁药，已被证明对轻、中度 OSAS 患者有效，可减少呼吸暂停的次数，改善低氧血症，但具有抗胆碱能作用，有时可能致心律失常，停药后可缓解。

3. 黄体酮　10~20 mg 肌注，每日 1 次。对换气不足的肥胖性男性患者有呼吸刺激作用。

4. 乙酰唑胺　每次 0.25 g，每日 2~3 次，可减少中枢性呼吸性暂停的次数。

5. 甲状腺素　能促进新陈代谢，对因甲状腺功能低下所致的睡眠呼吸暂停综合征有双重治疗作用。

（三）手术治疗　中度或重度 OSAS 患者大多需要手术治疗。手术治疗的先决条件是确诊呼吸道狭窄的部位。手术治疗特别适应于年轻患者。

1. 鼻及咽气道矫治　如鼻中隔成形、鼻甲切除、鼻息肉等新生物切除、慢性鼻窦炎手术；腺样体刮除及扁桃体切除等。

2. 悬雍垂—腭—咽成形术（UPPP）及其他不常用的手术　舌根部分切除、下颌骨水平滑行切开、舌骨固定于下颌弓等。

3. 气管切开术或造瘘术　为最有效的方法，但不易为患者所接受。

4. 正颌外科方法　近 20 年来，正颌外科治疗牙颌面畸形的技术日趋成熟，应用正颌外科手术治疗因颌骨畸形造成的口咽和下咽部气道阻塞的 OSAS，成为有效的方法之一。常用的方法有：

（1）下颌前徙术：这类手术可缓解下颌发育不良，下颌后缩引起的 OSAS，由于下颌前移，使颏舌肌、颏舌骨肌也相应前移，牵引舌根也前移，从而扩大咽部气道，下颌前徙术一般多采用双侧下颌升支矢状劈开截骨术。

（2）颏前徙术：这类手术适用于无明显颏后缩的 OSAS。手术为保留下颌下缘，在颏部截骨似"抽屉状"连同颏舌肌一起被牵引向前，令截骨块旋转 90° 固定。

（3）颏部前徙、舌骨下肌群切断悬吊术：这类手术为除上述颏前徙术外，同时切断所有舌骨下肌群在舌骨体及舌骨大角上的附着，使舌骨也同时向前、向上移位。再应用自体阔筋膜悬吊在下颌骨上。这类手术对扩大口咽及下咽腔有很大好处，同时不改变殆关系，不需要颌间固定，可以作为单独手术，也可以作为其他手术的辅助性手术。

（4）双颌前徙、颏前徙和舌骨前徙术：这类手术包括标准的上颌骨 Le Fort I 型截骨术和下颌支矢状劈开截骨术，使上下颌骨前移，并同期行颏部截骨前徙，舌骨肌群切断和悬吊术。这种手术不仅可充分前移上下颌骨改善气道，面形和殆关系亦获改善。由于手术如此广泛，因此要严格掌握手术适应证。尤其要鉴别中枢性睡眠呼吸暂停综合征，以及混合性睡眠呼吸暂停综合征，因这两类综合征单纯用手术治疗不能治愈，对高龄患者、重度肥胖、有全身脏器功能不良者，手术危险性很大，故应非常谨慎。

（四）中医治疗

1. 辨证论治　打鼾属中医"息鼾"的范畴，俗称"打呼噜"。其发病原因主要是年高脾肾二亏或痰湿之体，肌肉无力，脾虚运化不足，湿浊停留，阻碍气道所致。对打鼾的治疗，中医采用健脾化痰、利湿通窍的方法。方药：党参15 g，白术、半夏各9 g，茯苓12 g，生甘草、陈皮各6 g。每日1剂，煎服2次。若熟睡时作呼噜声，重者可有全身震动，常从睡眠中憋气惊醒，片刻后又重新入睡如故，多有噩梦、呼叫、梦呓、四肢骚动，舌胖，脉缓或濡等脾虚湿阻证者，上方加泽泻12 g，苏梗、山药各15 g，枳实、杏仁、白扁豆各9 g。

2. 验方

（1）白菊花1 000 g，薄荷叶300 g，装袋制枕经常枕用。

（2）藏青果、白菊花各25 g，薄荷叶15 g，白酒500 g密封浸泡。2周后服用。每日6 g。睡前服。

3. 针灸治疗　选穴天突、经渠（腕横纹上1寸，桡动脉桡侧）、丰隆穴，用艾条温和灸。每晚睡前3分钟。

## 五、健康教育

打鼾在临床上很常见，严重者常由于呼吸道不畅，机体缺氧，合并睡眠呼吸暂停综合征，对健康不利，应引起重视。患者平时可做适当的锻炼，注意饮食，不进油腻刺激性食物，戒烟酒。每天睡觉前洗个温水澡，或进行空气浴、日光浴。使神清气爽，有助于减轻患者打鼾。也可进行体穴、耳穴、脚穴按摩，或磁疗等疗法。

（曲千里）

# 第十章 唾液腺常见疾病

## 第一节 唾液腺炎症

根据感染性质，唾液腺炎症分为化脓性、病毒性及特异性感染三类。腮腺最常见，其次为下颌下腺，而舌下腺及小唾液腺极少见。

### 化脓性腮腺炎

见第七章第六节。

### 流行性腮腺炎

流行性腮腺炎是由腮腺炎病毒引起的急性呼吸道传染病。临床以腮腺非化脓性肿胀、疼痛伴发热为特征，并有累及各种腺体组织的倾向，如唾液腺、胰腺、睾丸和卵巢等，小儿易并发脑膜炎。

#### 一、病原学

流行性腮腺炎病毒是单股 RNA 病毒，属副黏病毒组，只有一个血清型。病毒外膜有血凝素抗原（V 抗原），核壳有可溶性抗原（S 抗原），均能用补体结合试验检测。S 抗体在病程 2~6 周即出现，但持续时间短；V 抗体出现较晚，可持续 6 月至 1 年。该病毒在外界的抵抗力弱，不耐热，加热 56℃，20 分钟即可灭活，对紫外线、乙醚、氯仿和一般消毒剂均敏感。低温下能存活数月至数年。

#### 二、流行病学

流行性腮腺炎在世界各地均有流行，全年均可发病，温带地区以春、冬季最多，夏季较少，热带无明显的季节性差异，呈流行或散发。在托儿所、幼儿园、部队以及卫生条件不良的人群中易造成暴发流行。国外有文献报道本病在普遍使用疫苗前，由于易感人群的累积，每隔 7~8 年发生一次大流行，随着生活条件的不断改善及对易感人群进行预防免疫，本病的发病率已大大下降。但近十多年来我国又有逐步上升趋势。

（一）传染源　早期患者和隐性感染者均是传染源。后者由于本身无症状，易被忽略而不予隔离，因此传播更广。病毒在患者唾液中存在的时间较长，自腮腺肿大前7天至肿大后9天均可检出，因此在这2周内具有高度传染性。

（二）传播途径　主要通过飞沫经呼吸道感染。

（三）易感人群　人群对本病有普遍易感性。1岁以内婴儿由于体内尚有获自母体的特异性抗体，因此发病者较少。成人中约80%曾患过显性或隐性感染而产生一定的特异性抗体，发病率较低，但近年有增多趋势。

得病后（包括隐性感染和腮腺肿的病例在内）可获得持久免疫力，再发病者极少见。

### 三、发病机制和病理

腮腺炎病毒从呼吸道侵入人体后，在局部黏膜上皮细胞和面部淋巴结中复制，然后进入血流，播散至腮腺和中枢神经系统，引起腮腺炎和脑膜炎。病毒在进一步繁殖复制后，再次侵入血流，形成第二次病毒血症，并侵犯第一次病毒血症未受累的器官，因此临床上出现不同器官相继发生病理变化。

腮腺炎的病理特征是非化脓性炎症，腮腺导管的壁细胞肿胀，导管周围及腺体壁有淋巴细胞浸润，间质组织水肿等病变可造成腮腺导管的阻塞、扩张和淀粉酶潴留。受阻的淀粉酶可经淋巴管进入血流，使血和尿中淀粉酶增高。睾丸、卵巢和胰腺等受累时亦可出现淋巴细胞渗出和水肿等病变。

### 四、诊断

（一）临床表现　注意流行情况，如多发于冬、春两季，儿童多见，既往无腮腺炎病史，病前2~3周有与腮腺炎患者接触史，无腮腺炎减毒活疫苗接种史。

（二）症状和体征

1. 潜伏期　2~3周。

2. 前驱期　多数无前驱症状，少数有短暂的前驱期，如畏寒、发热、厌食、头痛、恶心、呕吐、全身不适等症状。

3. 腮肿期　起病1~2天感觉腮腺部肿痛，张口咀嚼及进食酸性食物时疼痛加剧，腮腺肿大逐渐明显。体温可上升达38℃及以上。腮腺肿胀一般先由一侧开始，1~2天后波及对侧，也有两侧同时肿大或自始至终仅一侧肿大者。腮肿特点以耳垂为中心向各方向肿大，将耳垂向上向外推移，下颌骨后沟消失。肿胀表面皮肤不红，边缘不清，触诊时微热，并有弹性感及轻度压痛。腮腺管口红肿。腮肿于1~3天达高峰，全身症状加重，腮肿4天后逐渐消退，全身症状亦渐消失。整个病程7~12天。部分患儿仅有颌下腺或舌下腺肿而无腮腺肿大。

（三）并发症

1. 睾丸炎、卵巢炎　多见于青春期以后的患者，在腮腺肿胀一周后出现，病变常为一侧。表现为寒战、高热、恶心、呕吐、下腹痛，睾丸肿胀疼痛，有压痛，症状轻重不一，常持续1~2周，重者可致睾丸萎缩，因病变多属单侧，故一般不妨碍生育。成年女性并发卵巢炎，临床症状轻，可有下腰部酸痛，下腹部轻度触痛，月经周期失调等，不易确诊。

2. 脑膜脑炎 有症状的脑膜炎占该病例的 15%，系病毒直接侵入神经系统所引起。多数在腮腺肿胀开始后 1 周内出现症状，但亦可在腮腺肿大之前发生，少数可不伴腮腺肿胀。临床亦可见到少数病例在腮肿完全消退后发生，一般称为腮腺炎后脑炎，可能系免疫反应所引起。患者出现高热、头痛、嗜睡、呕吐、脑膜刺激征阳性。严重者可有抽搐、昏迷。脑脊液外观澄清，压力正常或稍高，细胞数略高 $[（0.05 \sim 0.5）\times 10^9/L]$，以淋巴细胞为主，蛋白轻度增加，糖及氯化物正常。预后良好，临床症状多数于 10 天左右恢复。

3. 胰腺炎 腮腺炎合并胰腺炎的发病率低于 10%。大多在腮腺肿后 1 周内发生，临床上常见于有上腹部轻微疼痛，有触痛、呕吐，给人以轻型胰腺炎的印象。症状多在 1 周内消失。血清淀粉酶显著增高有助于诊断。

4. 其他 如心肌炎、肾炎、乳腺炎、甲状腺炎等。从临床表现，肾脏损害发病率有增多趋向，一般多见于腮肿期，可能系病毒血症引起。

（四）实验室及其他检查

1. 血象 白细胞总数正常或稍低，淋巴细胞相对增多。

2. 血清淀粉酶与尿液淀粉酶测定 正常至中度增高。

3. 病原学与血清学检查 ①补体结合试验与血凝抑制试验，双份血清效价增高 4 倍以上有诊断价值。②病毒分离，自早期患者的唾液、脑脊液中分离出病毒。

五、治疗

（一）一般治疗 患者需隔离至腮腺肿胀完全消退，卧床休息，注意口腔清洁，饮食以流质及软食为宜，忌酸食。保证每天的液体入量。

（二）药物治疗

1. 干扰素 研究证实，干扰素具有广谱抗病毒作用。文献报道肌注干扰素能提前缩小腮腺肿，促使体温下降，IFN - α 气雾剂局部应用似较全身应用为优。

2. 病毒唑 病毒唑为鸟嘌呤核苷单磷酸生物合成抑制剂，影响病毒 R.A 多聚酶聚合核苷酸，而起抗病毒作用。文献报道治疗本病效果较好。

3. 人体免疫球蛋白 文献报道本品通过增强机体抵抗力对流行性腮腺炎有一定预防作用。

4. 转移因子 患者均给予 1 支牛脾转移因子肌注，不加任何治疗腮腺炎药物，有发热者给退热剂。若 1 支肌注后症状未完全消除者，3 天后再注射 1 支。有人用此法治疗 21 例患者，治愈者 16 例。注射 2 支达到治愈者 5 例，其中双侧腮腺肿大 2 例，在 1 周内治愈。

5. 西咪替丁 每日 30 mg/kg，分 3 次服，有较好疗效。机理与本品有抗病毒和增强细胞免疫，促进病毒感染恢复有关。

6. 赛庚啶 据报道用本品每日 4 ~ 12 mg（随年龄调整）和西咪替丁每日 20 mg/kg 分次口服，共 4 ~ 7 天，治疗 9 例，其中 8 例治愈，平均退热时间及腮腺消肿时间均明显优于服用病毒灵、板蓝根加外敷中药者。

7. 六神丸 每次 4 ~ 6 粒，每日 3 次，同时用 10 粒研碎，以食醋调后外敷，2 ~ 5 日即治愈。

8. 柴胡注射液 每次 2 ml，每日 2 次肌注。有较好疗效。

9. 其他 腮腺肿痛者局部用如意金黄散、五露散调敷，每日 3 ~ 4 次。也可用仙人掌捣烂外敷等。

（三）并发症的防治

1. 脑膜炎治疗 可予降温，口服泼尼松，成人每日 30 ~ 40 mg，连续 2 ~ 4 天，症状好转即停。颅内压增高者，酌情以甘露醇或山梨醇脱水 1 ~ 2 次。

2. 睾丸炎治疗 局部用丁字带托起、冷敷或普鲁卡因精索周围封闭，必要时口服泼尼松，以减轻症状。

3. 胰腺炎治疗 有剧烈呕吐、腹痛者，应予阿托品或山莨菪碱皮下注射，停止饮食，胃肠减压，静脉输入 10% 葡萄糖液及生理盐水，适量补充氯化钾，缓解后逐渐给予流食或半流食。早期使用泼尼松。

（四）中医治疗

1. 蒲公英 30 g，夏枯草 15 g。水煎服，每日 1 剂，连服 3 ~ 4 日。

2. 生大黄 3 ~ 4 g。研细加食醋，调成糊状，涂于纱布上。涂布范围同肿胀部位大小，敷于患处。外加一层塑料薄膜，以防药液外渗，每日敷 1 ~ 2 次，同时忌酸饮食，有高热者给以退热处理。总有效率 100%。

3. 鲜品蒲公英适量，捣碎加鸡蛋清 1 个，调成糊状，外敷患处，每日 1 次，一般 1 周之内肿胀消退，疼痛消失，热退，多无并发症。

4. 马铃薯 1 个，以醋磨汁，擦患处，干后再擦，不间断，效验显著。

5. 用地龙（即蚯蚓）2 ~ 3 条。清水洗净，整条放入杯中（不要弄断）撒适量白糖，片刻即有渗出液，将此液用棉球涂布腮腺炎的红肿部位，范围略大些，每日 2 ~ 3 次，2 ~ 3 日即可痊愈。

6. 取明雄黄、白矾各等份，同研极细面，用米醋拌匀（醋药之比 3：1）。每日外涂患处 4 ~ 6 次，有效率达 90%。

7. 吴茱萸 12 g，浙贝母、大黄各 9 g，胆南星 3 g，共研为细末，然后上药醋调敷脚心。患左敷右，患右敷左，双侧患病，左右均敷，每日换药 1 次。大多数病例单用敷药 1 ~ 3 日痊愈。

## 六、预防

（一）被动免疫 可给予腮腺炎免疫 γ 球蛋白，效果较好。

（二）主动免疫 儿童可在生后 14 个月常规给予腮腺炎减毒活疫苗或麻疹、风疹、腮腺炎三联疫苗。99% 可产生抗体，少数在接种后 7 ~ 10 天发生腮腺炎。除皮下接种外还可采用气雾喷鼻法。有报道在使用三联疫苗后，出现接种后脑膜脑炎，故此疫苗的推广仍需慎重。

（三）隔离 患儿隔离至腮腺肿胀完全消退，有接触史的易感儿应检疫 3 周。

**七、护理措施**

1. 休息　患儿应卧床休息，减少并发症的发生。
2. 口腔护理　保持口腔清洁，用温盐水漱口，多饮水，防止继发感染。
3. 饮食护理　给予富有营养，易消化的流质或半流质饮食，忌酸、辣、硬而干燥的食物，以免引起唾液分泌增多，加重肿痛。
4. 病情观察
（1）密切注意体温变化，高热时及时采用物理降温或遵医嘱给予药物降温。
（2）密切观察有无持续高热、剧烈头痛、呕吐、颈强直、嗜睡、烦躁或惊厥等脑膜炎的表现，睾丸有无肿大、触痛，有无睾丸鞘膜积液和阴囊皮肤水肿的表现。
5. 药物应用
（1）腮腺局部可用中药如意金黄散调茶水或食醋敷患处，并保持药物湿润。
（2）可用氦氖激光局部照射，减轻局部肿痛。
6. 健康指导
（1）知识宣教：指导家长做好隔离、用药、饮食、解热等护理。呼吸道隔离至腮腺肿胀消退后3天，指导家长观察病情，如在疾病恢复过程中出现并发症等临床表现，应立即就诊。
（2）消毒隔离：①对患儿呼吸道分泌物及其污染物品应进行消毒处理；②疾病流行期间控制传染源，保护易感儿，避免在学校等集体场所引起流行。接触者应检疫3周。
（3）预防接种：接种腮腺炎减毒活疫苗。

慢性复发性腮腺炎

慢性复发性腮腺炎以前统称为慢性化脓性腮腺炎（其中包括慢性阻塞性腮腺炎），儿童和成人均可发生，但其转归很不相同。

**一、病因**

儿童复发性腮腺炎的病因较复杂。腮腺先天性结构异常或免疫缺陷，成为潜在的发病因素。儿童期免疫系统发育不成熟，免疫功能低下，容易发生逆行性感染。上呼吸道感染及口腔内炎性病灶，细菌通过腮腺导管口逆行感染。成人复发性腮腺炎为儿童复发性腮腺炎延期愈合而来。

**二、诊断**

（一）临床表现
1. 儿童发病以5岁左右最为常见，男性多于女性。
2. 部分患者有流行性腮腺炎病史。
3. 腮腺反复肿胀、疼痛，挤压腺体可见导管口有脓液或胶冻状液体溢出。

4. 发病间隔时间不等，一般间隔时间随年龄而延长。

5. 一般青春期后可自愈，部分迁延不愈至成年。

（二）诊断

1. 患者可有流行性腮腺炎发病史，或其他病毒感染史，如上呼吸道感染。

2. 双侧或单侧腮腺反复肿胀，导管口有脓性液体流出。

3. 随年龄增大，发作次数减少，症状减轻，有自愈倾向。

4. 腮腺造影示导管无异常，末梢导管呈点、球状扩张，排空延迟。

5. 儿童复发性腮腺炎应与流行性腮腺炎鉴别。流行性腮腺炎一般有接触史，受累腺体明显肿大、质软，而导管口无明显肿胀，无脓性分泌物溢出。

### 三、治疗及护理措施

1. 儿童复发性腮腺炎具有自愈性，大多在青春期后痊愈。因此，治疗应以增强抵抗力、防止继发感染，减少发作为原则。

2. 嘱患儿多饮水，每天按摩腺体帮助排空唾液，用淡盐水漱口，保持口腔卫生。

3. 咀嚼无糖口香糖，刺激唾液分泌。

4. 若有急性炎症表现，可用抗生素。

5. 行腮腺造影。腮腺造影本身对复发性腮腺炎也有一定的治疗作用。

## 慢性阻塞性腮腺炎

慢性阻塞性腮腺炎又称腮腺管炎，以前与复发性腮腺炎一起，统称为慢性化脓性腮腺炎。

### 一、病因病理

大多数患者由局部原因引起。如智牙萌出时，导管口黏膜被咬伤，瘢痕愈合后引起导管口狭窄。不良义齿修复后，使导管口、颊黏膜损伤，也可引起瘢痕而造成导管狭窄。少数由导管结石或异物引起。由于导管狭窄或异物阻塞，使阻塞部位远端导管扩张，唾液淤滞。腮腺导管系统较长、较窄，易于唾液淤滞，也是造成阻塞性腮腺炎的原因之一。

导管扩张、腺泡萎缩、导管腔内分泌物潴留是慢性阻塞性腮腺炎的主要病理特征。导管明显扩张，导管上皮化生，导管周围致密的淋巴细胞浸润，并有淋巴滤泡形成。管腔内可见大量浓缩的分泌物，伴有絮状分泌物及微小结石。炎症晚期，由于局部免疫反应，偶尔可见肌上皮岛。

### 二、诊断

（一）临床表现

1. 多见于中年，男性略多于女性。

2. 单侧受累多见。

3. 腮腺反复肿胀，进食可加剧症状。

4. 导管口轻度红肿，挤压按摩腺体可见"雪花样"或胶冻状唾液溢出。

5. 触诊可及肿大腮腺轮廓，病程长者，可在颊部触及呈索条状的腮腺导管。

（二）诊断

1. 腮腺反复肿胀，部分患者与进食有关。

2. 挤压腺体，导管口有胶冻状混浊液体流出。

3. 触及腮腺有坚韧感，颊部可触及条索状导管。

4. 腮腺造影示：导管扩张可呈腊肠状，主导管、叶间、小叶间导管部分狭窄，也可见部分扩张，部分患者可伴有点状扩张。

5. 应与成人复发性腮腺炎及舍格伦综合征感染型相鉴别。成人复发性腮腺炎，一般有幼儿发病史，腮腺造影示导管无异常，末梢导管呈点、球状扩张，排空延迟。

### 三、治疗

1. 去除阻塞原因，有涎石者去除涎石；导管口狭窄者，可用扩张法。

2. 慢性期，可采用腮腺区按摩，进酸性食物或促唾药物（毛果芸香碱）促使唾液分泌。保持口腔卫生，减少逆行性感染。

3. 腮腺造影示导管扩张明显，导管口反复溢脓，已丧失正常分泌功能者，可选用药物冲洗灌注疗法。先采用抗菌药物冲洗，待炎症控制后，可用碘化油等药物行导管内灌注，促使腺体萎缩纤维化，从而控制炎症。

4. 手术治疗主要包括两种：

（1）腮腺导管结扎术：结扎前应控制感染，手术在导管口没有脓性分泌物时进行。

（2）保留面神经腮腺切除术：适用于其他各种治疗手段疗效不明显、因长期炎症导致纤维组织形成、腮腺无正常分泌功能者。

### 化脓性颌下腺炎

见第七章第六节颌下腺炎。

（周建华）

# 第二节　唾液腺黏液囊肿

黏液囊肿是最常见的唾液腺瘤样病变，其中包括一般的黏液囊肿和舌下腺囊肿。

### 一、病因和病理

唾液腺黏液囊肿根据其病因及病理表现的不同，可分为外渗性黏液囊肿及潴留性黏液囊肿。

（一）外渗性黏液囊肿　占黏液囊肿的80%以上，组织学表现为黏液性肉芽肿或充满黏液的假囊，无上皮衬里。许多研究表明，外渗性黏液囊肿的发生系导管破裂、黏液外漏入组织间隙所致。如 Bhaskar 等结扎小鼠下颌下腺和舌下腺导管，未见黏液囊肿产生。但将导管切断，任凭唾液流入组织间隙内，则可产生类似人体的黏液囊肿，含有黏液的囊样腔隙由结缔组织或肉芽组织衬里，这提示外渗性黏液囊肿是由创伤引起的。

（二）潴留性黏液囊肿　远不如外渗性黏液囊肿常见。组织学表现有三个特点：有上皮衬里，潴留的黏液团块及结缔组织被膜。潴留性黏液囊肿的发病原因主要是导管系统的部分阻塞，可由微小涎石、分泌物浓缩或导管系统弯曲等原因所致。

## 二、诊断

（一）临床表现

1. 黏液囊肿

（1）多见于下唇及舌尖腹面，凸底、颊及腭黏膜少见。

（2）囊肿位于黏膜下，呈半透明、浅蓝色小疱，黄豆至樱桃大小，质软，有弹性，边界清楚。

（3）囊肿破裂流出透明无色黏液，囊肿消失。破裂愈合后，囊肿复发。

（4）反复损伤及复发，表面可有白色瘢痕状突起，囊肿透明度减低。

2. 舌下腺囊肿　大多系外渗性黏液囊肿，舌下腺受伤后导管破裂，黏液外渗入组织间隙所致。

（1）好发于儿童及青少年。

（2）囊肿破裂后流出黏稠蛋清样液体，囊肿暂时消失。数日后创口愈合，囊肿长大如前。

（3）囊肿体积很大或伴有继发感染时，出现肿胀、疼痛，将舌推向后上方，形成"双重舌"，影响进食及语言，严重者引起呼吸困难。

（二）诊断与鉴别诊断　舌下腺囊肿需与口底皮样囊肿及下颌下区囊性水瘤相鉴别。

1. 口底皮样囊肿　位于口底正中，呈圆形或卵圆形，边界清楚，表面黏膜及囊壁厚，囊腔内含半固体状皮脂性分泌物，因此扪诊有面团样柔韧感，无波动感，可有压迫性凹陷。肿物表面颜色与口底黏膜相似而非浅紫蓝色。

2. 下颌下区囊性水瘤　常见于婴幼儿，穿刺检查见囊腔内容物稀薄，无黏液，淡黄清亮，涂片镜检可见淋巴细胞。

## 三、治疗

（一）小唾液腺黏液囊肿　可在抽净囊液后，向囊腔内注入 2% 碘酊 0.2～0.5 ml，停留 2～3 分钟，再将碘酊抽出。目的是破坏上皮细胞，使其失去分泌功能而不再形成囊肿。但最常用的治疗方法为手术切除。

（二）舌下腺囊肿　根治的方法是切除舌下腺，残留部分囊壁不致造成复发。对全身情况不能耐受舌下腺切除的患者及婴儿，可做简单的袋形缝合术，待全身情况好转或婴儿长至 4～5 岁再行舌下腺切除术。

（周建华）

# 第三节　唾液腺肿瘤

唾液腺有两类，即大唾液腺和小唾液腺，前者由腮腺、颌下腺、舌下腺组成，后者由分布在唇、舌、腭及颊黏膜等处的黏膜下腺体组成。唾液腺肿瘤较常见，国外资料显示，大唾液腺肿瘤 80% ~ 90% 发生在腮腺，颌下腺次之，舌下腺最少。其中以腮腺混合瘤最多，良性多于恶性。小唾液腺肿瘤 60% ~ 70% 发生在腭部，30% 在颊部，唇和舌部很少。

## 一、病因

病因尚不清楚，但某些因素可能与唾液腺肿瘤有关，如头颈部某一区域接受放射治疗后，被认为能增加该病的发病机率。据报道，在日本原子弹爆炸期间的幸存者中，唾液腺肿瘤特别是恶性肿瘤的发病率，是接受 300 rad 原子能放射线的对照人群的 9 倍，且与幸存者离爆炸震源的远近成一定的比例关系。

## 二、诊断

（一）临床表现　唾液腺良性肿瘤生长缓慢，病程冗长，有病至十几年与几十年者，又可达巨大形态，重达十余千克，占唾液腺肿瘤的 60% 以上。

唾液腺恶性肿瘤病程短，生长快，可浸润邻近神经，造成该神经的麻痹，可发生颈淋巴结转移或远处转移。

1. 腮腺肿瘤　良性者多见，其中混合瘤占 80% 左右。发病年龄 20 ~ 40 岁，男女无差别。腮腺肿瘤不管良性或恶性，绝大多数表现为一个不对称的肿块。良性者早期为无痛性，生长缓慢，体积大小不等，肿瘤周围边界清楚，可以活动，与周围组织无粘连，硬度不一，无面神经受累症状。患者常无意中或体检中发现肿块，除局部可有酸胀感而无其他症状。少数病变约 7% 发生于腮腺深部，不易察觉，待长到一定体积后才有咽部异物感或查咽时发现。如生长突然加快，出现疼痛，活动性消失，为恶变之征象，须认真检查，及时治疗。

腮腺恶性肿瘤少见，以恶性混合瘤为多，其次为黏液表皮样肿瘤、腺癌、腺泡细胞癌、乳头状囊腺癌等。肿瘤生长较快，短时间内即能达到一定体积，局部常有疼痛、麻木感，肿物较硬，常与周围组织发生粘连。晚期可出现开口困难，累及皮肤或溃破，分泌物恶臭。约 15% 的腮腺恶性肿瘤可有部分或完全的面神经瘫痪，如果出现部分或完全性面神经瘫痪，则是诊断腮腺恶性肿瘤的特征性体征。此外，还可发生颈淋巴结转移或远处转移。

2. 颌下腺肿瘤　良性肿瘤比腮腺良性肿瘤略少，在良性中仍以混合瘤居多。常无意中于颌下发现无痛性肿块，边界清，活动，无压痛，呈结节状，通常为 2 ~ 5 cm，可大可小，生长缓慢，病程较长。恶性者以腺样囊性癌、恶性混合瘤及腺癌为多，肿瘤生长较快，常有疼痛，界限不清，硬而不活动，舌神经受累则舌痛或麻木，可有耳颞部放射性疼痛。舌下神经受累则伸舌运动受限，并歪向患侧，出现舌肌萎缩并有震颤。病变侵犯下颌舌骨肌、二腹肌时可出现开口困难。也可发生颈淋巴结和远处脏器转移。

3. 舌下腺肿瘤　良性者极少，几乎全部为恶性，以腺样囊性癌居多，其次为黏液表皮样癌及腺癌。舌下腺恶性肿瘤也可长期无症状，不易为患者所察觉，有时做口腔检查才发现，有的患者可有患侧舌痛、舌麻木感及耳部放射性疼痛。肿块位于舌下区，质硬，界限不清，活动性差，双指合诊可触及肿块并有压痛。

4. 小唾液腺肿瘤　以腭部最为多见，恶性者较良性多。无论恶性或良性，除非晚期，均表现为结节性肿块，与黏膜无粘连，肿物表面黏膜光滑，肿块较硬，但腭部者固定（腭黏膜组织致密）。恶性者可向深层浸润并压迫腭骨使之破坏，甚至发生腭穿孔，向黏膜表面浸润，可破溃流恶臭性分泌物。

（二）实验室及其他检查

1. X 线检查　对疑有腮腺或颌下腺肿瘤者，可由唾液腺导管注入碘油造影剂，以助确定肿瘤的部位、大小及性质。X 线检查有时还可见骨质受累破坏的影像，以及可诊断肺、骨、脑等有无转移。

2. 放射线核素扫描　放射线核素扫描为一种无创伤性检查，可检查腺体及肿瘤的大小、形态、范围，有时可以明确肿瘤的性质。

3. B 型超声波检查　B 型超声波检查也是一种无痛、无创伤、无害、直视性好并可重复的临床检查方法。可确定唾液腺内有无肿块，大体了解肿瘤的大小及扩展范围，为良恶性肿瘤的鉴别提出依据，但单靠 B 超，不能确定肿瘤的性质，只能作为辅助诊断。

4. CT 检查　CT 检查分辨率高，能明确显示出肿瘤的部位、范围以及周围组织关系。

5. 病理检查　临床疑为恶性肿瘤时，可行针吸或术中取活组织做冰冻切片检查。

（三）临床分期　目前国内多采用上海市口腔颌面肿瘤协作组提出的唾液腺肿瘤分期。

1. 唾液腺癌的 TNM 分类

T：原发灶。

$T_0$：无原发肿瘤存在证据。

$T_1$：肿瘤直径 2 cm 以内，活动，无粘连。

$T_2$：肿瘤直径 2~5 cm，活动。

$T_3$：肿瘤直径在 5 cm 以上，活动，无粘连。或肿瘤无论大小，但肿块与周围组织有粘连；或已有神经损害症状（面瘫、舌麻木、运动障碍）。

$T_4$：肿瘤无论大小，已浸润，穿破皮肤，黏膜、肿块固定不能活动；或已侵犯骨质、颅底等。

N：区域淋巴结。

$N_0$：未触到淋巴结。

$N_1$：同侧淋巴结触及。

$N_{1a}$：估计无转移。

$N_{1b}$：估计有转移。

$N_2$：双侧或对侧淋巴结触及。

$N_{2a}$：估计无转移。

$N_{2b}$：估计有转移。

$N_3$：同侧或双侧，或对侧临床确定淋巴结已转移。

M：远处转移，并在 M 后用括号注明远处转移部位。如肺转移写为 M（肺）。

$M_0$：临床未发现远处转移。

2. 唾液腺癌 TNM 分期

Ⅰ期：$T_1N_0M_0$，$T_2N_2M_0$。

Ⅱ期：$T_1N_1M_0$，$T_2N_1M_0$。

Ⅲ期：除第Ⅰ、Ⅱ、Ⅳ期以外的均属于第Ⅲ期。

Ⅳ期：$T_4$，$N_3$，M 与任何 TNM 的组合。

### 三、治疗及护理措施

（一）手术治疗　唾液腺肿瘤的治疗主要依靠外科手术，在绝大多数唾液腺肿瘤中，广泛切除原则是基本治疗要求，应避免局部切除或剜除术，以免术中肿瘤包膜破裂，瘤细胞种植，或残留小瘤芽而致术后复发。如对腮腺肿瘤最低限度的治疗性手术是保留面神经的腮腺浅叶切除术，位于腮腺深叶的肿瘤应先作腮腺浅叶切除，面神经暴露后，再连同肿瘤作腮腺深叶切除术。此外，术中应常规做冰冻切片，鉴别肿瘤的性质，以便确定外科切除范围。

对于低度恶性肿瘤（腺样囊性癌、恶性混合瘤、腺泡细胞癌、黏液表皮样癌等）以及未治疗过的、体积小、高度恶性的腮腺肿瘤，应采用保留面神经的腮腺浅叶和腮腺全切除。对于高度恶性肿瘤、范围较广泛的中等恶性或复发的恶性肿瘤，应行根治性外科手术切除。腮腺深叶、耳颞神经、咬肌、骨、局部皮肤和区域内的其他组织均应切除。面神经未被明显侵犯，可以分离者，应尽量争取保留，已被肿瘤侵犯、粘连无法分离者，应予切除。区域淋巴结有可能转移时，应做选择性颈淋巴结清除术。对颌下腺的任何肿块，除切除颌下腺外，应包括清除整个颌下三角和上颌部淋巴结。

（二）放射治疗　良性唾液腺肿瘤对放射不敏感。主要是对某些较晚期的唾液腺恶性肿瘤做术前放射，以提高手术切除率和疗效，或术后补充放射，晚期不能手术治疗的病例可进行姑息性放射治疗。放射治疗中应严格保护眼球、皮肤、牙齿、舌及对侧腮腺。注意口腔卫生以防感染。

（三）化学治疗　对晚期的唾液腺恶性肿瘤，手术切除有困难可考虑化学药物治疗，以提高手术切除率。

（四）健康教育　应尽可能早期发现，早期诊断，早期治疗。平时应保持心情舒畅，情志开朗，避免精神刺激。注意口腔卫生，减少进食刺激性食品。

（周建华）

# 第十一章 口腔颌面部恶性肿瘤

## 第一节 舌 癌

舌癌是最常见的口腔癌,按 UICC 的分类,舌前 2/3 癌肿属口腔癌范畴;舌后 1/3 (舌根) 则应属口咽癌范畴。舌癌患者,男性多于女性,但近年来有女性增多及发病年龄更年轻化的趋势。多数为鳞癌,特别是在舌前 2/3 部位。腺癌比较少见,多位于舌根部;舌根部有时亦可发生淋巴上皮癌及未分化癌。

### 一、病因和病理

病因不明。长期的烟酒刺激,口腔卫生不良,口腔黏膜白斑,残根残冠的锐利边缘长期机械性刺激所致的舌部慢性溃疡等与本病发生可能有关。

病理大体标本可分为乳头状外突型、溃疡型、浸润型,其中以溃疡型最多见。镜下观察舌前 2/3 癌大多数是 I 、II 级鳞状细胞癌,后 1/3 多为未分化癌,少数为淋巴上皮癌、淋巴肉瘤或腺样囊性癌。

舌血供及淋巴丰富,故舌癌较早且较多侵犯区域淋巴结,转移率为 40% ~ 80%。多见的转移部位为颈深上淋巴结和颌下淋巴结,少数可发生锁骨上淋巴结转移。一般原发灶愈大,转移机会愈多。舌癌晚期也可发生血行转移,其血行转移率为 10% ~ 30%,多转移至肺,其次为肝脏及脑组织。

### 二、诊断

(一) 临床表现 舌癌早期多数症状不明显。初期表现为黏膜小硬结,仅感轻度不适,逐渐形成明显肿块或溃疡,合并感染时产生剧烈疼痛,向同侧面部和耳颞部有放射感。晚期舌癌向口底侵犯时 (癌肿侵犯舌内肌、舌外肌),出现舌运动受限,舌固定,进食困难及言语不清等。触诊基底部较硬且疼。舌癌的转移以局部淋巴结转移为主,主要转移至颌下和颈部淋巴结。此外,舌癌可远处转移,一般转移至肺部。

(二) 诊断 舌癌诊断比较容易,但对早期舌癌,特别是浸润型要提高警惕。为明确诊断应一律进行活检。

（三）临床分期

1. TNM 划分

T：原发肿瘤。

$T_0$：无原发肿瘤的证据。

$T_{is}$：原位癌，浸润前期癌。

$T_1$：肿瘤范围小于或等于 2 cm。

$T_2$：肿瘤范围大于 2 cm，小于 4 cm。

$T_3$：肿瘤范围大于 4 cm。

$T_4$：肿瘤累及骨、肌肉、皮肤、窦或颈部。

$T_x$：原发肿瘤最小的证据也不存在。

N：局部淋巴结。

$N_0$：无区域淋巴结转移。

$N_1$：一侧实体性淋巴结转移，淋巴结小于或等于 3 cm。

$N_2$：一侧实体性淋巴结转移大于 3 cm，但小于 6 cm。或多发性一侧淋巴结转移均小于 6cm。或对称双侧淋巴转移皆小于 6 cm。

$N_{2a}$：实体一侧淋巴结转移，大于 3 cm，小于 6 cm 。

$N_{2b}$：一侧多发性淋巴结转移，皆小于 6 cm。

$N_{2c}$：双侧或对侧淋巴结转移，均小于 6 cm。

$N_3$：淋巴结大于 6 cm。

M：远端转移。

$M_0$：无远端转移。

$M_1$：存在远端转移。

$M_x$：不能肯定有否远端转移。

2. 分期

0 期：$T_{is}N_0M_0$。

Ⅰ 期：$T_1N_0M_0$。

Ⅱ 期：$T_2N_0M_0$。

Ⅲ 期：$T_3N_0M_0$。

　　　$T_1N_0M_0$。

　　　$T_2N_0M_0$。

　　　$T_3N_1M_0$。

### 三、治疗

（一）**手术治疗**　舌癌在口腔癌中发病率及恶性程度较高，其生长快、浸润性较强，常波及舌肌，以至舌运动受限，故语言、进食及吞咽常发生困难。肿瘤逐渐侵犯邻近组织，最常受侵者是口底，晚期还可侵犯下颌骨而致张口受限。舌体由黏膜和横纹肌构成，又有丰富的淋巴网，故舌癌初期即可发生颏下或颌下以及颈部淋巴结转移。舌癌侵及口底采用手术疗法，可行颌颈联合根治术，即在一次手术中将原发灶与颈淋巴清扫连续地结合起来整块同时切除。

（二）化学治疗　根据肿瘤细胞动力学理论、药物的性质以及肿瘤的特点来制定不同的治疗方案给药，可以支持最大的疗效减低毒性。

1. 单一化学药物治疗　常采用博来霉素。

2. 联合化学药物治疗　争光霉素（或环磷酰胺或噻替哌）＋长春新碱（或长春花碱）＋氨甲蝶呤。

对于舌癌化疗过程可以加用一些辅助治疗药物，如加用泼尼松既可促进网状内皮系统功能，使患者全身情况得以改善，又可防止白细胞下降。

（三）放射治疗　舌癌属于对放射线中度敏感的恶性肿瘤，常采用深度 X 线穿过颊部及颌下区。外照射对减退继发性感染相当有效，可以使肿瘤缩小并改善自觉症状。但单独采用 X 线很难消灭原发癌，即使表面溃疡愈合后肿瘤仍会在肌层中复发。虽如此，但仍可作为手术前后的辅助治疗。

间质镭疗法：对于大多数的舌癌病例间质镭疗法是有效的。由于此种组织内照射能消灭相当晚期的病变，故其效果有时能胜过广泛的切除术。间质镭疗法是一种极为精确的工作，需要对肿瘤范围做出正确的估计。

（四）冷冻治疗　舌癌经过反复的快速低温冻结和缓慢融化，可引起细胞核和细胞膜的破裂死亡。细胞死亡是由于细胞内外结晶失水、电解质浓缩、酸碱度改变、尿素浓度升高、细胞脂蛋白变性及温度休克而使细胞膜破裂死亡。此外还可由于血流淤滞和血栓形成导致组织局部缺血坏死而达治疗肿瘤的目的。

（五）其他　还有激光治疗、免疫治疗，均有一定疗效。

（周建华）

# 第二节　牙龈癌

牙龈癌在口腔癌中仅次于舌癌而居第二位。但近年来有逐年下降趋势。

## 一、诊断

（一）临床表现　牙龈癌在临床上可表现为溃疡型或外生型，其中以溃疡型为多见。起始多源于牙间乳头及龈缘区，溃疡呈表浅、淡红，以后可出现增生。由于黏骨膜与牙槽突附着甚紧，较易早期侵犯牙槽突骨膜及骨质，进而出现牙松动，并可发生脱落。X 线片可出现恶性肿瘤的破坏特征——虫蚀状不规则吸收。

牙龈癌常发生继发感染，肿瘤伴坏死组织，触之易出血。体积过大时可出现面部肿胀，浸润皮肤。

牙龈癌侵犯骨质后，常出现颌下淋巴结转移，后期则颈深上群淋巴结受累。

（二）诊断　牙龈癌的诊断并不困难，活检确诊也很方便。

## 二、治疗

以手术治疗为主。因绝大多数的牙龈癌为高分化鳞状上皮细胞，对放射治疗不敏感。对于早期下牙龈癌仅波及牙槽突时，原则上应将原发灶及下颌骨做方块切除，以保持颌骨的连续性及功能。如癌瘤范围较广侵入颌骨时，应将原发灶及下颌骨做部分或一侧切除；切除之缺损可用不锈钢针固定切除断骨的两端或用斜面导板固定，以免下颌骨偏位而导致咬合紊乱，2 年后无复发再植骨。由于下颌牙龈癌淋巴结转移率较高，一般应同期行选择性颈淋巴清扫术。

上牙龈癌应做上颌骨次全切除术。如癌瘤已波及上颌窦内，一般应做一侧上颌骨全切除术，切除后的缺损可用修复体整复。上牙龈癌一般不同期行选择性颈淋巴清扫术，应加强术后随访观察，待有临床转移征象时，再行颈淋巴清扫术；但·₁病例也可以行同期原发灶及转移淋巴结根治性切除术。

（周建华）

# 第三节　颊黏膜癌

颊黏膜癌较多见于 50 ~ 70 岁的男性。可为白斑癌变，多为鳞状细胞癌，偶也见有腺癌或恶性混合瘤，好发于颊黏膜下 1/3 的后部。分乳头状型和溃疡型。前者肿瘤侵及黏膜和黏膜下层，向外突出；后者发展快，常侵及颊肌和皮肤，甚至上、下牙龈及颌骨。波及软腭和翼下颌韧带时，将出现张口受限。转移癌一般发生在颌下和颈上深淋巴结，偶可转移至腮腺淋巴结。

## 一、诊断

（一）临床表现　颊黏膜有糜烂、溃疡或肿块。可同时伴有白斑或扁平苔藓存在，或相应部位存在慢性刺激因素，如残根、不良修复体等。

（二）诊断

1. 晚期侵犯颊肌、颌骨甚至皮肤时可致张口受限，此时应行 X 线或 CT 检查。
2. 溃疡型者应与糜烂型扁平苔藓相鉴别。
3. 活组织检查以明确肿瘤病理性质。

## 二、治疗

小范围的早期颊黏膜癌可放射治疗或手术治疗，中晚期采用综合治疗。如对放射治疗不敏感的或范围较大的肿瘤，应采用手术治疗。

术前可先选用化学药物（如平阳霉素）治疗，7 ~ 10 天肿瘤缩小后再行手术切除，手术应在病变外 1 cm 切除。如邻近有癌前病变应一并切除。波及牙槽骨者，应行颌骨部分切除，已侵及皮下或皮肤者应做颊部全层切除，切除后的组织缺损（包括不能直接拉拢缝合者）可用游离植皮、游离皮瓣、额部皮瓣等转移修复。术后应注意避免瘢痕挛缩影响张口度。对晚期颊黏膜癌已侵及颌骨，并查及颈淋巴结转移者，可做颊、颌、颈联合根治术。

早期颊黏膜癌也可采用低温或激光治疗。

（周建华）

# 第四节　口底癌

口底癌是指好发于舌系带一侧或两侧口底黏膜的原发性鳞状细胞癌，多系白斑癌变。

## 一、诊断

早期的口底癌多表现为舌系带一侧或两侧的溃疡，略有不适，活动时可有明显的疼痛。癌向深部浸润时会产生明显的自发痛，疼痛导致涎液增多。侵及深部肌肉组织时会产生舌体运动受限，吞咽困难和语言障碍。口底癌可侵犯邻近组织，包括舌、牙龈、下颌骨、舌下腺、颌下腺。口底癌转移率较高，且转移时间早，一般转移至颏下、颌下和颈深上淋巴结。

## 二、治疗

早期行肿瘤大块切除术或行放疗、冷冻、激光等疗法。晚期常须行以颈、颌、舌联合根治术的综合治疗。

（周建华）

# 第五节　唇癌

唇癌为发生于唇红缘黏膜的癌。按 UICC 的分类，唇内侧黏膜应属颊黏膜癌；唇部皮肤来源者应划入皮肤癌症中；唇癌应仅限于可见唇红黏膜原发的癌。有鉴于此，唇癌已从口腔癌中独立出来；然而从广义讲，也有人主张将唇癌划归口腔癌中。唇癌主要为鳞癌，腺癌很少见。

## 一、病因和病理

唇癌与吸烟习惯、唇干燥时的强烈阳光照射、皮肤色素沉着、牙齿的刺激、反复的唇部咬伤、唇炎、白斑、角化病、疣、乳头状瘤等有关。天津市人民医院 54 例唇癌患者中，13 例有 30～40 年的吸旱烟史，并有在癌的同侧衔烟袋的习惯，陶制烟斗所发出的热很可能也是一个致病因素。

唇癌按其外形大体上可分为外生型、溃疡型、疣型 3 种。外生型较多见，开始时仅有局部黏膜增厚，继之则形成范围较广泛之硬结，向外突出呈菜花状，表面溃烂，损害常逐渐扩大，晚期可自行坏死脱落。其次为溃疡型，开始在唇红缘呈单个溃疡，很快形成一个缺口，并向深层浸润，此型癌发展虽较慢，但终将侵及全唇。疣型最少见，肿瘤呈疣状，表面不规划，呈角刺状，很少形成溃疡，此型生长徐缓，很少向深层组织浸润，且不易发生转移。

唇癌多数是分化较好的鳞状细胞癌，但发生在上唇和唇连合部的癌常分化不好，临床上生长亦较快。此外，唇部尚有恶性黑色素瘤、恶性混合瘤及纤维肉瘤等，大约占唇部恶性肿瘤的 10%。唇癌晚期可累及唇全层，并可沿下齿槽神经扩展，唇癌约 5% 为多灶性。其转移较其他口腔癌少，发生亦较晚，淋巴结转移部位是颏下和下颌区。

## 二、诊断

（一）临床表现　唇癌常发生于唇中外 1/3 间的唇红缘部黏膜。早期为疱疹状结痂的肿块，随后出现火山口状溃疡或菜花状肿块；以后肿瘤向周围皮肤及黏膜扩散，同时向深部肌组织浸润；晚期可波及口腔前庭及颌骨。

下唇癌常向颏下及颌下淋巴结转移；上唇癌则向耳前、颌下及颈深淋巴结转移。

（二）诊断　依据病史及临床表现不难做出诊断，活组织检查可明确肿瘤性质。

（三）临床分期

按照 TNM 分类系统：

$T_1$：<2 cm，局限于唇部。

$T_2$：2~4 cm，局限于唇部。

$T_3$：>4 cm，局限于唇部。

$T_4$：邻近结构受侵（骨、舌、皮肤）。

## 三、治疗

（一）手术治疗　手术是唇癌的重要治疗方法，原则是根据病灶的大小、分化程度、发病部位以及是否有颈淋巴结转移等，采取不同的手术方法。如对于肿瘤在 1.5 cm 之内的表浅肿瘤，可行由前至后的梭形切除术，其深度可不必达深层。对于肿瘤占据 1/3 或 1/2，尚未侵及全唇者，须行广泛之"V"形切除，并做唇部整形术。对于范围较广泛的唇癌，切除后唇全层缺损为 1/3~1/2 时，可行唇组织瓣交叉转移术，本法系利用对侧健康组织瓣，以一侧唇动脉为蒂旋转 180°，修复唇癌切除后缺损。癌组织累及下颌骨者，须行包括骨组织或淋巴结在内的连续整块切除。由于唇癌常在晚期才发生颈淋巴结转移，其转移率较低，现一般不进行常规的选择性颈部淋巴结清扫术，局部病灶切除后应进行密切随访，如发现颈淋巴结转移，可行肩胛舌骨肌上颈淋巴结清扫术。

（二）放射治疗　不论肿瘤大小均可选用，尤其广泛而不易手术切除的病例更为适宜。肿瘤局限发展时，放疗与手术治疗效果相似，有条件的应考虑选用。

（三）化学治疗　目前尚没有经验可供推荐。

## 四、预防

忌烟。积极治疗口唇白斑、慢性唇炎、疣赘、肉芽肿及裂口等慢性疾病，以防癌变。注意口腔卫生。

（周建华）

# 第六节　上颌窦恶性肿瘤

上颌窦恶性肿瘤，是耳鼻咽喉科最常见的恶性肿瘤之一，在我国往往仅次于鼻咽癌或喉癌，约占耳鼻咽喉部恶性肿瘤的 1/5，占鼻窦恶性肿瘤的 4/5。男性多于女性，年龄在 40 岁以上，50～70 岁发病较多见。上颌窦恶性肿瘤中以癌最多见，下面以上颌窦癌为代表论述。

## 一、病因和病理

病因尚不明确，目前认为其发病可能与长期慢性刺激、良性疾病恶性变，以及外伤等有关，不过尚缺乏充分证据。

上颌窦癌起源于窦内黏膜，不断增长后侵犯骨壁，并向四方扩展。累及上壁，常可侵入眼眶，使眼球突出并向上移位，眶下神经受压迫时，可产生面颊部知觉异常；累及后壁时可侵入翼腭窝，而引起张口困难；累及前壁，可侵入面部软组织，晚期皮肤溃破使肿瘤露于外；累及内壁可侵入鼻腔；累及外壁可侵及颧骨；累及下壁，多先压迫牙槽神经而引起牙痛，继则破坏牙槽突，使牙齿松动，最后可溃入牙龈，侵及硬腭。

肿瘤至晚期多发生淋巴道转移，常见的部位是颌下及上颈部淋巴结。血行转移少见。

## 二、诊断

（一）临床表现　上颌窦癌的早期症状不明显，但当肿瘤破坏骨壁，侵入附近器官，或出现面部肿块时才被发现。

1. 鼻出血或流血性鼻涕　凡成人一侧鼻腔分泌物中经常带血或有少量鼻出血，尤当鼻内同时有特殊臭味可闻及者，须首先想到有恶性肿瘤的可能。最初鼻出血的次数及出血量可能很少，以后渐次增多，严重者可危及患者生命。鼻出血在鼻腔软组织恶性肿瘤多为早期症状，在鼻窦者可能已入晚期。

2. 疼痛与麻木　疼痛可为恶性肿瘤较早出现的症状之一，多属神经痛，晚期因肿瘤侵犯眶内或颅底而常有难以忍受的头痛。当肿瘤位于上颌窦底时，常有牙痛，故患者往往以"牙痛"就医，因而误予拔牙者也不少见。肿瘤向面部或眶底扩展，则可出现一侧眶下及面颊部胀痛感，多因眶下神经受侵犯。由于眶下神经受压时，尚可出现一侧面颊部、上唇及上牙牙齿麻木感，对早期上颌窦癌有重要诊断意义。当肿瘤穿破后侵犯翼腭窝时，可发生严重的"蝶腭神经痛"，表现为患侧鼻根部、眶内、面颊和上牙槽处刺钻样疼痛，并可向耳内及颞部放射。

3. 流泪复视　为鼻泪管及眶底受压所致。

4. 张口困难　为向后侵及翼腭窝所致。

5. 颈淋巴结转移　会出现颈淋巴结肿大。

6. 恶病质　随着病情恶化，可表现为恶病质。

（二）实验室及其他检查

1. 脱落细胞学检查　取鼻腔分泌物或者上颌窦穿刺冲洗液，经离心沉淀涂片，随后进行细胞学检查，可见到细胞核大，核浓缩，核仁大，偶见核分裂相、双核或巨型核体的癌细胞。还可用荧光色素染色去做脱落细胞检查。

2. 活检　此项检查是比较可靠的诊断方法。当看到鼻腔有新生物时应进行活检。如怀疑鼻窦有占位性病变，像上颌窦病变，因为上颌窦内新生物不容易取活检，故采用穿刺活检的方法。当然，活检能促使某些肿瘤产生扩散的危险，尤其是恶性黑色素瘤，应避免活检。必要时行上颌窦探查，术中做冷冻切片，明确诊断后行上颌骨截除术。

3. 上颌窦镜检查　自鼻内镜问世以来，就一直用来做上颌窦内镜检查，该检查对上颌窦病变的诊断更为明确和直观。在镜下可观察上颌窦病变情况，并可以做活检，这比盲目穿刺活检可靠。方法是经下鼻道施以表面麻醉或局部麻醉，或是自唇齿部麻醉后，将上颌窦穿刺导管针自下鼻道穿刺置入窦内，或是自犬齿凹穿刺置入窦内，将针芯拔出，随后先以生理盐水冲洗窦腔，将分泌物冲洗干净，再将硬质内镜由穿刺导管针引入窦内进行观察，可从不同角度进行各个方位的观察，如有实质性肿块，可用活检钳取标本进行活检。

4. X 线检查　X 线检查是进行诊断和估计病变范围较为简单的方法。

5. CT 或磁共振检查　可显示肿瘤大小，对确定肿瘤转移扩散范围和程度颇有帮助。

（三）临床分期

1. TNM 临床分类

T：原发肿瘤。

$T_1$：肿瘤局限于窦内，骨壁无破坏。

$T_2$：骨壁破坏，窦外软组织无明显浸润。

$T_3$：骨壁破坏，窦外软组织明显受累（眼球移位、运动障碍或结膜水肿、筛窦、颧骨、翼腭窝、颞下凹、口腔黏膜、鼻腔黏膜或面部皮肤受累）。

$T_4$：颅底、鼻咽、蝶窦、额窦受累或肿瘤超越中线。

N：区域淋巴结。

$N_0$：未触及淋巴结。

$N_1$：同侧可及活动的淋巴结。

$N_2$：对侧或双侧均可及活动的淋巴结。

$N_3$：淋巴结固定。

M：远处转移。

$M_0$：无远处转移。

$M_1$：有远处转移。

2. 临床分期

Ⅰ期：$T_1N_0M_0$。

Ⅱ期：$T_2N_0M_0$。

Ⅲ期：$T_3N_0M_0$。

$T_1T_2T_3N_1M_0$。

Ⅳ期：$T_4N_0N_1M_0$。

$T_{1\sim4}N_2N_3M_0$

$T_{1\sim4}$任何 $NM_1$。

### 三、治疗

治疗方法的选择应根据肿瘤的恶性程度、侵犯范围和患者全身情况全面考虑。总的来说以综合治疗和中西医结合治疗为好。

（一）手术治疗　手术为本病的主要治疗措施。根据肿瘤范围可行上颌骨部分切除术或上颌骨切除术，甚至扩大到眶内容挖除术及颧骨部分切除术。若有颈部淋巴结转移，则同时行颈淋巴结清除术。手术一般注意事项如下：

通过详尽的全身和局部检查，确定有手术指征且预计患者可耐受手术时，根据症状、体征及 X 线片所见，决定切口方式和切除范围。对于上颌窦邻近的重要组织和器官（如眼球、牙槽骨及硬腭、下颌骨升支等）的切除尤应慎重。

眼球：术前已有明显眼球移位，X 线片及扪诊显示有眶壁或眶缘破坏，如术中发现眶壁骨膜已受肿瘤侵犯，则加行眼眶内容剜出术。仅眶底骨质破坏，但肿瘤发展很快，恶性程度较高，或原筛窦有肿瘤侵犯，纸板后段明显破坏者也应加行眼眶内容剜出术为宜。也有纸板虽破坏、骨膜尚完整而保留眼球者，但宜慎重。

牙槽骨及硬腭：同侧牙槽突、唇龈沟或硬腭已有明显隆起，术中见上颌窦底部或鼻腔底部的骨质已受侵犯者，施行同侧牙槽突及硬腭切除术。如肿瘤只侵及同侧上颌窦及鼻腔底黏膜浅层者，也可考虑只切除同侧牙槽突及硬腭的骨质，而保留硬腭的口腔面的黏骨膜，将其创缘与颊黏膜创缘缝合。

下颌骨升支：术前已有张口困难，X 线片及术中发现肿瘤已破坏上颌窦后外壁、进入翼腭窝或颞下窝者，施行扩大上颌骨切除术。切除下颌骨升支，术后张口困难可望减轻或消除。

面颊部软组织已有肿瘤浸润或与之粘连者，不宜姑息保留。

已有同侧颈淋巴结转移者，如患者情况尚好，在切除肿瘤的同时施行该侧颈淋巴结清扫术。可分两组人员同时进行手术。

（二）放射治疗　对放疗敏感的病例，如鳞状细胞癌、未分化癌、腺癌、淋巴肉瘤等最好先放疗后手术。方法为术前上颌部，包括眼眶在内，用足量 $^{60}$Co 作放疗，即在 6 周内照完 6 000 cGy，等 3～4 周，组织的放射性反应消退后，再手术切除。

放射反应及处理：

1. 局部反应　皮肤黏膜炎性改变分 3 度。Ⅰ度：皮肤红斑、脱发、毛囊肿起、色素沉着、脱屑。Ⅱ度：皮肤水疱、糜烂、湿性脱皮。Ⅲ度：放射性溃疡，难以自愈。

处理：

Ⅰ度：无须特殊处理。Ⅱ度：涂软膏可自愈。Ⅲ度：应注意避免。

2. 全身反应 疲劳、食欲下降、头痛、兴奋、白细胞减少。

处理：给予维生素 $B_6$、鲨肝醇、维生素 $B_4$。针刺足三里，如白细胞在 $3.0 \times 10^9/L$ 以下者应停止放疗。

（三）化学治疗

1. 术前化疗

（1）鳞癌 – MC 方案

MTX 10 mg iv qd×10 天；

CKM 10 mg iv qd×10 天。

可先用 MTX（氨甲蝶呤）10 天，再用 CKM（平阳霉素）10 天，也可两者交替应用各 10 次。

（2）腺癌 – FP 方案

OPT 6 mg；5 – FU 500 mg。两者交替静滴，每日 1 种，各 10 次。

（3）肉瘤 – VAC 方案

VCR 2 mg iv $d_1$；

CTX 400 mg iv $d_{2\sim6}$；

DACT 400 mg iv $d_{2\sim6}$。

2. 术后化疗

（1）鳞癌

CKM 10 mg iv 每周 2 次×5 周；

或 MTX 10 mg iv 每周 1 次×10 周。

（2）腺癌

5 – FU 2 片 po tid，200 片为一疗程；

或 5 – FU 500 mg iv，每周 1 次×10 周。

（3）肉瘤

VCR 2 mg iv $d_1$；

CTX 400 mg iv $d_2$；

DACT 400 mg iv $d_3$。

每周 3 天，共 6 周。

（四）免疫治疗 随着免疫学的发展和免疫制剂的研制，在头颈部恶性肿瘤的治疗上显示出其特性。如干扰素能抑制肿瘤细胞生长，防止术中肿瘤扩散和减少肿瘤复发。Ikic（1981 年）采用人白细胞干扰素加用于 30 例头颈部癌患者的局部，20 例痊愈，5 例肿瘤范围缩小，2 例退化，3 例无效。文献报道用三联及免疫疗法治疗 39 例上颌窦癌，平均 3 年治愈率为 67%。其中加免疫治疗者 18 例，存活 3 年以上占 72%；另有 20 例加用 BCG 局部贴敷治疗，16 例获 3 年治愈，占 80%。近来有人采用干扰素加 IL – 2 和 IL – 2 合用 LAK 细胞治疗头颈部肿瘤，亦获得较好疗效。

**四、预防**

积极治疗鼻旁窦炎、鼻腔息肉、乳窦状瘤和上颌窦囊肿，防止恶变。患者应保持鼻腔的清洁及畅通，经常清除鼻腔分泌物。

（周建华）

# 第七节　口腔颌面部恶性肿瘤的护理

1. 按口腔颌面科疾病患者一般护理常规。

2. 术前护理

（1）常规准备：①按医嘱备血；②行药物过敏试验并记录结果，阳性者应通知医生；③胃肠道准备，全麻患者遵医嘱术前禁食、禁水。

（2）休息：因疼痛不适影响睡眠者，根据医嘱给予镇痛或催眠药物，以保证患者充足睡眠。

（3）饮食护理：因进食不便，应鼓励患者食高热量、高蛋白质、含丰富维生素的饮食。

（4）心理护理：因患口腔颌面部恶性肿瘤影响张口、进食和语言，患者常产生恐惧、悲观心理，应通过不同途径多鼓励患者，树立战胜疾病的信心。

3. 术后护理

（1）饮食护理：给予高热量、高蛋白质、含丰富维生素的饮食，温度以温凉为宜；不能从口腔进食者应给予鼻饲流质。

（2）病情观察：①严密监测体温、脉搏、呼吸、血压、神志、瞳孔的变化，待全麻清醒或血压正常后酌情减少测量次数。②保持呼吸道通畅，及时清理口、鼻腔渗出物及分泌物；有气管切开者，按气管切开常规护理。③观察切口渗血情况，如行负压引流则保持引流管通畅。

（3）皮瓣移植护理：①有皮瓣整复者，头部制动，保持室温 24～26 ℃。②严密观察皮瓣颜色，一般术后 1～2 天皮瓣颜色较苍白，逐渐恢复正常。术后 72 小时内，每小时观察皮瓣 1 次，并做好有关记录。游离皮瓣术后 72 小时最易发生血管危象，如发现皮瓣水肿、发绀，或苍白、皱缩，应立即报告医生。③观察皮瓣毛细血管充盈反应。可用棉签轻压皮瓣，压后皮瓣在 5 秒钟内颜色恢复至正常者为好。

（4）口腔护理：保持口腔清洁。根据病情选择漱口液，每日 3～4 次口腔冲洗。预防切口感染，减少创面渗出，促进切口愈合。

（5）健康指导：尽早进行功能锻炼或辅以理疗。坚持张、闭口运动，以防瘢痕挛缩及张口受限。具体方法：①每日做张口练习，逐渐从小到大；②用食指按摩舌体，以增进移植皮瓣的生理功能，减少收缩；③每日做舌体功能锻炼，如伸舌；④早日佩戴健侧斜面导板，防止下颌偏位。定期门诊随访。

（周建华）

# 第十二章　颌面部神经疾病

## 第一节　三叉神经痛

三叉神经痛是指在三叉神经分布区域内出现阵发性电击样剧烈疼痛，历时数秒至数分钟，间歇期无症状。临床上通常将三叉神经痛分为原发性（真性或特发性）和继发性（症状性）两种。

### 一、病因和发病机制

临床上通常将三叉神经痛分为原发性及继发性两型。所谓原发性系指无神经系统体征，可有病因或病因尚未阐明。继发性则指可发现或查出三叉神经径路或其周围器质性病变，且随病变发展表现出神经系统体征。现代大量的临床实践或实验证明，无论原发性或继发性三叉神经痛，其病因可能为多源性而导致面部三叉神经分布区的一种疼痛综合征。

过去曾认为原发性三叉神经痛在三叉神经半月节和神经根上均无明显的病理改变，以后有学者报告：①光镜下可见半月神经节的髓鞘明显增厚、疏松及瓦解，轴突不规则，神经纤维普遍肿胀，脱髓鞘，轴突大部消失。②在电镜下可见半月神经节和节后根、周围支均呈明显退行性改变，神经节细胞质中有空泡，内质网扩张、退变，线粒体模糊不清。神经纤维髓鞘呈现退行性过度髓化，节段性脱髓鞘，轴索裸露增生、肥厚及扭曲折叠，甚至有丛状微小神经瘤形成。

### 二、诊断

（一）临床表现　本病的主要表现是在三叉神经某分支区域内，骤然发生闪电式的极为剧烈的疼痛。疼痛可自发，也可由轻微的刺激"扳机点"所引起。如表情肌的运动、微笑、轻微的触摸面部、微风的吹拂、头部的转动，以及刷牙漱口等均能引起疼痛发作。所谓"扳机点"是指在三叉神经分支区域内某个固定的局限的小块皮肤或黏膜特别敏感，对此点稍加触碰，立即引起疼痛发作。疼痛先从"扳机点"开始，然后迅速扩散至整个神经分支。"扳机点"可能是一个，也可能为两个以上，一般取决于罹患分支的数目。由于此点一触即发，故患者不敢触碰。此点常位于牙龈、牙、上下唇、鼻翼、口角及颊部黏膜等处。为避免刺激，患者常不敢洗脸、刷牙、剃须、微笑等，致面部表情呆滞、木僵、颜面及口腔卫生不良，常患湿疹、口炎；常出现牙石堆积、舌苔增厚、少进饮食、身体消瘦。

疼痛如电击、针刺、刀割或撕裂样剧痛，发作时患者为了减轻疼痛而做出各种特殊动作：有的用手掌紧按患侧面部或用力揉搓痛处；有的则做一连串迅速的咀嚼动作；而另一些则相反，咬紧牙关，或迅速摆动头部或上身；还有的咬唇、伸舌、呃嘴等。发作时还常常伴有颜面表情肌的痉挛性抽搐，口角被牵向患侧。有时还可出现痛区潮红，结膜充血，或流泪、出汗、流涎以及患侧鼻腔黏液增多等症状，称为痛性抽搐。发作多在白天，每次发作时间一般持续数秒、数十秒或 1~2 分钟又骤然停止。两次发作之间称间歇期，无任何疼痛症状。只有少数病例在间歇期时面部相应部位有轻微钝痛。疾病的早期一般发作次数较少，持续时间较短，间歇期较长；但随着疾病的发展发作愈来愈频繁，间歇期亦缩短。

病程可呈周期性发作，每次发作期可持续数周或数月，然后有一段自动的暂时缓解期。缓解期可为数天或几年，在此期间疼痛缓解甚至消失，以后疼痛复发。三叉神经痛很少有自愈者。部分病例的发作期与气候有关，一般在春季及冬季容易发作。

有的患者由于疼痛发作时，用力揉搓面部皮肤，可发生皮肤粗糙、增厚、色素沉着、脱发、脱眉，有时甚至引起局部擦伤并继发感染。

有些患者疼痛牵涉到牙时，常疑为牙痛而坚持要求拔牙，故不少三叉神经痛患者都有拔牙史。

原发性三叉神经痛患者无论病程长短，神经系统检查无阳性体征发现，仍保持罹患分支区域内的痛觉、触觉和温度觉的感觉功能和运动支的咀嚼肌功能。只有在个别病例中有某个部位皮肤的敏感性增加。

继发性三叉神经痛可因病变部位的不同，伴有面部皮肤感觉减退、角膜反射减退、听力降低等神经系统阳性体征。

但在原发性三叉神经痛病例中也有因摩擦局部皮肤增厚、粗糙，或由于做过封闭、理疗或局部敷药等而造成局部感觉减退。对这类患者应仔细检查有无其他神经系统阳性体征，以便与继发性三叉神经痛相鉴别。

（二）影像学检查　原发性三叉神经痛辅助检查无阳性发现，继发性三叉神经痛需行有关辅助检查确诊原发病。X 线检查可发现鼻旁窦、牙周等局部病变，头颅 CT 检查可发现血管病或颅内肿瘤，面部皮肤带状疱疹对三叉神经半月节病变有诊断意义。

（三）诊断

1. 原发性三叉神经痛　典型的原发性三叉神经痛，根据发病年龄、疼痛发作部位、性质、触发点及诱发因素等临床症状和神经系统检查无局灶神经系统体征，即具以下表现。

（1）反复发作性短暂的闪电样或刀割样一侧面部的三叉神经一支或二支分布区剧痛（初期患者常常诉上齿或下齿的疼痛）。

（2）间歇期无疼痛。

（3）面部机械活动如洗脸、进食、说话等诱发或触及患侧某区域即可引起疼痛发作。

（4）发病年龄多在 45 岁以上中老年人。

（5）神经系统检查正常范围，可以明确诊断。因"微血管压迫"为原发性三叉神经痛最常见病因，故可辅以磁共振成像脑血管显影术（MRTA）检查，以进一步确诊。

2. 继发性三叉神经痛　一般常见于 40 岁以下，疼痛发作的持续时间往往较长，或者呈持续性，而且阵发性加剧；通常没有"扳机点"，诱发因素不明显，可发现三叉神经损害和原发疾病表现的特点。脑脊液、X 线颅底拍片、CT、MRI、数字减影血管造影（DSA）及至鼻咽部活组织检查等有助于诊断。有时继发性三叉神经痛发作情况、特征与原发性三叉神经痛极为相似，若不注意继发病变早期的细微表现并做进一步检查，很容易漏诊或误诊。

### 三、治疗及护理措施

治疗方法颇多，可分为保守疗法（包括药物、针灸、封闭疗法等）和手术疗法。手术疗法中，口腔科常用手术有三叉神经周围支撕脱术、颌骨骨腔刮治术、射频温控热凝治疗术等。撕脱术和射频治疗术护理方法如下：

（一）三叉神经撕脱术及护理　此疗法是将三叉神经周围分支切除、撕脱，使神经失去痛觉传导而止痛。这种方法简便易行，效果可靠。改进后的撕脱术约有 30% 患者在术后 2～3 年复发，有些患者可永久止痛。

1. 手术适应证　疼痛严重，用各种保守疗法无效，患者又不愿做射频治疗者；已试用射频治疗，但因各种原因，射频针未能进入颅内或未能到达患支者；经开颅术后复发者；因健侧眼已失明，不适于用射频治疗者。

2. 手术方法　第 Ⅰ 支：局麻后，从眉上缘切口，撕除眶上神经。第 Ⅱ 支：局麻后，从眶下或口内切口，撕除眶下神经窦内段。第 Ⅲ 支：局麻后，从口内颊孔处颏部切口，撕除颏神经；再从翼下颌韧带外侧切口，从翼下颌间隙内撕除下齿槽神经、舌神经及颊神经。

3. 心理护理

（1）因患者多数疼痛严重，精神痛苦，应做好安慰解释工作，主动了解患者想法及要求，尽量帮助解决困难。

（2）应将手术过程及效果告诉患者，说明术后面部患区有麻木感，但手术无明显痛苦。

（3）主动引导患者就诊。患者多为远道而来，对于如何挂号、复诊、医疗费用、手术时间、等候治疗时间、住院及住宿等问题，均应主动介绍，尽量给予帮助。

4. 术前准备　检查血、尿常规及尿糖，测血压、体温；准备麻药（2% 普鲁卡因含 1/10 万肾上腺素）、手术包（内有手术衣、孔巾、口腔检查盘及检查器一套）、特殊器械（有板状深拉钩、大拉钩、涡轮机和机头、骨凿、骨锤）；另备检查器一套，内放过氧化氢、酒精棉球，以消毒口腔及面部口周围皮肤。护士铺无菌治疗台将手术所需器械放治疗台上，调好冷光灯。

5. 术中配合　患者术中常精神紧张，应随时询问患者有何不适，如有疼痛，应再注射麻药，注意涡轮机内贮水是否充分；注意随时调节灯光。当医生打开上颌窦，或在翼下颌间隙内手术时，有可能出血较多，护士应随时吸净血液并供应骨蜡及碘仿纱布。撕脱神经时，患者可能因疼痛而发生晕厥或其他反应，应及时测量脉搏、血压。

6. 术后护理　包扎伤口，第Ⅰ支作头周围绷带加压固定，1 周后去除；第Ⅱ支在眶下区做绷带加压固定；第Ⅲ支在下颌区作绷带加压固定，均在术后 24 小时去除。

嘱患者当天勿进过热饮食，应进流食 1~2 天，注意口腔卫生，进食后漱口，1 周后拆线。

术后用抗生素 3 天。次日复诊，向患者解释如有轻度肿胀为正常现象。术后 1 周内可能有痕迹反应性疼痛，不必顾虑，1 周内常可自愈。部分患者仍可能复发，可再复诊治疗。

（二）射频治疗及护理　此法是利用射频电热原理，通过刺入颅内的绝缘套针，对颅内的三叉神经半月节及感觉根加热，使神经组织产生蛋白变性，以阻断感觉神经的传导而止痛。此法可形容为不开颅的颅内外科手术。这种方法长期止痛率较高，受到患者欢迎。

1. 心理护理　心理护理基本同撕脱术。射频治疗为颅内进针治疗，有一定痛苦，但止痛效果良好，复发率低，且可重复应用。还需家属或其他陪伴者在治疗同意书上签字，因为射频治疗可能发生严重并发症（如失明、脑血管意外、颅内感染等），切忌勉强。

2. 术前准备

（1）射频针消毒：为预防术后发生颅内感染，射频针需严格消毒。针用完后彻底冲洗，避免套针内有血块积存，可高压消毒或用 75% 酒精冲洗后浸泡于酒精中 1 小时，再用 40% 甲醛熏蒸 2 小时后备用。

（2）术前患者全身检查同撕脱术。

（3）准备手术包、手套、麻药及皮肤消毒物品。

（4）准备射频治疗仪，检查方波及热凝系统是否正常，将射频治疗仪置于患者左侧。认真检查电源、插座及仪器的插头、开关，然后依次连接好。

（5）射频治疗应在专用诊室或门诊手术室进行，以防交叉感染。室内每日进行紫外线消毒。

3. 仪器与用法　可用国产或进口射频温控热凝治疗仪。仪器可分方波刺激和热凝两系统。方波系统可判断射频针是否已准确到达颅内患支部位，热凝系统可自动控制升温及热凝时间，并有反应信号。射频针针头由射频套针和测温针两部分组成。

（1）射频针：在患侧口角外约 3 cm 处，局麻后向颅底卵圆孔内刺入射频针（套针加射频针），同时在健侧颞部刺入牙科注射针（5 号黏膜针），并留在皮下。

（2）医生刺针完毕，护士将射频仪上的电源接到射频针和健侧注射针柄部。

（3）按动方波电钮，以确定进针部位是否准确。

（4）按下热凝电钮，将温度由 60 ℃调至 90 ℃，每调 10 ℃加热 1 分钟，待患支皮肤失去痛觉或同时失去触觉后，将针退出，结束治疗。

4. 术中配合

（1）使患者呈半仰卧位。此卧位有利于患者脑血循环，便于术者操作，患者亦感觉舒适。

（2）打开无菌包及无菌手套。协助医生进行皮肤消毒及注射麻药。

（3）护士面对射频治疗仪，掌握射频治疗仪的方波刺激系统及加热系统的操作，并根据患者的反应情况及医生的要求，准确地调节方波刺激及射频加热量。

（4）当穿刺针到达颅底，探找卵圆孔或刺入神经节时，在加热过程中，患者可有一定痛苦感。此时，应给予安慰和鼓励，使患者能坚持合作至完成治疗。

（5）术中应密切观察患者的血压、脉搏、呼吸、瞳孔及面色变化，如发现异常情况，应及时通知医生，停止操作并给予对症处理。

（6）治疗结束后，应及时将穿刺针内的血块冲洗干净并检查针尖有无倒钩出现（如有钩出现，应磨平消毒后备用）。

（7）嘱患者术后第 2 天及 5~7 天时来院复查。

（8）若有条件最好住院观察 1~2 天。

5. 术后并发症及护理

（1）术后部分患者可能出现轻度头痛、短暂的恶心、呕吐症状，这是射频电热刺激脑膜引起的暂时反应。一般平卧休息 1~2 小时症状可自行消失或缓解，重者经口服维生素 $B_6$ 或肌注甲氧氯普胺（灭吐灵）等可好转。

（2）患者常因术中痛苦而精神疲惫，应休息片刻后搀扶患者到诊室外请家属陪伴。

（3）向患者做好解释工作：①部分患者在术后 1~2 周，有术区串跳痛等不适感，常不需特殊处理，可以自愈。②不少患者术后咀嚼肌功能减弱，是因为术中难免损伤三叉神经的运动支所致，均能在术后 1~3 月自愈。③术后面部麻木感，为正常现象，如三叉神经第 1 支分布区域有麻木感，并角膜反应消失者，应给予眼药水及眼药膏，预防发生角膜炎，并嘱患者应长期注意保护患侧眼睛。

（4）在操作过程中，必须严格执行各项无菌操作，预防发生颅内感染。

（5）术后常规应用抗生素 3 天。

（6）对复发者可再次进行射频治疗。

（周建华）

# 第二节　面神经麻痹

面神经麻痹是以颜面表情肌群的运动功能障碍为主要特征的一种常见病，也称为面瘫。

根据引起面神经麻痹的损害部位不同，分为中枢型面神经麻痹和周围型面神经麻痹两种。

本节重点是讲述周围型面神经麻痹；对于因颅内病变如肿瘤、出血等所致的中枢型面瘫不属本节讨论的内容。

## 一、病因

可由面部、颞骨内和颅内多种疾病所引起，据统计，90%以上的面神经麻痹是发生在颞骨内面神经，其中以贝尔（Bell）面瘫最为多见，其他如外伤（包括手术损伤和颞骨骨折）、化脓性中耳炎、耳带状疱疹和肿瘤等均可引起。

（一）Bell 面瘫　本病病因尚不明确。通常认为可能是局部营养神经的血管受风寒而发生痉挛，导致该神经组织缺血、水肿、受压迫而致病。或因风湿性面神经炎，茎乳突孔内的有膜炎引起面神经肿胀、受压、血循环障碍而致。

（二）外伤性面瘫　包括手术损伤和颞骨骨折。

1. 手术损伤　常由于手术者对颞骨解剖不熟悉和手术操作不当引起，仅少数病例存在面神经解剖变异因素。胎儿难产若应用产钳不当亦可造成面神经损伤。某些腮腺和颞骨的恶性肿瘤以及桥小脑角肿瘤切除后可能导致周围性面瘫。常见的损伤部位包括面神经鼓室段、锥段和乳突段。

2. 颞骨骨折　严重的颅脑外伤多可因颞骨骨折而造成面神经损伤。其中以颞骨纵行骨折较为常见，骨折线可由颞肌鳞部开始，经外耳道骨部后上穿鼓室顶和迷路向内，终止于颈内动脉管和棘孔。

（三）炎症性面瘫

1. 急性化脓性中耳炎　急性化脓性中耳炎引起的面神经麻痹多是感染引起面神经水肿所致，面神经鼓室段骨管往往存在先天性缺损。多为非完全性面瘫。

2. 慢性化脓性中耳炎　在慢性胆脂瘤型中耳炎时，胆脂瘤和肉芽组织可破坏面神经骨管而导致面神经麻痹。急性炎症发作和脓性分泌物引流不畅可为面瘫的诱发因素。其损伤的部位多在鼓室段，也可发生在乳突。

3. 肿瘤　小脑脑桥角、颞骨内和腮腺区的各种良、恶性肿瘤，如外耳道或中耳癌、颈静脉球体瘤、听神经瘤、面神经鞘膜瘤和腮腺恶性肿瘤等可压迫、浸润面神经而引起面神经麻痹。

4. 耳带状疱疹　亦称膝状神经节炎或 Ramsay Hunt 综合征，为带状疱疹病毒感染引起。常表现为耳痛，耳道或耳廓疱疹，面瘫和感音性耳聋。其程度多较 Bell 面瘫严重，且预后亦较差。

5. 先天性面瘫　先天性面瘫可单独发生也可伴有其他先天性畸形，多由于脑干或面神经运动核的发育不全所致，如 Moebius 综合征。

## 二、诊断

（一）病史　可有局部寒冷刺激、面部外伤、腮腺区手术、颅内外肿瘤、脑血管意外或栓塞等病史。

（二）临床表现

1. 眼睑闭合不全，迎风流泪，易患结膜炎。

2. 面肌松弛，口角下垂；鼓腮、吹气时漏气，饮水外漏，口涎外溢。

3. 患侧额纹消失，两侧额纹不对称。

4. 根据病变发作的不同部位，可有味觉、听觉，唾液、泪液分泌功能等不同障碍。

（三）诊断要点

1. 患侧睑裂增大，眼睑闭合不全，角膜、结膜外露，用力紧闭时眼球转向外上方。

2. 伴结膜炎，下结膜囊内可有泪液积滞或溢出。

3. 患侧额纹消失，皱眉功能障碍。

4. 口角下垂，并向健侧歪斜，笑时尤甚。

5. 鼻唇沟变浅或消失。

6. 神经电图、肌电图检查有利于诊断。

7. 需与中枢性面瘫鉴别。

## 三、治疗

面神经外科已经有了很长的历史。早在 1932 年 Charles Balance 就已经报道了用外科手术的方法治疗面神经麻痹。近几十年来，由于耳显微外科，尤其是耳神经外科的发展，面神经麻痹的外科治疗也有了很大的进展。

（一）面神经麻痹手术适应证

1. Bell 面瘫　对已经发生神经变性的严重 Bell 面瘫的病例，及时手术减压有利于面神经功能的恢复和避免后遗症的发生。而对不完全性面神经麻痹，可采用保守治疗，并密切注意病情的发展。一旦面神经功能检查提示严重的神经变性，应立即做面神经减压。

2. 外伤性面瘫　颅脑外伤、颞骨骨折后立即发生的面神经麻痹，如患者全身情况允许，外伤后立即发生的面瘫，应立即手术探查。术中根据面神经受损的情况，做面神经减压、吻合或移植术。对于迟发性面神经麻痹，宜采用保守治疗，但应密切观察面神经功能，一旦有迹象提示面神经发展为严重变性，应立即做手术减压。对于手术中发生的面神经麻痹，无论是完全性还是不完全性麻痹，均应立即手术探查。

3. 炎症性面瘫　急性中耳炎引起的面神经麻痹多是感染引起面神经水肿，应全身应用足量抗生素，必要时行鼓膜切开术，面神经功能常能完全恢复。急性中耳炎发病后 8~10 日出现的面神经麻痹多是急性乳突炎引起，应做乳突手术，清除病灶。若面神经功能检查提示有面神经变性，应做面神经水平段和垂直段减压。

对于慢性胆脂瘤型中耳炎引起的面神经麻痹应尽早做乳突根治术，清除胆脂瘤和肉芽组织并行面神经减压术。有条件者应同时行鼓室成形术。

4. 肿瘤引起的面神经麻痹　对桥小脑角、颞骨和腮腺区肿瘤引起的面神经麻痹，既要手术切除肿瘤，又要保留面神经的功能。腮腺恶性肿瘤引起的面瘫，手术切除肿瘤的同时常一同切除受累的面神经，这种病例可考虑做面神经移植术或面神经—舌下神经吻合术。对大听神经瘤术中无法保留面神经以及已经侵犯面神经的听神经瘤术中切除了面神经，可取耳大神经或腓肠神经做神经移植，或者做面神经—舌下神经吻合术来恢复面神经的功能。

5. 耳带状疱疹面瘫　耳带状疱疹面瘫和 Bell 面瘫的治疗原则相同。

（二）面神经手术治疗的原则

1. 如面部表情肌功能良好（无面肌萎缩），面神经病变或损伤的部位是手术可以达到的（如病变在颞骨内或腮腺区），可通过做面神经减压、吻合、改道和移植等方法来恢复面神经的功能。

2. 如面部表情肌功能良好，这部分肌肉如重新得到面神经的支配能引起正常的收缩，但是面神经病变或损伤的部位是手术无法达到的（如大听神经瘤手术、术中未能保存面神经、术后出现的面神经麻痹），可通过把面神经与另一根脑神经吻合来恢复面部肌肉的运动功能，如面神经—舌下神经吻合术、面神经—副神经吻合术等。

3. 如面神经麻痹的时间已经很久，面部表情肌的功能已经丧失（面肌已萎缩），这种情况只有行面部的整形手术才能恢复患者面部的对称性。

（三）面神经麻痹手术治疗方法　手术治疗的方法很多，各有它的适应证，兹简述如下。

1. 神经减压术　减压手术适用于 Bell 面瘫，如发病后 2 个月仍未见恢复者，可试用减压手术。手术目的在于暴露面神经以解除其管内压力，增加血运以恢复神经功能。对晚期患者无效。

2. 神经吻合术　适用于面神经受外伤断裂，或手术误伤后，如手术当时发现，可立即做神经吻合修复术。如发现较晚，亦应及早重新暴露断端，做神经缝合。术中如神经有缺损不能拉拢时，可做神经移植手术（神经吻合修补手术愈早施行效果愈佳）。吻合方法以采用神经鞘膜缝合为好。晚期采用神经黏合剂有一定效果。移植神经的来源可选择口径相似者，如腓肠神经及长隐神经等。

3. 神经转移手术　将舌下神经、舌咽神经、副神经、膈神经等与面神经远端做端端缝合，以代替面神经的功能。这种手术适用于较早期病例，可望得到较好效果，但功能活动必须借助于舌部活动（舌下神经转移）、呼吸运动（膈神经转移）、抬肩动作（副神经转移）来完成，故此面部常可能出现不自主的肌肉收缩，效果不太理想，临床上已较少应用。

4. 筋膜悬吊手术　这是一种静止性或动力性的较保守的面瘫整复手术，适用于各种原因导致的、长期存在的完全性面瘫。手术主要步骤是借助筋膜悬吊或肌肉牵动来对抗健侧的肌肉活动，或恢复患侧表现肌的部分运动。

（四）面神经修复重建及面瘫功能修复手术中的注意事项　面神经重建修复方法较多，其关键是要根据面神经损伤特点、部位和程度选择恰当的手术方式。在手术中无论是直接吻合、间接吻合或神经桥接移植，均要做到神经无张力、吻合精确，并要保证神经局部组织有正常血运。在进行面瘫功能修复的手术时，要根据面瘫程度及需修复的部位采取相应手术，使眼睑闭合或口角歪斜下垂的纠正与健侧对称。术后应用 B 族维生素、神经生长因子及加强面部功能锻炼，对促进神经再生和面部功能恢复有裨益。

四、预后

影响预后的因素主要取决于病情的严重程度，以及治疗是否及时和得当。Bell 面瘫约 80% 的病例可在 2～3 个月恢复。轻症病例多无神经变性，经 2～3 周即开始恢复，于1~2个月可痊愈；神经部分变性者，需3~6个月恢复，更严重者恢复缓慢或不恢复。目前判断面瘫预后优劣的较好方法是采用肌电图与电兴奋性测验。根据随意活动时瘫痪肌的电位不同，可以在示波器上显示有无反应或反应强弱的变化。当出现电位变化时，即表示神经的功能尚存在，反之表示神经变性。通过上述检查可进一步明确面神经的功能状态，对预后的估计是有帮助的。

### 五、护理措施

1. 嘱患者防止面部特别是耳后部受风寒，如夏季夜晚不在窗口、屋顶睡觉；乘火车、汽车时不使耳后部长时间的受冷风吹袭。

2. 加强心理护理，保持精神乐观，切勿紧张，积极配合治疗。

3. 用棉垫、口罩等保护患部，使之温暖。

4. 不能闭眼者，使用眼罩、眼膏，防止角膜受伤。

5. 对患部用手按摩，对镜练习患侧肌肉。

（赵文华）

# 第十三章　先天性唇裂和腭裂

先天性口腔颌面部发育畸形以唇裂、腭裂最常见；偶尔可见面横裂和正中裂；而面斜裂等则极罕见。

## 一、病因

发病原因迄今尚未查明，可能与下列因素有关。

（一）遗传因素　有些唇裂和腭裂的患者，在其直系或旁系亲属中可发现类似的畸形，因而认为唇腭裂畸形与遗传有一定的关系。遗传学研究还认为唇、面、腭裂属于多基因遗传性疾病。

（二）营养缺乏　目前认为维生素缺乏是引起唇腭裂畸形的一个重要因素。根据动物实验，如实验动物缺乏维生素 A、维生素 E 及泛酸，即可能生育各种畸形动物，其中也包括唇、腭裂。又如对怀孕白鼠注射肾上腺皮质激素，亦可生育腭裂（无唇裂）及其他畸形子鼠，但如同时给予维生素 $B_6$ 及维生素 $B_{12}$，则腭裂的发生率可以降低。同样在人类，如孕妇在怀孕的前三个月中，有营养不良及维生素缺乏时（包括严重的妊娠呕吐），就有使胎儿发生唇、腭裂的可能。

（三）药物　某些药物如沙利度胺已被证明可引起胎儿畸形。

（四）病毒感染或其他类似因素　怀孕早期的母亲如患风疹，常致胎儿畸形，包括先天性白内障、心脏病、聋哑病及小头症等。1940 年，澳大利亚曾流行风疹，就有此现象发生，足以证明。但到底是病毒本身，还是母体因此中毒而使胎儿缺氧才造成胎儿畸形，尚无结论。

（五）放射　放射可以造成胎儿畸形是众所周知的事实。

（六）精神因素　如孕妇情绪紧张，也可能引起胎儿畸形，此与母体内皮质激素分泌增加有关。血液中皮质激素过多时，可以抑制成纤维细胞的发育，及发生胶原纤维组织的组织化学变化，引起腭裂发生。

## 二、诊断

（一）单侧唇裂　约2/3 的单侧唇裂发生在左侧。

1. Ⅰ度唇裂　只限于唇红部裂开。

2. Ⅱ度唇裂　上唇部分裂开，但未裂至鼻底，又分浅Ⅱ度（裂隙长未超过唇高的1/2）及深Ⅱ度（裂隙长超过唇高的1/2）。

3. Ⅲ度唇裂　上唇、鼻底完全裂开。

（二）双侧唇裂

1. 双侧不完全唇裂。

2. 双侧完全唇裂。

3. 双侧混合性唇裂：一侧为不完全唇裂，另一侧为完全唇裂。

### 三、治疗及护理措施

外科手术是治疗唇裂不可缺少的重要手段。由于唇裂常伴发有其他的相关畸形，绝非单一的手术能达到功能和形态相结合的满意效果，因此，口腔颌面外科医师还必须了解相关的一些问题。

（一）手术时机

1. 先天性唇裂的手术时机　根据患儿的健康状况而定，有条件情况下越早越好，一般在出生后 3~6 个月较为适合。双侧唇裂修复手术范围较大，手术时间较长，失血也较多，手术宜推迟到 6 个月后施行或先修复一侧。总之，应争取在 1 岁之内完成唇裂修复手术。

2. 先天性腭裂的手术时机　一般以 4~6 岁为宜，畸形越重，或手术需分期进行时，手术时间更宜提前。总之，在学龄前把腭裂全部修复（不论几次），其他附加手术也完成，就会提高患儿的发音效果。

（二）手术方法

1. 唇裂修复术　唇裂修复手术的目的，在于恢复唇部的正常解剖形态和位置，以利于正常的发育。手术要求唇红缘对合准确和对称，修复后的上唇须与下唇等长，丰满并突出于下唇之前方（上唇下 1/3 部须略往外翘），并具有美观的唇弓和唇珠。此外畸形的鼻翼也应矫正。

1）术前准备：术前必须进行全面体检。包括体重、营养状况、心肺情况；有无上呼吸道感染以及消化不良；面部有无湿疹、疖疮、皮肤病等。此外，还应常规行 X 线胸部透视或摄胸片，特别注意有无先天性心脏病，胸腺有无肥大。还应做血、尿常规检查，注意血红蛋白、白细胞、出血时间及凝血时间是否正常。无论全身或局部出现不正常情况，均应查明原因，并给予适当治疗，待恢复正常后才可安排手术。

术前 3 天应开始练习用汤匙或滴管喂饲流质或母乳，从而使患儿在术后能适应这种进食方式。

术前 1 天做局部皮肤的准备。可用肥皂水清洗上、下唇及鼻部，并用生理盐水擦洗口腔；如系成人，应剪除鼻毛及剃须、洁牙、清除病灶，并用含漱剂漱口。

婴幼儿应在术前 4 小时给予 10% 葡萄糖液口服或进食糖水 100~150 ml。手术尽量在上午进行。

术前 30 分钟注射阿托品，成人可注射苯巴比妥钠或其他镇痛、镇静剂。

单侧唇裂整复术一般可不输液，双侧唇裂应做好补液准备，有时甚至应做好输血准备。

2）手术方法：唇裂修复手术方法很多，其中有不少已被弃用。在此仅介绍旋转推进。瓣修复唇裂法，先在健侧唇红缘定唇弓中央及唇弓峰 1、2、3 点，再在健侧正常鼻

孔底的鼻小柱基底定点4，在3和4之间作弧形切口；在裂侧定点5、7、8、9，使7、9
与3、4等距，然后根据设计切开、分离、止血后缝合即毕。

3）术后护理

（1）患儿在术后全麻未醒前，应使患儿平卧，将头偏向一侧，以免误吸。

（2）全麻患儿清醒后4小时，可给予少量流质或母乳，应用滴管或小汤匙喂饲。

（3）唇部创口不用任何敷料包扎，任其暴露。每日可以3%硼酸及95%酒精等量
混合液清洗创口，保持创口清洁，但切忌用力拭擦创口。如创口表面已形成血痂，可用
过氧化氢液、生理盐水清洗，以防痂下感染。对幼儿更应加强护理，约束双手活动，以
免自行损伤或污染创口。

（4）术后应给予适量抗生素药物，预防感染。

（5）正常愈合的创口，可在术后5～7天拆线。口内的缝线可稍晚拆除或任其自行
脱落，特别是不合作的幼儿，无须强行拆除。如在拆线前出现缝线周围炎时，可用抗生
素溶液湿敷；必要时拆除有感染的缝线，并行清洁换药和加强减张固定。

（6）如使用唇弓至少应在10天后去除。在使用唇弓期间，应注意观察皮肤对胶布
有无过敏反应和皮肤压伤，如有发生应即时拆除。

（7）术后或拆线后，均应嘱咐家属防止患儿跌跤，以免遭致创口裂开。

4）唇裂术后主要并发症防治

（1）伤口感染：唇裂伤口与鼻腔、口腔相通，易致伤口感染，术前应做好消毒，
术中防止唾液进入伤口，黏膜层一定要严密缝合。

（2）伤口裂开：大声哭闹，张口咬硬物或碰伤均可造成伤口裂开。为了防止此种
情况出现，缝合前两侧应充分潜行剥离。肌层的缝合是防止伤口裂开的主要环节。做好
术后护理，正确使用唇弓，防止跌伤等。

2. 腭裂修复术　　腭裂手术为选择性手术，必须在患者完全健康状况下才能施行，
要求患者血红蛋白在100 g/L以上，血浆蛋白在50 g/L以上，出凝血时间在正常范围
内，胸透除注意心肺一般情况外，还应注意胸腺是否异常增大（2岁以内的幼儿胸腺常
较大，此属正常情况，应与异常增大鉴别），是否有先天性心肺疾患同时存在。尿常规
也应无异常发现。此外，还应特别注意患儿有无上呼吸道感染。因为上呼吸道感染常伴
有咳嗽，最易导致修复后腭裂创口复裂。有人主张在手术前做咽喉部细菌培养，如有溶
血性链球菌、葡萄球菌时，应推迟手术，并作适当处理。但目前不做常规咽喉部细菌培
养，只根据实际需要而决定。一般性的扁桃体和咽喉部增殖腺增大，可不予处理，但如
扁桃体有严重感染或反复发作，宜先做摘除，隔一个月左右再做腭裂修复。增殖腺位于
耳咽管口，如妨碍听力时则应处理。

1）术前准备

（1）腭裂手术有一定的失血量，应备血100～200 ml。

（2）同唇裂术前准备。

2）手术方法

（1）减张切口及黏骨膜瓣的掀起：于颊黏膜处绕过上颌结节距牙龈缘约2 mm处切
开黏骨膜，用骨膜剥离子将硬腭部的黏骨膜掀起，在黏骨膜瓣剥离过程中勿伤及腭大血

管神经束。

（2）裂缘的剖开：用尖刀将裂隙缘劈开一长条创面。

（3）鼻腔部黏骨膜的剥离：由于该部的黏骨膜较薄，易被撕破，故剥离时应小心。用剥离子沿裂缘创面紧贴硬腭鼻面而前后剥离。

（4）创口的缝合：用 3-0 丝线缝合鼻黏膜层、肌层和口腔黏膜层。

（5）减张切口的处理：一般用碘仿纱条填塞两侧减张切口即可，这样既加强减张作用又压迫止血。

3）术后并发症：①呼吸道梗阻。由于麻醉时气管插管位置不正确、麻醉过深、口腔分泌物或血液误吸入气管以及术后喉头水肿等原因所致。②创口出血。③创口裂开。裂开的原因常为张力过大、低血浆蛋白以及术后咳嗽、哭闹等。

4）腭裂术后语音矫治：先天性腭裂修复后一般均须进行持久的语音训练促进腭咽闭合自如，矫正异常的唇、舌及下颌运动，逐步改进和恢复正常发音，年龄越大，越难矫正其所保持的语音习惯，故需勤学苦练，循序渐进。可在腭托后方佩戴一硅橡胶语音球缩小腭咽腔以改善吞咽、腭咽闭合及语音矫治等，最好由从事该项的专业人员持久地进行训练和矫治。无此条件时，患儿家属要与医务人员配合，耐心地矫正一个个不清楚的发音。可备一些能促进腭咽闭合活动的玩具供患儿玩（如学吹口琴、吹肥皂泡等）。

5）术后护理

（1）腭裂手术后，需待患儿清醒后才可拔除气管内插管；拔管后患儿往往有一嗜睡阶段，因此回到病室或复苏室后，应仍按未清醒前护理严密观察患儿的呼吸、脉搏、体温；体位宜平卧，头侧位或头低位，以便口内血液、唾液流出，并防止呕吐物逆行性吸入。在嗜睡时可能发生舌后坠，妨碍呼吸，可放置口腔通气道，必要时给氧气。如发现患儿哭声嘶哑，说明有喉头水肿，应及时用激素治疗并严密观察呼吸。发现有呼吸困难时应及时行气管切开术，防止窒息。术后高热应及时处理，预防高热抽搐及大脑缺氧，以免意外发生。

（2）注意术后出血。手术当天唾液内带有血水而未见有明显渗血或出血点时，局部无须特殊处理，全身可给止血药。如口内有血块则应注意检查出血点，少量渗血无明显出血点者，局部用纱布压迫止血；如见有明显的出血点应缝扎止血；量多者应回手术室探查，彻底止血。

（3）患儿完全清醒 4 小时后，可喂少量糖水，观察 0.5 小时，没有呕吐时可进流质饮食。流质饮食应维持至术后 2~3 周，半流质 1 周，1 个月后可进普食。

（4）每日应清洗口腔，鼓励患儿饮食后多饮水，保持口腔卫生和创口清洁。严禁患儿大声哭叫和将手指、玩具等物纳入口中，以防创口裂开。术后 8~10 天可抽除两侧松弛切口内所填塞的碘仿油纱条；创面会很快由肉芽和上皮组织所覆盖。腭部创口缝线于术后 2 周拆除；如线头感染，可提前拆除；如患儿不配合，缝线可不拆除，任其自行脱落。

（5）口腔为污染环境，腭裂术后应常规应用抗生素 3~5 天，预防创口感染；如发热不退或已发现创口感染，抗生素的应用时间可适当延长。

（赵文华）